LOS
CAMBIOS
HORMONALES

Dra. Tasneem Bhatia

PRÓLOGO DE GWYNETH PALTROW

LOS CAMBIOS HORMONALES

Equilibra tu cuerpo y prospera
durante la mediana edad y la menopausia

AGUILAR

El papel utilizado para la impresión de este libro ha sido fabricado a partir de madera procedente de bosques y plantaciones gestionadas con los más altos estándares ambientales, garantizando una explotación de los recursos sostenible con el medio ambiente y beneficiosa para las personas.

Penguin Random House Grupo Editorial

Los cambios hormonales
Equilibra tu cuerpo y prospera durante la mediana edad y la menopausia

Título original: *The Hormone Shift.*
Balance Your Body and Thrive Through Midlife and Menopause

Primera edición: febrero, 2025

Índice

PARTE III
El Viaje hacia ARRIBA.
Reinicia tus hormonas

Prólogo

Hace tiempo hablé con la doctora Taz sobre cumplir 50 años. Me dijo que veía los 50 como la culminación de la primera parte de nuestras vidas y una oportunidad para reflexionar y decidir cómo queremos vivir la siguiente mitad. Taz describió ese capítulo de la vida como el viaje para convertirnos en quienes somos: descubrir nuestra verdadera alma, nuestra esencia, nuestro propósito de estar aquí.

El trabajo de Taz como doctora integral y experta en hormonas es brillante porque su enfoque adopta la idea de que, como ella dice, estamos ascendiendo hacia nuestro poder y hacia nuestra verdad. Y al mismo tiempo, entiende de manera profunda que necesitamos diferentes tipos de apoyo para atravesar las últimas fases de la vida con vitalidad. Muchas luchamos con los cambios hormonales que conducen a la perimenopausia y la menopausia (y durante ellas). No hay forma de evitar ese viaje, pero, por suerte, hay muchas cosas que podemos hacer para que sea más llevadero.

En *El cambio hormonal*, Taz te ayuda a entender cómo funcionan las hormonas y cómo optimizarlas para sentirte lo mejor posible. Su caja de herramientas es amplia y matizada, pero, por fortuna, las palancas que te enseñará a usar suelen ser sencillas. A veces (como ha visto una y otra vez), sólo un par de ajustes aquí y allá de verdad marcan la diferencia.

Pensando en aquella conversación que tuvimos hace años, recuerdo que Taz me dijo que no aceptaba la suposición de que las mujeres están acabadas a cierta edad porque todavía les queda mucho por hacer. Desde esa conversación, he llegado a los 50 y todavía tengo muchas cosas por hacer. Y, al igual que Taz y sus pacientes, mis amigas y muchas mujeres que conozco, todas queremos sentirnos vitales mientras hacemos eso, incluso cuando "eso" consiste en aceptar una invitación a relajarnos y bajar un poco el ritmo.

Taz y yo creemos que debemos deshacernos de la idea de que las mujeres caducan a los 50 (o a los 40, a los 60 o a cualquier edad). Y más aún, creemos que debemos aceptar el nuevo y emocionante potencial que existe dentro de cada una en las últimas décadas, un tipo de poder al que la mayoría no tuvimos acceso en los años de juventud.

Estoy muy agradecida de que Taz nos haya dado el regalo de este libro. Muchas hemos estado ansiosas y curiosas de hablar sobre las hormonas, el envejecimiento y la vitalidad. *El cambio hormonal* muestra la información sobre el cuerpo que todas las mujeres deberíamos saber mucho antes de llegar a la perimenopausia, para poder atravesar los primeros cambios hormonales con más facilidad e incluso esperar con ansias, en lugar de temer, los cambios posteriores.

Otra mujer sabia, 15 años mayor que yo, me dijo que el último tercio de la vida de una mujer es el momento en el que se da a luz a sí misma, cuando por fin se convierte en madre de sí. *El cambio hormonal* es una hermosa guía para ese digno esfuerzo, un manual que nos ayuda a entender cómo podemos cuidarnos, nutrirnos y mostrarnos amables con nosotras mismas. Y también es un brillante recordatorio del increíble impacto que podemos tener en nuestras relaciones (y en el mundo en general) cuando lo hacemos.

GWYNETH PALTROW,
fundadora y directora
ejecutiva de goop

Introducción

La extraña en el espejo

¿Alguna vez te has visto en el espejo y no reconoces a la persona que ves ahí reflejada? La mujer que te devuelve la mirada puede resultar desconocida, con un cuerpo que parece diferente al que conoces y amas. O puede que su piel esté más opaca, el cabello más ralo, quizá tiene grasa abdominal que no habías visto antes. Tal vez esa visión hace que tu mente se sienta confundida y tus emociones inestables. Quizá sientes que tu energía no es tan alta como de costumbre o que no puedes recordar la última vez que dormiste toda la noche. Todo esto te deja preguntando…

¿Qué %@#!$ está pasando?

Y entonces te das cuenta… Ahhh… *Debo estar envejeciendo.*

Ésa es la mentira más grande que se le ha dicho a las mujeres y se necesitaron cientos, tal vez miles, de años para entretejer sus componentes. Y hoy todavía la creemos.

Me gustaría contar la cantidad de veces que me han dicho esas palabras (o una variación de ellas) durante los últimos 15 años de mi práctica médica. Todos los días escucho esas palabras en boca de las mujeres que conozco en mi consultorio en CentreSpringMD, las de mi comunidad y las del público que asiste a mis charlas. No importa si las mujeres tienen 30 o 50 años, usan la misma frase, el mismo lenguaje; es casi como si me estuvieran observando y esperando a ver cuánto tiempo me llevará ceder y asentir con la cabeza en señal de acuerdo. *Debemos* estar envejeciendo, ¿no? ¿De qué otra manera podemos explicar esa extraña que vemos en el espejo? Esa imagen que poco a poco se transforma en una versión irreconocible y más aburrida de nosotras. Es el envejecimiento; es normal. Es la adaptación a la perimenopausia y menopausia que vivió nuestra madre, el momento cuando nuestra ropa tiene que ser más grande y se espera que los músculos desaparezcan. Esos abdominales, bueno, son cosa del pasado, ¿cierto?

¡Falso! Ésa es la trampa que hay que evitar.

Nos enfrentamos a casi 250 años (o más) de condicionamiento cuando tratamos de luchar contra esa narrativa. La perimenopausia y la menopausia de tu madre, abuela y bisabuela no son tu historia. La verdad, tampoco debió ser la de ellas. Cuando la expectativa de vida promedio de una mujer era de 60 años, acercarse con cierta inquietud a la marca de los 50 años era comprensible. Pero cuando la mayoría vivimos más de 80, incluso 90… 50 no es vejez.

Durante demasiado tiempo, la perimenopausia y la menopausia fueron relegadas a las sombras. Hay algo en llegar a esa etapa de la vida que se observa como admitir la derrota o alcanzar la irrelevancia. No ayuda que los síntomas hormonales estereotípicos sean fáciles de ridiculizar, blanco de bromas constantes en los medios, incluso de los seres queridos. Como resultado, las mujeres tratan de ocultar esos síntomas porque no quieren que la gente sepa que ahora los están experimentando. Creo que, en sus cabezas, reconocer esos síntomas es una confesión de que, de hecho, *podrían estar viejas*.

La verdad: la edad es un número. Nuestras hormonas cambian a lo largo de la vida, como debe ser, y la forma en que manejemos esos cambios nos lleva a la alineación del alma. Hoy en día, muchas mujeres no son conscientes de que existen innumerables maneras de afrontar los cambios hormonales y de que hay formas de trabajar con tus hormonas para lograr el equilibrio y minimizar esos síntomas. Eso sólo es cierto si entendemos que los cambios hormonales son transiciones: transiciones que traen consigo un regalo y una lección que nos acercan a la consecución de nuestro propósito. ¿Y quién quiere mantener ese regalo y esa lección atrapados u ocultos?

Aunque todos los días, en el consultorio, atiendo a muchas mujeres que han caído en la trampa de la vejez, un número igual de mujeres exige una forma mejor. Y puedo ofrecerles eso. Con ayuda, emergen más fuertes, seguras y sanas. Se convierten en sus defensoras y dan testimonio del simple hecho de que, como lo demuestran las investigaciones, la edad es sólo un número.

Mi historia

Me apasiona reescribir esa historia de siglos de antigüedad porque yo también estuve ahí: en lo que llamo el Infierno Hormonal, sintiéndome como una sombra de mí misma. Sé cómo ese sentimiento puede afectar toda tu vida, incluida cada decisión que tomas. Si me hubiera quedado en ese espacio, seguro no habría tenido la vitalidad suficiente como para hablar en público, dirigir empresas, incluso tener relaciones enriquecedoras.

En 1997, tenía 28 años y era la típica adicta a la adrenalina. Tras terminar mis estudios en la Facultad de Medicina de Georgia, en Augusta, acepté un trabajo en la sala de urgencias de un hospital muy concurrido en Atlanta, donde me ocupaba de lesiones, infecciones y traumatismos graves, con un horario demencial que no diferenciaba el día de la noche. No había un "equilibrio entre el trabajo y la vida"; todo era trabajo, todo el tiempo. Y eso significaba una vida personal aún más difícil. Estaba abarcando demasiado y tratando de mantenerlo todo bien... o eso creía. Y entonces todo salió a la luz.

De la nada (o eso pareció), se me empezó a caer el cabello. Engordé y me dolían las rodillas. Las interminables tazas de café no me ayudaban a vencer el cansancio que sentía todos los días.

¡¿Qué %@#!$ estaba pasando?!

Era la última persona que admitiría tener un problema (¡eso significaría vergüenza y culpa a plena vista!). Era joven, recién salida de la escuela, con un trabajo bien pagado (por fin); *de ninguna manera* dejaría que mi salud se interpusiera en mi camino.

Acabé aprendiendo de la peor forma que nunca, jamás, puedes ignorar tu salud. En aquel momento, salía con el hombre que se convertiría en mi esposo. Él, mi madre e incluso los pacientes de la sala de urgencias me hicieron entrar en razón. Por ejemplo, descubrí que algunos pacientes me miraban el cuero cabelludo, que ahora se estaba quedando calvo. Los más atrevidos me preguntaban qué enfermedad tenía o si ya había ido al doctor para recibir tratamiento. ¿Te imaginas? ¡Los pacientes que necesitaban *mi* ayuda en urgencias *me* decían que buscara ayuda!

Así que saqué algunas citas. Me embarqué en el viaje que miles de mis pacientes también han hecho. Médico tras médico me escuchó detallar los síntomas y luego, tras una evaluación, determinaron que estaba bien.

No hay nada malo.

Estás estresada.

Estás bien.

Una y otra vez recibí la despedida más condescendiente, la mentira más grande que nos dicen a todas las mujeres, ¡a pesar de que yo era doctora! Tras las primeras citas pensé: *Bueno, tal vez sólo fue una mala experiencia. Lo intentaré de nuevo.* Al final, el sexto especialista me miró y dijo: "Señorita, quizá se quedará calva por completo en unos años. Tome esta receta. Si no mejora, realmente no sé qué más hacer por usted".

A esas alturas, estaba harta y furiosa. Furiosa con ese doctor con un trato similar al de Atila, el huno. Furiosa con todos los demás médicos que no se molestaban en intentarlo. Y furiosa conmigo por no tener ninguna solución. Pero no sabía qué más hacer, porque mi formación era en pediatría y urgencias. Además, no tenía tiempo (o eso creía) para investigar a fondo mi salud.

Sabía que debía encontrar la causa de mis síntomas, pero todos los doctores me ofrecían curitas. Mientras tanto, se me seguía cayendo el cabello.

Así que tomé el medicamento, que sabía que provocaba un descenso de la presión arterial. Ya tenía la presión arterial baja de forma crónica, pero ninguno de los seis especialistas consultados se molestó en preguntar al respecto. Sí, soy doctora. Sí, debí leer la letra pequeña de la caja para ver si tenía contraindicaciones, pero ya estaba de mal humor y no pensaba con claridad. Tras la primera dosis del medicamento por la mañana, fui al gimnasio, hice ejercicio, me subí al coche y me fui. Me bajó la presión, me desmayé y destrocé el coche. Estuve *a punto* de atropellar a otras personas y ponerlas (y a mí) en peligro.

Eso fue todo. Fue *suficiente*. En retrospectiva, agradezco a esos seis doctores condescendientes, porque su indiferencia e incapacidad para tratarme, más mi decepción con el sistema en el que me formaron, alteraron por completo mi actitud y transformaron mi práctica.

Me di cuenta: *debía solucionar eso yo sola*. Empecé a investigar para encontrar respuestas. En aquella ocasión estaba sola, impulsada por la frustración y la determinación de curarme. Tras tomarme un tiempo para comprender la nutrición de manera más profunda, me sumergí en la medicina ayurvédica y la tradicional china. Pronto descubrí que quizá mis síntomas debilitantes eran causados por un *desequilibrio hormonal que se desencadenaba por el estrés emocional, el trauma, la mala nutrición y los malos hábitos de vida*.

En resumen, la medicina convencional y el enfoque farmacéutico unitalla me habían fallado; necesitaba un enfoque más holístico. Empecé con los recursos que ofrecía la Asociación Estadounidense de Salud Holística y mi mente se abrió a una forma de pensar nueva por completo. Me interesé aún más por los sistemas de medicina oriental y me certifiqué en acupuntura y ayurveda. Estudié nutrición y completé los requisitos para convertirme en especialista en nutrición certificada. Pero lo que de verdad me dio la confianza para practicar ese estilo diferente de medicina fue una beca de medicina integral con el doctor Andrew Weil. La beca me abrió la mente al concepto de combinar diferentes ideas y sistemas médicos, en lugar de confiar en una sola filosofía para todas las respuestas.

Por ejemplo, aprendí que cuando se combina la medicina occidental tradicional con otros sistemas de medicina se obtiene una fórmula poderosa no sólo para comprender cómo cuidarse, sino también para abordar todos los diferentes aspectos de nuestros múltiples cuerpos: emocional, mental, espiritual, físico y energético. La fusión de sistemas de medicina reúne nutrición, estilo de vida, factores emocionales y considera cómo influyen en la biología humana (hormonas, salud gastrointestinal y mucho más). Y conforme seguí trabajando con pacientes, me di cuenta de que el papel de la *disfunción hormonal* en la salud general era profundo: afecta a casi todos los demás sistemas del cuerpo, pero de manera rutinaria se pasa por alto en la práctica médica. Y ese desdén (esa indiferencia o como quieras llamarla) hace que las mujeres se sientan confundidas, derrotadas y… viejas. A todas ellas les recuerdo con delicadeza: *no eres tú, ¡son tus hormonas!*

La forma en que nos sentimos físicamente afecta de manera directa a nuestras comunidades (a nuestros seres queridos y a las personas en las que influimos). Es decir, si nos involucramos en las relaciones, en la crianza o en los entornos laborales desde ese lugar de sentirnos *inferiores*, habrá consecuencias devastadoras no sólo en nuestras vidas, también en las de todas las personas con las que nos relacionamos. Piénsalo: ¿cuántas relaciones sufren la crisis de los siete años o el bajón de los 18? A menudo, ésos son momentos de cambios hormonales cruciales que ocurren en la familia. Les sucede a las mujeres con niños pequeños, por lo general entre los 30 y 40 años (los años perimenopáusicos) o a las mujeres entre los 40 y 50 años (en la menopausia). ¿Coincidencia? No lo creo.

Por suerte, las mujeres de hoy están hartas de esa historia trillada de la "mujer hormonal". Veo a adolescentes y mujeres embarazadas hablar con franqueza con sus amigas sobre sus sentimientos, las primeras menstruaciones, los cambios corporales durante el embarazo y los cambios de humor o estado de ánimo. Pero aún no existe esa misma apertura cuando atraviesan la perimenopausia y la menopausia. En cambio, muchas mujeres sienten que necesitan ocultar o mantener en secreto lo que están atravesando durante esas fases (algo que han guardado y no han dejado salir).

He aprendido que el camino hacia la curación siempre comienza contigo, la paciente, y en dónde te encuentras en el viaje de la vida. Al comprender las hormonas y la forma en que cambian a lo largo de tu vida, también puedes entender los años de la perimenopausia y la menopausia por lo que son: sólo dos de los muchos cambios que ocu-rren. No hay que temer o avergonzarse de eso, sólo es algo que necesitas entender mejor sobre tu cuerpo y salud.

Es momento de agradecer las lecciones, los triunfos y los éxitos, el viaje que nos trajo a todas a un lugar de plena realización. Es tiempo de celebrar a las mujeres por retomar su poder, por recibir (por fin) su corona y asumir su ascenso al trono como reinas. Es tu coronación, por así decirlo.

Así que imagínate alcanzando tu máximo potencial. Todo lo demás ha sido un ensayo general o quizá has estado al margen. Pero tras audi-cionar una, dos y tal vez hasta tres veces, consigues el papel de prota-gonista en la película de tu vida (o al menos así debería ser).

Ésta es tu oportunidad de reclamar ese poder y emprender el Viaje hacia ARRIBA. Pero eso sólo pasará si entiendes tu historia hormonal y la influencia de esas hormonas en todos los aspectos de tu salud. Este libro está diseñado para ayudarte a hacer justo eso: lograr la expresión completa de tu poder, sentirte increíble en tu piel, tener el mejor sexo de tu vida e irradiar confianza.

Juntas enterraremos las tonterías que te molestaban antes. Y si has llegado a un punto en el que no eres feliz, eso también está bien; este libro te dará el poder para superar lo que te frena. He visto a muchas mujeres alcanzar su máximo potencial, aunque habían asumido que el telón estaba abajo y el espectáculo había terminado. He observado con el orgullo de una mentora y la energía de una animadora cómo mujeres, alguna vez derrotadas, encontraron la fuerza para crear em-presas, escribir libros, crear pódcast, terminar relaciones insatisfacto-rias o marcar una diferencia en sus comunidades o áreas desatendidas. Y no tiene por qué ser difícil ni complicado, te lo mostraré en el Reinicio hormonal de 30 días.

Un enfoque holístico para la salud de la mujer

Estoy aquí para cambiar el diálogo, la percepción y la conversación sobre la salud de la mujer y los cambios hormonales que experimentan todas las mujeres, en especial las que se acercan a la perimenopausia y la menopausia. Este libro no trata sobre finales, sino sobre nuevos comienzos. Hay un enfoque médico que se alinea con esa mentalidad, y es mucho mejor que lo que te ofrecen en la actualidad.

Sé que hay una forma mejor y más sencilla. A partir de mi experiencia y del trabajo realizado con más de 30 000 pacientes en mi clínica CentreSpringMD, diseñé un método y un sistema que funciona para equilibrar las hormonas, estabilizar tu química y ayudarte a transitar a la siguiente fase emocionante de tu vida.

La metodología que utilizo es una mezcla de medicina oriental y occidental... y *funciona*. Combina los planos que se entrecruzan del cuerpo (el cuerpo emocional, el espiritual, el físico, el hormonal y el mental) y personaliza tu mapa corporal para elevar tu vibración y niveles de energía, lo que proporciona una base sólida a partir de la cual puedes tomar todas las decisiones.

Mi trabajo en CentreSpringMD consiste en escuchar las historias de las pacientes y luego ayudarlas a dibujar sus mapas corporales (mapas que muestran cómo todo encaja y se conecta). En el proceso, elimino la vergüenza y la culpa. Luego, extraigo de mi amplia caja de herramientas médicas múltiples sistemas de medicina para brindar los resultados físicos y la curación que buscan. Lo más importante es que *escucho*. Y pongo en marcha un plan que reconoce sus problemas y brinda respuestas. Al final, así debería ser la medicina.

¿Cómo puedo saber con facilidad si una paciente tiene fatiga suprarrenal, niveles bajos de progesterona o si es propensa a la disfunción tiroidea? Los sistemas de medicina orientales enfatizan la importancia de una historia clínica eficaz, evaluaciones energéticas y emocionales que indiquen cambios en la biología de una persona, lo que los análisis de laboratorio y la ciencia también demuestran. Muchas de mis pacientes empiezan este viaje un poco escépticas (*¿Qué diablos está haciendo?*), pero está bien. A medida que ven que las piezas encajan, con análisis de sangre que confirman mi diagnóstico y respaldan las opciones de tratamiento, ese escepticismo se reemplaza con alivio.

En este libro aprenderás que la medicina no puede limitarse a los rigores del método científico tradicional, porque ese enfoque no toma en cuenta la genética, la constitución emocional, la historia generacional y la experiencia de vida de cada mujer, ni la forma en que todo eso se refleja en los resultados y química que los médicos ven en sus pacientes. En resumen, hay demasiadas variables para considerar. Al final del día, si un doctor no se toma el tiempo de unir todas las piezas del rompecabezas de una mujer, preguntándose no sólo "¿cómo se ven sus resultados de laboratorio?", sino "¿dónde está su energía? ¿Cuál es su capacidad nutricional? ¿Cuál es su capacidad hormonal?", entonces ese doctor no encontrará las soluciones adecuadas.

Considera que la medicina tradicional china no ve las etapas de las hormonas de una mujer como si tuvieran esos límites estrictos que ve la medicina occidental. La medicina china ve los niveles hormonales como fluidos que existen en un continuo sobre el cual la persona tiene mucho control (por ejemplo, a través de la dieta, el sueño de calidad, el cuidado personal y el manejo del estrés). Un practicante de medicina china rastrea esos cambios hormonales y trabaja para devolver el equilibrio a la paciente. Eso se debe a que el cambio no se ve como algo malo; más bien, los niveles hormonales en el cuerpo son un marcador de *vitalidad* (determinan si la persona está funcionando de manera óptima o si opera con un déficit).

¿Eso te hace sentir mejor? ¡Debería! El manejo de las hormonas *está* bajo tu control. Y volverte una experta en eso es el secreto para sentirte lo mejor posible a cualquier edad. Y recuerda: la edad es sólo un número.

Qué esperar de este libro

Al leer este libro, aprenderás todo sobre las hormonas en general, las etapas de la perimenopausia, la menopausia y los demás cambios que ocurren a lo largo de la vida. Obtendrás consejos prácticos para atravesar estas etapas y unirás las piezas de tu salud hormonal utilizando mi Reinicio hormonal de 30 días.

Crearás tu mapa corporal, que te ayudará a comprender cómo tus hormonas, dieta y estilo de vida influyen en tus emociones, pensamientos y decisiones (y viceversa). Juntas reescribiremos tu historia y dibujaremos el mapa que seguirás para tu sanación y descubrimiento personal. ¡Espero que estés tan entusiasmada por hacer esto como yo! No puedo esperar a escuchar cómo cambió tu vida a medida que adoptas la guía que te ofrezco en los siguientes capítulos.

Dividí el libro en tres secciones, cada una diseñada de forma estratégica para ayudarte a entender la historia de las hormonas y la salud de las mujeres. Así como para cambiar el curso de la **his**toria a la **her**storia (recuerda que, en inglés, *his* es para él y *her* es para ella).

En la Parte I, analizo la historia del tratamiento hormonal, repaso por qué la medicina occidental está engañando a las mujeres y explico cómo reorientar tu pensamiento para que puedas avanzar en el viaje hormonal, un viaje que se ignora en niñas de tan sólo 13 años. También recibirás un curso de actualización sobre los síntomas del desequilibrio hormonal y aprenderás las ramificaciones de los cambios hormonales a lo largo de las décadas. Y aprenderás qué son las hormonas, así como las conexiones entre tus hormonas y tus emociones, para entender mejor el porqué de tus comportamientos.

En la Parte II, explico las diferencias entre las modalidades occidentales y orientales de la medicina, y por qué la combinación de ambos tipos de tratamientos conduce a un mayor éxito. Recuerda: estar abierta a varios tratamientos médicos te brindará una maravillosa caja de herramientas ampliada para la curación. Además, explico la importancia vital de la conexión entre el tracto digestivo y las hormonas, cómo los desequilibrios hormonales afectan el estado emocional de tu mente, cómo maximizar tus opciones nutricionales y cómo limpiar tus hormonas sucias.

En la Parte III, te preparo para embarcarte en el Reinicio hormonal de 30 días. Es un programa único, diseñado para corregir los desequilibrios hormonales más comunes que veo en mi consultorio. En este programa obtendrás toda la información que necesitas para reequilibrar y reiniciar tus hormonas con el fin de lograr una salud óptima.

Ver a mis pacientes mejorar es gratificante de una forma increíble. Las veo deslizarse a través de las décadas de sus vidas: los locos años veinte, los turbulentos años treinta y, luego, la perimenopausia y la menopausia. Lo hacen sin ninguno de esos temibles síntomas hormonales que han deprimido a las mujeres durante generaciones. Mis pacientes no son víctimas de bochornos o sudores nocturnos, ni de dificultad para dormir, no sufren confusión mental ni esa sensación general de vitalidad perdida. Viven y están en su poder, sin pedir disculpas.

De hecho, esas mujeres corren maratones, viajan por el mundo y se cuidan a ellas y a sus relaciones. *Saben cómo cuidar de sí mismas*. De eso se trata. Mis pacientes aprenden a reconocer los factores que influyen en sus hormonas y emociones… y tratan a sus cuerpos con el respeto que merecen.

Por lo tanto, comprométete a comprender y sanar tu cuerpo, no a "arreglarlo"; después de todo, no eres un automóvil. Cuantos más cambios nutricionales y de estilo de vida hagas, menos medicamentos necesitarás (ya sean naturales en forma de hierbas u otras plantas, o farmacéuticos en forma de píldoras recetadas). Si el tratamiento que has usado no te da los resultados que buscas, cámbialo ahora. Mantente abierta al cambio. Explora diferentes posibilidades. Y prepárate para cambiar de estrategia si algo no funciona. Ése es el Viaje hacia ARRIBA. Es un viaje hacia tus mayores poderes, tu yo más elevado y tus mejores oportunidades. Y apenas está empezando.

A riesgo de sonar cursi, he visto cómo el tratamiento hormonal adecuado abre los portales de la intuición para mis pacientes. Las he visto pasar de no poder tomar una decisión o sentirse derrotadas a encontrar las respuestas que necesitan. Las oigo decir: "Dios mío, ¿por qué no se me ocurrió esto antes? Y ahora que lo sé, esto es lo que voy a hacer, y esto es lo que tiene que cambiar".

¿Estás lista para reescribir tu historia? Tu cuerpo está preparado. Y no, nunca eres demasiado grande para empezar. El viaje hacia la curación no tiene por qué ser caro ni difícil, ni parte de una complicada rutina de bienestar. Sólo implica combinar la información correcta con un compromiso CONTIGO.

PARTE I

Suelta el equipaje y elimina los bloqueos

Capítulo 1

Los cinco cambios hormonales principales

Aquí empieza el manifiesto hormonal que ofrece la información que todas las chicas y mujeres deberían entender: cómo cambian sus hormonas y cómo recuperar el equilibrio. Así que comparte esta información con mujeres de todas las edades: hijas, madre, hermanas y amigas. Ésta es nuestra historia y es el idioma que todas debemos hablar para apoyarnos, empoderarnos y guiarnos entre nosotras a través de esos puentes hormonales. Así es como todas nos unimos.

Todas las mujeres experimentan cambios y alteraciones hormonales en la vida, pero las muestras de empatía y los ofrecimientos de ayuda que recibimos durante los años de montaña rusa de la pubertad desaparecen con cada década que pasa, incluso cuando los cambios siguen ocurriendo. Desde la pubertad hasta la adultez temprana, el embarazo y la maternidad, luego la perimenopausia y la menopausia, de manera universal hay una conversación mínima sobre las hormonas y los cambios hormonales, lo que lleva a las mujeres de todas las edades a una búsqueda interminable de respuestas a síntomas y enfermedades "misteriosos".

Muchas no saben que su viaje hormonal empezó cuando eran adolescentes y veinteañeras. En aquel entonces debió construirse una base de comprensión hormonal. En cambio, a las jóvenes les dan curitas para controlar los cambios (pastillas anticonceptivas, etc.), en vez de empezar a explorar su salud. Como resultado, cada vez más mujeres jóvenes tienen afecciones basadas en hormonas, incluido el síndrome de ovario poliquístico (sop), la endometriosis y la infertilidad; fibromas y quistes fibroquísticos en las mamas; y muchas enfermedades autoinmunes diferentes. Todas esas afecciones se desencadenan durante un cambio hormonal. De hecho, para muchas mujeres, aquel momento es la montaña rusa que regresa décadas después, cuando entran en la perimenopausia. Todo está ahí: la ansiedad, la caída de la autoestima, incluso los trastornos alimentarios que estuvieron enterrados (todo resurge a medida que fluctúan las hormonas).

El *gaslighting* de la medicina convencional hacia la salud de la mujer

Como los cambios en las hormonas son poco comprendidos por la medicina convencional, las mujeres han sufrido *gaslighting* con respecto a su salud, y los síntomas hormonales se siguen desestimando en las conversaciones sobre su salud.

En 1997, cuando me gradué de la Facultad de Medicina y comencé a hacer las rotaciones, el campo médico todavía era un club de hombres, hasta el punto de resultar intimidante. No sólo la medicina estaba dominada por hombres hasta hace poco, sino que la formación tenía un enfoque limitado en cuanto a la salud de las mujeres y las hormonas. Sólo aprendí lo básico durante la rotación de ginecología y obstetricia, y un poco más en la de endocrinología (aunque ésa se centró más en enfermedades como diabetes y trastornos suprarrenales). Las mujeres y sus hormonas eran vistas de manera específica, ya sea para la reproducción o para la libido, no como un problema integral del cuerpo. Tener bebés y relaciones sexuales. FIN.

Por lo tanto, no estoy enojada con ningún doctor en particular, pero sí estoy enojada con un sistema médico que engaña a las pacientes, difunde el viejo mantra de "estás bien" y mantiene a las mujeres atrapadas en la idea de que sólo están envejeciendo o que el problema está en su cabeza.

La nueva normalidad

He aquí la historia que describen la mayoría de mis pacientes: sabían que algo *no andaba bien*, así que fueron con su doctor de cabecera y se hicieron muchos análisis de sangre, sólo para que les dijeran que sus resultados eran "normales". En realidad, estaban estresadas, ansiosas o deprimidas, así que lo más probable era que sólo necesitaran un medicamento contra la ansiedad o la depresión. O algo para dormir. Y algo para concentrarse. Y algo más para perder peso. Y sí, hay algunos efectos secundarios, pero no hay de que preocuparse por ahora. Porque *estás bien*.

Ésa es la forma "normal" en que se tratan los síntomas hormonales. Las mujeres salen de sus citas médicas sintiéndose desesperanzadas, resignadas a aceptar todos esos síntomas extraños e impredecibles. Bueno, estoy aquí para decirte que "normal" no es suficiente. De manera histórica, "normal" significa estar libre de enfermedades; no significa *sentirse óptima, vital* o *dinámica*.

Mi enfoque holístico oriental-occidental deja atrás la ideología unitalla y, en cambio, enfatiza la importancia de la química y el mapa corporal personal. Ésa es la "nueva normalidad" por la que todas deberíamos luchar. No más soportar el estigma de la mujer "menopáusica" u "hormonal", no más sentimientos de vergüenza y temor por tus hormonas y cambios hormonales. Las mujeres de hoy exigen y luchan por respuestas. Están soltando ese cansado equipaje, limpiándolo de su psique y dando un paso adelante para asumir su poder auténtico.

El enfoque oriental-occidental trabaja *con* las hormonas, no contra ellas, para establecer el equilibrio en todos los aspectos del cuerpo (mental, físico, emocional, espiritual y energético). Pero si en vez de eso cedes a la vergüenza y culpa históricas de ese *gaslighting*, debes saber que estás diciendo "no" a los regalos que te esperan y al poder que te corresponde por derecho. Ésta no es la menopausia de tu madre. "Normal" y "bien" ya no son suficientes. La historia de tu vida apenas está empezando, no terminando.

¿Qué %@#!$ está pasando?

Todos los días escucho esta pregunta. Las mujeres de hoy, a cualquier edad, están ocupadas. Hacen malabares con sus trabajos, realizan varias tareas a la vez, se ocupan de muchas cosas y, de repente, algo cambia. Pasan de estar muy alertas a sentirse confundidas, de estar llenas de energía a cansadas, o de felices a tristes. Los cambios hormonales las toman por sorpresa y las dejan sintiéndose... bueno, ya no como ellas.

El viaje hormonal es el de los cambios hormonales, excepto que no hablamos de él. Pero saber es poder. Saber qué está pasando elimina el miedo a lo desconocido; proporciona las herramientas para seguir adelante. Comprender los cambios hormonales que ocurren en ciertos puntos de la vida de una mujer (ya sea niña, adolescente, adulta joven, madre o abuela) la prepara para lo que necesitará para sentirse lo mejor posible. No conducimos automóviles sin alguna instrucción ni comenzamos una carrera sin algún tipo de capacitación o educación, ¿verdad? Entonces, ¿por qué nuestros cuerpos serían diferentes? Parte de esa preparación no sólo es reconocer los cambios hormonales, sino comprender qué son esas hormonas y cómo interactúan entre sí.

Si estás leyendo este libro, es posible que pienses que eres demasiado joven o mayor para tener un desequilibrio hormonal. Es posible que te hayan condicionado a creer que la vida es existir en un estado al que llamo el Infierno Hormonal: en otras palabras, que el síndrome premenstrual, el dolor abdominal, los bochornos, la confusión mental o la alteración del sueño (por nombrar sólo algunos síntomas) son normales por completo.

El viaje de las hormonas refleja las fases de nuestras vidas como mujeres. Piensa en tu adolescencia. ¿Recuerdas los altibajos, las emociones extremas, los nuevos síntomas físicos a los que tuviste que acostumbrarte? Seguro estás asintiendo con la cabeza, recordando con empatía esa versión adolescente de ti, cuando te inundaban las hormonas que te volvían loca por los chicos, malhumorada y volátil con tus padres (incluso con tus amigas). Ése fue tu primer cambio hormonal. Y si te hizo perder el equilibrio en aquel momento, ¿por qué te sorprende que te haga perder el equilibrio en la perimenopausia? Ése es tu tercer cambio hormonal.

¿Ignoras el cambio? Puedes intentarlo, pero tu cuerpo no te lo permitirá. En lugar de impulsarte a obtener el papel de tu vida, te quedas atrapada en un papel secundario, incluso al margen. Y te sientes atrapada. Eso es porque no te sientes bien. No te sientes tú. Y eso no es lo que estás destinada a ser.

Los cambios hormonales son una parte natural de la historia de cada mujer, es una historia que deberíamos conocer de memoria. De hecho, esos cambios no son nada nuevo ni novedoso, aunque las mujeres de hoy siguen sin saberlo, al igual que sus doctores. Quizá estuviste en la perimenopausia años antes de que aparecieran los síntomas o te resignaste a los desagradables cambios de humor, bochornos u otros síntomas (sin darte cuenta de que no tenías por qué sufrirlos).

Me apasiona que las mujeres entiendan sus hormonas. Es una conversación que se aplica a todas a partir de los 13 años. Por eso, identifico aquí los cinco cambios hormonales clave que todas las mujeres deben conocer.

Primer cambio. "Rock Star": por qué los 13 son tan importantes como los 30

De 13 a 19 años
Palabra clave: confusión

Adoro a las jóvenes de esa edad, pero la desinformación las ha convencido de que lo saben todo. (Al fin y al cabo, ya está en TikTok, ¿no?). Aturdidas y confundidas, muchas chicas que atiendo asumen que es normal no menstruar de vez en cuando, incluso que es mejor no tener menstruación. Creen que las píldoras anticonceptivas son la única forma de regular sus hormonas. O bien, creen que los cólicos dolorosos, los cambios de humor y la hinchazón son parte inevitable (y debilitante) del juego, que no hay nada que puedan hacer al respecto. "Te estás convirtiendo en mujer, ¿verdad? ¡Bienvenida! Bienvenida al Infierno Hormonal".

No hay razón para que una mujer joven de esa edad sufra los "dolores de crecimiento" de la adolescencia sólo porque es una niña. La mayoría de las adolescentes no creen necesario revisar sus hormonas y la mayoría de sus madres ni siquiera creen necesario un análisis de sangre (*y tampoco lo cree la mayoría de los pediatras*).

La base de las hormonas se establece en la adolescencia. A menudo, en ese momento empieza el viaje hormonal de una niña; por eso, si en la sala de exploración se descartan problemas que en realidad son esenciales para el equilibrio hormonal general de la niña, es como poner un curita en un herida de bala. Debemos prepararlas para sus cambios hormonales y ayudarlas a atravesar esos cambios, y créanme, ¡no es fácil!

Mi hija pasó por esto. Cuando cumplió 13 años, comenzó a tener algunos problemas. Yo no sabía cuánto se debía a las típicas cosas de las adolescentes descubriéndose a sí mismas y cuánto a sus hormonas. Como todas las adolescentes, era cohibida, pero quería imitar a sus amigas cuando se trataba de resolver problemas que yo sabía que tenían una raíz hormonal. Por ejemplo, quería Accutane para el acné, Ritalin para el TDAH (trastorno por déficit de atención con hiperactividad) y algo más para detener su menstruación. Ojalá sus amigas estuvieran hablando del origen de esos problemas: las hormonas y un desequilibrio hormonal general. No hubo suerte, como podrás imaginar. Tuve que aprender a sonreír y asentir (por cierto, fue muy difícil).

Me costó trabajo, pero logré que le hicieran un estudio hormonal. Sus análisis de sangre mostraban niveles de andrógenos más altos de lo normal, lo que provocó el síndrome de ovario poliquístico (SOP) y una posible endometriosis temprana. Esa fluctuación masiva en sus niveles hormonales exacerbó su estado de ánimo y afectó su capacidad para concentrarse. Comencé a tratarla con una modificación suave de la dieta y hierbas para limpiar el hígado y reducir la cantidad de levadura que vive en el sistema digestivo (prometo hablar de esto más adelante).

Tenía el clásico "hígado sucio" que causaba "hormonas sucias", lo que provocaba sus síntomas (también hablaré de esto más adelante).

Su experiencia y la mía (cuando fui adolescente) no son diferentes a las de tantas chicas que nunca reciben un diagnóstico adecuado y sufren problemas hormonales o afecciones como el SOP hasta que, por fin, mucho tiempo después, se los diagnostican. Viven (y sufren) los síntomas y problemas durante décadas, sin sentirse bien. He tratado a mujeres en la perimenopausia y la menopausia que me cuentan sus historias, y sé que tuvieron SOP en su adolescencia. Se podría haber evitado mucho dolor, confusión y gastos si la enfermedad se hubiera diagnosticado a tiempo, en aquella primera etapa hormonal.

Los conceptos básicos de la pubertad

La pubertad es la línea divisoria, desencadenada por las hormonas, entre el cuerpo de una niña y el de una mujer. La glándula pituitaria activa el estrógeno para que empiece el desarrollo sexual. El cuerpo de cada niña es diferente y no hay forma de predecir cuándo comenzará la pubertad ni cuánto tiempo durará.

Desde el punto de vista médico, los cambios se definen mediante los denominados *estadios de Tanner*. El estadio 1 no muestra desarrollo; los estadios 2 a 4 registran los cambios en el desarrollo de los senos, el crecimiento del vello corporal, el crecimiento de los huesos, la curvatura de las caderas y los cambios en la piel (como el acné o la oleosidad). En el estadio 4, por lo general alrededor de los 12 o 13 años, la niña tendrá su primera menstruación. Y en el estadio 5, los senos alcanzan su tamaño y forma final aproximada, el crecimiento se detiene, la zona de la cadera se llena, los periodos se regularizan y los genitales y órganos reproductivos se desarrollan por completo.

Pubertad precoz

Muchas madres y padres se preocupan por la *pubertad precoz*, que describe los cambios hormonales antes que la media, incluso en una niña de ocho o nueve años. Tienen razón en estar preocupados, ya que existe un riesgo emocional; claro, también existe un riesgo psicosocial (la gran diferencia de madurez entre una niña de nueve años y una de 13) y existe un riesgo de salud. Es decir, las niñas con pubertad precoz suelen tener problemas de aumento de peso, inflamación y supresión del crecimiento. La pubertad precoz también afecta la tasa de crecimiento, ya que las niñas tienden a dejar de crecer aproximadamente dos años después de su primera menstruación. Además, existe el hecho de que una niña que menstrúa a los 10 años debe lidiar con esa situación durante la jornada escolar y puede sufrir síntomas físicos, así como vergüenza si se burlan de ella.

Con frecuencia me preguntan si existe una conexión entre la pubertad precoz y un final más temprano de los años fértiles. No creo que haya una relación directa, lo cual es un alivio, ya que la composición hormonal de cada mujer es diferente. Pero sí creo que la pubertad precoz puede ser provocada por cuestiones ambientales, es decir, la suma de lo que come una niña y los niveles de nutrientes, el estilo de vida, la exposición a dispositivos electrónicos, la calidad del sueño y las toxinas ambientales, como las que se encuentran en los plásticos, parabenos, ftalatos, organofosfatos y más, así como el cuidado corporal, el aire y el agua. Todo eso provoca niveles de estrógeno mucho más altos de lo normal, es decir, estrógeno sucio.

La pubertad precoz se *puede* ralentizar. El enfoque de la medicina convencional recurriría directo a los bloqueadores hormonales, pero pueden tener efectos secundarios. (La aparición rápida de la pubertad precoz debe ser supervisada por un endocrinólogo pediátrico). Prefiero medidas menos drásticas y me concentro en limpiar el hígado para calmarlo y eliminar las toxinas del cuerpo, lo que ha funcionado en mi práctica médica.

Aquí empiezan las hormonas sucias

Esperamos que las adolescentes estén de mal humor; están tratando de descubrir su lugar en el mundo, ¿no? Pero, créame, existe una diferencia entre el mal humor y la ansiedad total, la depresión, el TOC (trastorno obsesivo compulsivo) o la autolesión; y sí, muchas de estas afecciones están influenciadas por las hormonas.

Eso significa analizar las hormonas de la niña al menos una vez al año e identificar los patrones hormonales problemáticos que veo en el consultorio. He aquí lo que más me preocupa:

- Alto nivel de andrógenos (las hormonas sexuales): altos niveles de dihidrotestosterona (DHT), testosterona, dehidroepiandrosterona (DHEA), testosterona libre.
- Sensibilidad a la insulina.
- Dominancia de estrógenos (almacenamiento de estradiol y estrona).

No se trata sólo de las niñas: los niños también deberían hacerse análisis hormonales. Debido a la inflamación (sobre la que leerás con más detalle en la Parte II), puede haber una estrogenización de las hormonas de los niños, al igual que puede haber una androgenización de las hormonas de las niñas. Eso hace que los niños anden por ahí con más grasa abdominal, inestabilidad del estado de ánimo y resistencia a la insulina, mientras que las niñas tienen testosterona alta que se manifiesta en forma de acné, caída del cabello, exceso de vello corporal y cambios de humor.

Hay muchas teorías sobre el origen de los desequilibrios hormonales en la adolescencia. Las fluctuaciones hormonales en esa etapa son habituales, pero los extremos que notamos en esta generación son preocupantes. La crisis hormonal en realidad comienza en esa etapa y luego se perpetúa y se agrava en las décadas siguientes.

¿Por qué está pasando eso? La calidad de los alimentos está disminuyendo, mientras que la grasa corporal está aumentando. Nuestro entorno tóxico agobia el tracto digestivo y el hígado. El estrés también afecta a nuestras hijas; tienen una agenda sobrecargada, están sobrealimentadas con comida de mala calidad, no duermen lo suficiente, no reciben suficiente luz solar y parece que ya no juegan al aire libre.

Por qué las hormonas son importantes en nuestras adolescentes

Una palabra: *inflamación*. No en una articulación o un músculo, sino como un fuego furioso que envuelve a tu adorable hija o hijo y los convierte en seres de otro planeta; de hecho, no te importaría enviarlos de regreso a ese planeta. (¡No creas que hablo por experiencia…!).

Las hormonas promueven la inflamación. Es un concepto fundamental en el mundo de la medicina integradora y funcional, y es algo que necesitamos que las adolescentes comprendan ahora mismo. Muchas niñas entran a sus años hormonales ya inflamadas, pero *no* deberían sufrir afecciones inflamatorias que se pueden prevenir con cambios en la dieta y el estilo de vida. Ya tienen niveles más altos de azúcar en la sangre, de insulina, más peso corporal y disfunción gastrointestinal que las niñas de generaciones anteriores. Agrega las hormonas. Añade los desafíos habituales de la adolescencia (¿Quiénes son mis amigos? ¿Quién soy yo? ¿Por qué ellos son mis padres?). Y dile "hola" a los problemas de salud mental como la ansiedad y la depresión, los desafíos de aprendizaje y las habilidades deficientes para correr riesgos y tomar decisiones.

Por eso la epidemia de obesidad en Estados Unidos es tan aterradora. Muchas jóvenes tienen niveles de estrógeno demasiado altos o niveles de progesterona demasiado bajos para su edad. Cuando una niña entra en el viaje hormonal ya inflamada (en esencia, lo que la obesidad le hace al cuerpo) y empiezan los cambios hormonales, la ansiedad y la depresión pueden tomar el control, lo que lleva a trastornos alimentarios, fracasos académicos y cosas peores.

He aquí la conclusión: los niveles hormonales de las adolescentes se deben revisar, al menos, una vez al año. Lleva a tu hija más a menudo si ves que tiene algún problema, como menstruaciones muy abundantes, irregulares o síntomas de síndrome de ovario poliquístico. Ese registro anual establecerá una línea de base para que los niveles futuros se puedan controlar en comparación con años anteriores, y eso revelará cualquier patrón que necesite atención a medida que tu adolescente crezca. Y, por favor, hazlo antes de que tu hija comience a tomar anticonceptivos.

Hablemos sobre la menstruación de tu hija

En la medicina oriental, el periodo se considera un signo de vitalidad o salud, no una molestia o una carga; tener el periodo regular es muy importante. Pero en la medicina occidental todo se reduce a la evasión. ¿Cómo deshacerse de él? ¿Cómo ocultarlo? He oído a chicas decir que están contentas de no tener una menstruación regular porque el sangrado es asqueroso.

Ésa es una actitud increíblemente poco saludable. Un periodo menstrual regular significa que las hormonas femeninas de tu adolescente están equilibradas y funcionan como deberían. Pero la sociedad establece la delgadez extrema como el estándar de oro de la belleza y la aceptabilidad femenina, y es poco probable que las chicas súper delgadas tengan niveles hormonales normales. He tenido "la charla" demasiadas veces con adolescentes y sus padres sobre los peligros de sacrificar la salud para perder peso. Bromeamos sobre llamar "Andrés" al periodo, pero luego noto que "An" también suena como "Anti", como estar en contra de las funciones corporales normales como mujer. En cambio, quiero que todas las niñas y mujeres acepten que menstruar no es algo que deben temer.

El tema mensual menos favorito: el síndrome premenstrual (SPM)

Dolores de cabeza. Hinchazón. Cambios de humor o estado de ánimo. ¡Ay, los dolorosos y desagradables cólicos!… Con razón las mujeres llaman al periodo: *la maldición*.

En parte, temen la menstruación porque es dolorosa. Pero no hay razón para que una adolescente crea que está condenada a una agonía mensual de por vida. Hay una manera de deshacerse del doloroso síndrome premenstrual. Por ejemplo, mejorando la dieta y equilibrando los nutrientes. Aprenderás más sobre esto en el capítulo 9, cuando analicemos el Reinicio hormonal de 30 días.

El punto es que comprender la química hormonal, en lugar de intentar bloquearla o tratarla de forma superficial, es la mejor estrategia, a cualquier edad. Cuanto antes lo hagamos, mejor, no importa si tenemos 13 o 65 años.

Pros y contras de los anticonceptivos

El método habitual para las adolescentes que planean ser activas de forma sexual solía ser la píldora anticonceptiva, pero últimamente la opción convencional es ponerse un DIU (dispositivo intrauterino). Es una mejor opción porque un DIU aún secreta algunas hormonas (algunas versiones contienen progesterona), aunque estos niveles están muy por debajo del tipo de alteración hormonal causada por la píldora. Es muy difícil quedar embarazada cuando se usa la píldora o un DIU, pero los antibióticos pueden influir en el efecto de la píldora si se toman los dos al mismo tiempo.

La píldora está diseñada para alterar los niveles hormonales con el fin de no lograr un embarazo. Suprime de forma drástica la producción de estrógeno, progesterona y testosterona del cuerpo, por lo que no hay ovulación. Por desgracia, no hay forma de predecir qué sentirá la paciente. A algunas mujeres les va bien, en especial si han tenido periodos muy abundantes y síntomas intensos de síndrome premenstrual durante años. Pierden peso y tienen más energía. Otras mujeres se deprimen, se sienten ansiosas o tienen náuseas todo el tiempo. Pueden aumentar de peso. Y la carga hepática (sí, un concepto oriental) es una preparación para futuros problemas de salud.

Estos últimos síntomas tienden a ser peores con las inyecciones y los implantes anticonceptivos, ya que el cuerpo recibe dosis más altas de hormonas. Además, no estás revisando los metabolitos hormonales para ver si tu cuerpo los está procesando de manera efectiva o no. La desintoxicación (la capacidad del cuerpo para eliminar hormonas sucias o metabolitos tóxicos de hormonas) es un concepto universal, aplicable a mujeres de todas las edades (y a hombres, ¡pero ése es otro libro!).

Mi enfoque oriental-occidental para el equilibrio hormonal permite más opciones. Si una adolescente (o una mujer de cualquier edad) tiene menstruaciones demasiado dolorosas que no se controlan con dieta, estilo de vida o intervenciones a base de hierbas o suplementos, entonces los anticonceptivos son una opción. Siempre y cuando entiendas que es una solución temporal porque no aborda la raíz de algunos de esos síntomas.

Mi recomendación para una joven que esté considerando los anticonceptivos es, primero, probar con un DIU. Pero debes entender que el DIU no te protege contra las ETS (enfermedades de transmisión sexual), que puede provocar aumento de peso y retención de líquidos, y que algunas usuarias experimentan síntomas adicionales. Además, el cobre de algunos DIU y la progesterona de otros pueden ser problemáticos para ciertas pacientes.

Si el DIU no es una alternativa, te sugiero que optes por la píldora con la dosis hormonal más baja como siguiente opción. A corto plazo, está bien. Los problemas surgen cuando la tomas durante más de cinco años y la usas para equilibrar las hormonas en vez de como método anticonceptivo. Siempre digo que las píldoras anticonceptivas deben usarse sólo para el control de la natalidad, no para equilibrar las hormonas.

Prepara a tu hija adolescente para el éxito hormonal (y los otros)

Si tu hija adolescente tiene síntomas hormonales terribles, ¿es una señal de que los volverá a tener más adelante en la vida, en especial si no se tratan ahora? ¡Sí, por desgracia! Entonces, si tienes una hija adolescente, AHORA es el momento de comenzar su viaje hormonal. Esto se debe a que nuestro trabajo como madres es intentar preparar a las hijas para el éxito, no sólo para hoy, también para cuando tengan 20 años y más.

Los tres puntos principales de la Rock Star:

1. Realiza un análisis de sangre cada 12 meses para revisar los niveles hormonales. (Para obtener más detalles, consulta la página 129 del capítulo 3).
2. Acepta la menstruación como un signo vital. Un signo de poder.
3. Determina la mejor dieta, rutina de ejercicios y plan de bienestar general que mantenga tu ciclo feliz y saludable, en lugar de hacer que te retraigas. Pero si te sientes deprimida, apagada, ansiosa o de mal humor, vuelve al punto 1 o consulta a tu doctora para profundizar en estos temas.

Segundo cambio. "Intrépida": citas, desarrollo profesional y búsqueda de ti

De 20 a 28 años
Palabra clave: invencible

Invencible. Así te sientes. Ahora tienes independencia y es momento de dejar tu huella en el mundo. Trabajas de forma ardua, esforzándote al máximo y tratando de triunfar en todas las áreas de la vida: escuela, trabajo, finanzas, relaciones (¡ay, las relaciones!).

En esa década no sólo te esfuerzas al máximo, sino que abarcas demasiado. Te quedas fuera hasta tarde y sales mucho de fiesta. Crees que nunca serás diferente a como eres en este momento. Tienes la sensación de ser invencible, ¿verdad? Porque tienes el tiempo de tu lado.

Pero si te aceleras demasiado, puedes empezar con menstruaciones irregulares, experimentar una pérdida o aumento repentino de peso, desarrollar acné, sufrir caída del cabello o sentir ansiedad. El primer instinto es poner un curita temporal sobre esos síntomas y seguir adelante. Pero detente un momento: *tu cuerpo trata de decirte algo.*

Mantente al nivel de otras Intrépidas

Todo está en el ajetreo; y sí, ahora es el momento de demostrar tu valía. Yo debería saberlo, ya que solía ser como tú: me quedaba despierta hasta tarde, despertaba temprano, salía de fiesta cuando el tiempo lo permitía, estaba súper estresada, sin dinero y lidiaba de forma constante con dramas familiares y el estrés de la escuela de Medicina. ¿Por qué me sorprendió que se me cayera el cabello, se me hincharan las articulaciones y ganara peso? Mi estilo de vida y mis elecciones eran propicias para el Infierno Hormonal.

Veinte años después, la presión sobre las mujeres jóvenes sigue aumentando. Las redes sociales nos dejan más obsesionadas con la apariencia y más conscientes de nosotras mismas, mientras que el aumento de los trastornos de salud mental significa que la mayoría de las Intrépidas toma algún medicamento recetado; además, algunas siguen abusando de esos medicamentos. Luego, agrégale una nueva era de relaciones y patrones de citas, más un aumento del trabajo virtual, y las Intrépidas ya no sólo están estresadas… sino aisladas.

Ésa es la década en la que todo comienza a desmoronarse. Cuando a las mujeres jóvenes se les dice que todo está bien, que la píldora anticonceptiva o el DIU resolverán sus problemas hormonales y que cualquier problema de estado de ánimo o salud mental sólo necesita, bueno, lo adivinaste, otro medicamento.

Pero no debería ser así. Esa época de tu vida sigue siendo una década fundamental, un momento para concentrarse en la salud y el bienestar, porque cualquiera que haya pasado de los 28 años sabe que la vida se vuelve aún más ajetreada. Entonces, ¿qué quiero que hagas? Ve a que te revisen las hormonas, saca citas regulares con doctores que tengan un enfoque holístico y conoce tu expediente. Piensa en optimizar para el futuro en lugar de sólo vivir el aquí y ahora. En mi consultorio, veo con mayor frecuencia los siguientes patrones hormonales o diagnósticos convencionales en las Intrépidas:

- Síndrome de ovario poliquístico (sop).
- Endometriosis (cuando el revestimiento uterino crece fuera del útero, a menudo sin diagnosticar).
- Síndrome de taquicardia ortostática postural (pots, por sus siglas en inglés), un trastorno de la circulación sanguínea.
- Ciclo anovulatorio (sin ovulación).
- Dismenorrea (dolor intenso y cólicos durante el periodo).
- Trastorno disfórico premenstrual (tdpm), que implica un síndrome premenstrual grave y duradero.
- Tiroiditis de Hashimoto (una enfermedad autoinmune de la glándula tiroides).

Los patrones hormonales que acompañan esos diagnósticos incluyen:

- Niveles bajos de progesterona.
- Andrógenos altos: dihidrotestosterona (dht)/androstenediona/ testosterona (totales y libres).
- Niveles altos de insulina, de hemoglobina glicosilada (HbA1c) y de péptido C.
- Niveles altos de la hormona del estrés cortisol, que puede causar aumento de peso, problemas para dormir, ansiedad y depresión.
- Problemas de tiroides, que suelen hacerse evidentes después de los 25 años e incluyen una amplia gama de síntomas que alteran el metabolismo y el funcionamiento cognitivo.
- Inflamación interna, que conduce al desarrollo lento pero inexorable de enfermedades autoinmunes.

Aprenderás más sobre todas estas cuestiones hormonales en el capítulo 3.

Sé una Intrépida inteligente

Escuchen, Intrépidas, alguna vez fui una de ustedes y en aquel momento empecé a meterme en problemas de verdad porque no tenía ni la menor idea de lo que estaba pasando. No sabía que las mujeres jóvenes que salen de la adolescencia sintiéndose estresadas o con traumas encontrarán sus hormonas descontroladas al entrar a los 20 años.

¿Por qué pasa esto? Los sistemas de medicina oriental, incluida la china y la ayurvédica, nos enseñan que el estrés y la ira se almacenan en el hígado, mientras que el miedo y la preocupación se mantienen en los riñones y el bazo. Todos esos sistemas de órganos y meridianos regulan las hormonas e influyen en las enfermedades (más sobre los meridianos en el capítulo 4). Por ejemplo, el hígado es fundamental para la descomposición y desintoxicación de las hormonas, mientras que el tracto digestivo determina cómo se metabolizan las hormonas. Por eso el estrés desencadena menstruaciones abundantes; demasiadas noches de insomnio contribuyen a la resistencia a la insulina (y, por lo tanto, a la grasa abdominal); y muchas noches con resaca conducen a niveles altos de testosterona y andrógenos (con el consiguiente acné o caída del cabello).

Por esas conexiones me apasionan las miembros de ese grupo de edad; desearía que alguien me hubiera dado esa información en aquel entonces… o me hubiera sacudido y gritado: "Oye, señorita Intrépida, ¡quiero que pongas atención a esto!".

Si no quieres quedar embarazada, es muy probable que pienses en las hormonas sólo en términos de anticonceptivos. Si eres sexualmente activa, no puedes pensar sólo en citas, enfermedades de transmisión sexual (ETS) o en tener una pareja amorosa. También debes pensar en el funcionamiento físico y en la química de tu cuerpo. Repito, tu cuerpo y tus hormonas te hablan, ¡así que, por favor, escúchalas!

Por supuesto, muchas mujeres Intrépidas dan por hecho su salud. Son jóvenes, están llenas de energía, no tienen problemas ni siquiera cuando se cuidan lo mínimo. Claro, si te sientes bien y tienes un ciclo menstrual que funciona como reloj, no es descabellado pensar que no pasa nada. Pero en realidad, quizá algo anda mal (tal vez no estás "bien").

Es muy fácil no escuchar a tu cuerpo porque estás ocupada trabajando arduamente y es aún más fácil asumir que no pasa nada. Te esfuerzas día y noche, atribuyendo cualquier cambio a estar súper ocupada o cansada. En lugar de eso, piensa en ese momento como una oportunidad para poner atención a todo lo que se ve mal (como la piel) o se siente mal (como el síndrome premenstrual o las articulaciones). Entiende cómo te sientes, analiza lo que estás comiendo y bebiendo, incluso considera lo que estás eliminando.

Tengo esa conversación todo el tiempo con mujeres de veintitantos años. Eso se debe a que tienen tantas cosas en su vida que tienden a restarle importancia a sus síntomas hasta que desarrollan una crisis de salud total. Como yo. Pero en esta década debes dejar lo *obvio* y convertirte en madre de ti. Es decir, cuidar tu maravilloso cuerpo ahora mismo y prepararte para el futuro. Al profundizar en tu salud, estás en el Viaje hacia ARRIBA.

¿Qué significa eso? Debes conocer tu genética, nutrientes y niveles hormonales. Luego puedes estabilizar la salud gastrointestinal y reducir el riesgo de inflamación. Entenderás tu carga tóxica y lo que significa para tu salud a largo plazo (incluso para tus futuros hijos). Junta las piezas de tu rompecabezas.

Esto es muy importante para tu vida, ahora y en el futuro, y eso haremos en los próximos capítulos. Parte de ese viaje implica hacer un seguimiento de tus patrones y niveles hormonales. Es decir, quiero que te adelantes en el juego de las hormonas. Quiero que seas muy consciente de cuándo las cosas se ponen complicadas, para que puedas darte cuenta antes de que un doctor mal informado te diga que tienes una reserva ovárica baja, que debes embarazarte de inmediato o que necesitas un estante lleno de medicamentos caros para controlar esos síntomas misteriosos.

Por desgracia, ignorar tus hormonas y tu salud ahora te preparará para problemas mayores en el futuro. No importa qué tan estresada estás en el trabajo, qué tan ocupada estás en la vida o qué tanto vas de fiesta, pon las hormonas (y la salud) en tu lista de cosas por hacer. Monitorear tus niveles hormonales ahora también significa que estarás en excelente forma si decides quedar embarazada pronto o más tarde, a los 30, cuando tu fertilidad comienza a disminuir de forma natural. Sé la mejor Intrépida que puedas construyendo los cimientos más sólidos posibles para tu salud hormonal futura.

Los tres puntos principales de la Intrépida

1. Realiza un análisis hormonal completo y un examen de inflamación cada 12 meses. (Para obtener información específica sobre qué estudios debes realizarte, consulta la página 129). Visita al ginecólogo una vez al año para hacerte un estudio de papanicolaou, una exploración de mamas y para tratar cualquier inquietud ginecológica; también visita a tu doctor de cabecera para una evaluación de hormonas y marcadores de inflamación. (La mayoría de esos estudios de laboratorio, si no todos, deberían estar cubiertos por el seguro médico que, sí, debes tener).

2. Abarcar demasiado pronto te agotará y hará que tus hormonas se abrumen. Haz un inventario de todas las cosas que te estresan (¡sé honesta!). Empieza a investigar e incorporar técnicas para eliminar el estrés en tu día.

3. Date cuenta de que, si ignoras los problemas hormonales ahora, no desaparecerán.

Tercer cambio. "Superestrella": responde al llamado de la naturaleza

De 29 a 38 años
Palabra clave: ¡agotada!

El modo malabarista completo comienza aquí. ¿Estás lista? O, mejor dicho, ¿tus hormonas están preparadas para pasar de ser una Intrépida a una Superestrella?

Durante esa fase, tus grandes objetivos de vida se vuelven reales, muy rápido. Esto es cierto, en especial, para las mujeres que quieren comprometerse en una relación o que están buscando una y, sobre todo, si esperan tener hijos. Los años de Superestrella transcurren cuando la presión de administrar un hogar, una familia o una carrera ajetreada empieza a inclinar la balanza de la salud y las hormonas, y terminas agotada.

La mayoría de mis pacientes tienen el primer bebé a los treinta y tantos años, y el segundo a los cuarenta y tantos. Es un cambio notable con respecto al patrón de hace una o dos generaciones, cuando la esperanza de vida era más corta, las mujeres se casaban más jóvenes (en parte porque tenían menos opciones profesionales) y los estándares culturales consistían en formar una familia de inmediato tras el matrimonio. Aunque ahora hay muchas más opciones para las mujeres, el hecho biológico es ineludible: la fertilidad empieza a disminuir a partir de los 30. En este punto de tu vida, tal vez trates de quedar embarazada, mantener el embarazo, amamantar, volver a quedar embarazada o congelar tus óvulos para usarlos en el futuro. Me agota pensar en todo eso… recuerdo lo destrozada que estaba cuando pasé por esta fase. Ocurrió mientras intentaba mantener mi carrera y encontrar unos minutos al día para cuidarme. Por eso la palabra para describir a la "Superestrella" es *agotada*.

He descubierto que muchas mujeres que entran en esa fase sin estar preparadas, como yo, dan por sentado que la maternidad y el equilibrio entre el trabajo y la vida personal serán fáciles y sin complicaciones. Después de todo, ¿no fuimos la Intrépidas que sobrevivimos a los 20 años sin sufrir ningún daño? Todavía estamos llenas de energía, planes y objetivos, y podemos hacer varias cosas a la vez.

Muchas de mis pacientes Superestrellas también dicen que se sorprenden de lo solas que se sienten durante sus 30. Incluso si están en una relación amorosa, en esa edad se produce un cambio en los grupos sociales. Es decir, tus amigas de la infancia se han dispersado. Las compañeras de la prepa se han mudado. Las de la universidad ahora se dedican a lo suyo. Tus amigas que ya son mamás están muy ocupadas con sus familias. Si la mayoría de tus amigas están casadas y tú no, puedes sentirte muy sola, como el típico mal tercio. O quizá te mudaste a un lugar nuevo por trabajo y no has hecho muchas amigas, por lo que sientes la soledad subsecuente.

La verdad, por desgracia, no es fácil ponerse todos los sombreros que se espera que llevemos las mujeres hoy en día. Al final, nuestras hormonas se rebelan, cansadas de las constantes demandas de seguir adelante y avanzar, sin reabastecimiento. Tarde o temprano, hay un precio que pagar en el mundo de las hormonas, ya sea la dominancia estrogénica, la inestabilidad tiroidea, un aumento de peso inexplicable o cualquier otra serie de síntomas no deseados.

Patrones hormonales comunes de las Superestrellas

Descubrí que el estrés es el principal culpable de muchos de los problemas hormonales que enfrentan las Superestrellas.

Me casé a los 32 años, tuve a mi hija a los 34, abrí mi consultorio a los 35 y tuve a mi hijo a los 36. Fue una etapa de gestación increíble, tanto en lo personal como en lo profesional. Recuerdo esos días con cariño, pero con una gran salvedad. Un día, mi hija estaba viendo fotos de aquellos días y lo primero que dijo fue: "¡Te ves *muy* cansada!". Ay, estaba agotada. Más bien, exhausta. Cuidaba a dos niños menores de 15 meses con un nuevo consultorio y un trabajo en el hospital. Estaba *agotada*.

Hice lo mismo que muchas mujeres durante esa etapa de la vida: trabajé durante jornadas muy largas, pasando de una tarea a otra sin tomarme un respiro. Me iba a la cama a las 3 a. m. (mi equipo recuerda esos correos electrónicos a las 2 a. m.). También quería disfrutar cada minuto de mis hijos cuando eran pequeños y totalmente adorables, pero a menudo era difícil porque estaba muy estresada y agotada. Quería completar la siguiente tarea, pensando que la lista se acortaría de alguna manera como resultado. Estaba tan exhausta que perdí años de ese momento; la verdad, no los recuerdo en absoluto. ¡No hay dulce sin lo amargo!

En otras palabras, en esta etapa aparece el síndrome de la Supermujer. Pero con demasiada frecuencia ignoramos las señales porque aún no tenemos la madurez para dejar pasar algunas cosas y calmarnos. Una Supermujer siente que debe serlo todo el tiempo, no hay un botón de "apagar". Intenta alcanzar sus metas de forma emocional y energética, y si no las alcanza, puede sentir un poco de pánico.

También ten en cuenta que, si tuviste una época bastante turbulenta como Intrépida, tus 30 no serán unas vacaciones... y los problemas de salud y los trastornos hormonales serán comunes. Muchas pacientes piensan que ese trastorno se debe a su composición genética, pero los genes juegan sólo un papel menor en comparación con los factores estresantes y las tensiones de tu vida diaria. Por ejemplo, mi paciente Susannah tenía una madre que resultó tener una deficiencia de MTHFR (metilentetrahidrofolato reductasa), una mutación que causa varios trastornos de coagulación, enfermedades cardiovasculares y una tendencia a la inflamación, lo que provocó que su madre tuviera un historial de abortos espontáneos frecuentes. Sin saber por qué había perdido tantos embarazos, le dijo a Susannah que se apresurara y tuviera bebés pronto, por si acaso. Pero Susannah no estaba lista para embarazarse, así que le sugerí que se hiciera estudios genéticos para descartar cualquier posible problema. Cuando llegaron los resultados, Susannah se sintió aliviada al ver que todo estaba normal, mientras que su madre quedó impactada al saber que tenía problemas con la MTHFR. Habían hecho suposiciones incorrectas porque no tenían toda la información que necesitaban.

Las Superestrellas descubrirán que, en este momento, sus hormonas están a punto de cambiar. Los primeros síntomas perimenopáusicos comienzan, en promedio, a los 35 años, cuando los niveles de estrógeno y progesterona empiezan su lento descenso (algo normal por completo). Al principio, ese cambio es sutil. No se trata de una caída abrupta, sino de una disminución gradual hasta que sientes que afecta tu vida, la manera en que te ves y te sientes. Tal vez tengas tu primer episodio de confusión mental; te encontrarás parada en el comedor, preguntándote por qué viniste y qué estás buscando. Quizá no te recuperes tan rápido como antes tras un entrenamiento arduo. Tal vez notes un poco de grasa abdominal que antes no tenías. O experimentarás un manchado intermenstrual y tus periodos fluctuarán de leves un mes a más intensos durante unos meses y, luego, volverán a ser leves otra vez.

Después, cuando tus niveles de progesterona comiencen a bajar aunque sea un poco, quizá te sientas más ansiosa. Puedes perder el sueño; eso se debe a que la progesterona actúa como un sistema de control y equilibrio para el cortisol. Entonces, si tuviste un nivel alto de cortisol durante años, tus niveles normales de progesterona te ayudaban a controlar esos niveles de cortisol, permitiéndote dormir a pesar del estrés o cualquier otra cosa con la que estuvieras lidiando. De repente, ahora te levantas a las 4 a. m. y luego suena la alarma a las 6 a. m. De tantas vueltas en la cama has quedado casi sonámbula, en una confusión mental. O despiertas y miras al techo entre las 2 y las 4 a. m., lo cual provoca que al día siguiente no te levantes sintiéndote renovada. Casi todas mis pacientes dicen que cuando eso sucede, sólo siguen adelante, hasta que el agotamiento por fin las alcanza.

Además, cuando los niveles de estrógeno empiezan a fluctuar, pueden aparecer bochornos, dolores en las articulaciones, confusión mental, cambios de humor y más. Tus menstruaciones pueden volverse súper abundantes e irregulares. Muchas mujeres comienzan a ganar peso, sobre todo en las caderas, los muslos o el abdomen. En respuesta, hacen más ejercicio, pero como eso no funciona, hacen sesiones de cardio aún más intensas.

Si tienes alguno de esos síntomas, la negación no es tu amiga. En esa etapa, las mujeres pueden ser bastante malas para averiguar lo que está pasando o para llevar un seguimiento de sus síntomas y fluctuaciones. En vez de agotarte, necesitas establecer una relación con un doctor dispuesto a investigar a profundidad tu estado de salud y que comprenda no sólo cómo tratar una enfermedad, sino también cómo mantenerte bien y vital. Después de todo, puedes cuidar de verdad a todos los que te rodean y lograr tus objetivos. Lo haremos juntas a lo largo de este libro.

El momento de quedar embarazada es ahora

Una de las conversaciones más desgarradoras (y es una que tengo con demasiada frecuencia) es con mujeres que no pueden embarazarse justo cuando más lo desean. Quizá debido a las circunstancias no pudieron tener un bebé cuando eran más jóvenes, o tal vez conocieron al amor de su vida más tarde y ahora están listas para tener ese bebé, pero es demasiado tarde para sus óvulos. Todavía puedes ser fértil durante la perimenopausia, pero los desequilibrios hormonales no tratados hacen que la concepción y llevar el embarazo a término sean mucho más difíciles, en especial cuando se descubren en una etapa avanzada del proceso. Por eso todas las mujeres que se embarazan a los 35 años o más son definidas con una "edad materna avanzada". ¿Ese término te hace sentir vieja? No debería, pero eso no significa que puedas fingir que tu cuerpo no está cambiando.

Si estuvieras haciendo un seguimiento de tus hormonas año tras año, cualquier matiz en el equilibrio hormonal se habría detectado antes, lo que haría que la fertilidad natural fuera más realista. Por eso incluí esa información en el libro (revisa la página 129). En esta década las Superestrellas necesitan evaluar su situación de vida actual, sus esperanzas y sueños para el futuro. ¿Ese sueño incluye tener hijos? ¿Cuál es el camino a seguir? Conocer las hormonas al entrar en esta década es el primer paso para determinar ese futuro.

La tecnología reproductiva ha dado a millones de mujeres la capacidad de tener hijos cuando no podían embarazarse de forma natural, pero esa opción tiene un costo grave para el cuerpo a cualquier edad. Tengo una paciente que a los 55 años intentaba quedar embarazada. Había extraído sus óvulos cuando era mucho más joven y tuvo un embarazo exitoso. Ahora, junto con su endocrinólogo reproductivo, la estoy ayudando a controlar sus hormonas. Pero su cuerpo está en rebelión; la glándula tiroides ahora está fuera de control porque tuvo que tomar megadosis de hormonas para mantener el embarazo, y sufre ictericia porque el hígado y la vesícula biliar están estresados. ¿Cuáles son las consecuencias de todo esto? Todavía estamos aprendiendo.

Un endocrinólogo reproductivo experimentado puede brindarte más consejos sobre qué procedimientos podrían funcionar para ti... y no te sientas avergonzada por explorar todas las opciones. Pero la conclusión es ésta: conoce tus hormonas, conoce tu cuerpo e investiga qué tan fértil eres para evitar estrés innecesario.

Cómo manejar el estrés de las Superestrellas

¿Quieres saber cuál es uno de los mayores obstáculos para la fertilidad? El estrés. La Lista. El simple objetivo de "voy a quedar embarazada". Es un objetivo que se aborda con un enfoque singular, que luego el cuerpo rechaza. Siéntate y respira profundo. Lo más inteligente que puedes hacer es controlar los niveles hormonales al menos una vez al año. Reevalúa con regularidad tu nivel de energía. Además, establece rutinas. Por ejemplo, necesitas dormir bien por la noche. Debes saber que *no* tienes que hacer todo lo que se te pide.

Como Superestrella, a través del sufrimiento y mucho estrés aprendí que la palabra más importante que pronunciarás durante esa década es *no*. Las mujeres somos muy malas para decir esa palabra. En cambio, encuentra tu voz y habla. Pide ayuda cuando la necesites, delega en otros y acepta que no puedes hacerlo todo.

Esa señal de alarma suena fuerte para las mujeres que entran (o quieren entrar) en la maternidad y lo hacen en un momento en que sus carreras están empezando a despegar y a volverse más exigentes, con más responsabilidades y menos tiempo libre. Recuerda, no puedes hacerlo todo. O, mejor dicho, puedes intentarlo, pero tarde o temprano algo se romperá y te estrellarás. Encontrar ese punto ideal, ese equilibrio, para minimizar el estrés que luego se refleja en los niveles hormonales es muy difícil. Para las mujeres solteras, el estrés de no estar en una relación puede ser particularmente duro, sobre todo si quieren tener hijos. El reloj biológico suena suficientemente fuerte como para hacerle competencia al Big Ben.

Necesitas un plan ahora. Éste no es el momento de decir: "Me ocuparé de esto más tarde", porque el "más tarde" nunca llega. Confieso que fui culpable de esto. Ahora no tengo tiempo para mi salud. Tengo bebés. Tengo un negocio y muchas otras cosas por hacer. Sólo recuerda que el "después" debe ser *hoy*, porque el mañana puede ser muy costoso.

Aunque este tercer cambio hormonal es un momento de sacudidas, no lo veas de forma negativa. Considéralo como el momento en el que puedes sacudirte para siempre, aclarar tus objetivos y tener la fuerza interior no sólo para alcanzarlos, sino también para encontrar tu voz. Ahora debes ser inteligente y honesta contigo lo suficiente como para hacer ese autocontrol de manera rápida y eficiente. Debes saber cuándo te estás metiendo en problemas, identificar las causas y tener ese mapa para cuidar tus hormonas.

Los tres puntos principales de la Superestrella

1. Practica decir "no" hasta que sea tan fácil como decir "hola".
2. Revisa tus niveles hormonales de forma anual (consulta la página 129) y, si tienes problemas para embarazarte o planeas hacerlo en el futuro, consigue asesoría de un experto sobre tus opciones.
3. Incorpora a tu rutina diaria tantas técnicas para combatir el estrés como puedas. (Para más información, consulta el capítulo 4).

Cuarto cambio. "Supermujer": aduéñate de tu poder

De 39 a 55 años
Palabra clave: autenticidad

Al cumplir 46 años, ¿te viste en el espejo y pensaste: *Oye, ¿de dónde salieron todas esas arrugas? ¿Cómo puede ser? ¡En mi cabeza sigo siendo una Intrépida veinteañera!*

Con todas las increíbles Supermujeres que andan por ahí, haciendo cosas increíbles, estos años deberían ser una celebración de todo lo que han logrado, refinado, aprendido y creado. Como una de ellas, te ganaste el derecho a ya no ser considerada una Superestrella brillante, sino una verdadera Supermujer. Sé que puedes verte y sentirte como tal, incluso si empiezas a sentir que esos días maravillosos quedaron atrás.

He aquí el problema: esta cuarta fase es fundamental para las mujeres, las enfermedades aparecen por primera vez y la suma de las aventuras de las décadas anteriores nos entrega un informe de salud que puede o no ser de nuestro agrado. (Escribí sobre el síndrome de la Supermujer en mi libro de 2017: *Super Woman Rx*). Éste también es un momento de cambios drásticos en los niveles hormonales, cuando la llegada de la perimenopausia y luego la menopausia se ve o se siente como una crisis de la mediana edad. Tal vez estés acostumbrada a estar llena de energía y a no dormir mucho… y de repente llega un factor estresante (tu familia o tu situación laboral cambia) y no puedes manejar las cosas como antes. No tienes el mismo nivel de energía, pero crees que lo tienes, así que te obligas a creer y tratas de seguir adelante. Los síntomas comienzan a afectarte y sientes que te están controlando a ti, en lugar de lo contrario. Una de mis pacientes lo resumió muy bien: "¡Ando un poco quisquillosa!".

No podemos ser indiferentes al respecto, pensando: *Bueno, ya sabes, no es gran cosa que mi menstruación se esté volviendo un poco irregular o que me sienta más cansada todo el tiempo. Tal vez sólo me equivoco, ya sabes, porque tengo tantas cosas que hacer. No es gran cosa, ¿verdad?* ¡No! Todavía no he conocido a una mujer que no haya tenido ningún síntoma perimenopáusico o que haya pasado esos años sin una pizca de preocupación (claro, sin el consejo y el tratamiento de un profesional médico). Sucederá… y mi trabajo es prepararte para ello, para que sientas esa brisa tranquilizadora en lugar de que te golpee un gran huracán.

Ahora más que nunca, las Supermujeres necesitan enfrentar y cambiar la trayectoria de las conversaciones que entablan con sus doctores habituales. Si están minimizando o descartando tus síntomas, no les hagas caso, los síntomas no están en tu cabeza. Y no, no sólo estás "envejeciendo". No debes escuchar los insultantes comentarios como: "Lo siento, pero deberías aguantarte y soportarlos" o "Estás bien". En cambio, es obligatorio que adoptes un enfoque proactivo para tu salud general y hormonal.

Mucho de lo que sientes y experimentas durante esos años es reversible, siempre y cuando establezcas y sigas tu mapa personalizado hacia el bienestar. Las Supermujeres deben tener la confianza de que van a vivir más que las mujeres de generaciones anteriores. Eso te da tiempo para hacer las transformaciones que necesitas, ya sea en cambios graduales o en un enorme salto hacia un estilo de vida nuevo por completo.

Problemas hormonales comunes en las Supermujeres

Como mencioné en la sección anterior de Superestrellas, la perimenopausia es el momento en el que aparecen los molestos síntomas (bochornos, sudores nocturnos, ciclos irregulares, fatiga, ansiedad, depresión, cambios de humor intensos, sueño interrumpido y aumento de peso) y, por lo general, es cuando menos los esperas o quieres. La desregulación del cortisol, nuestra hormona del estrés, puede descontrolarse, incluso antes de que los niveles de estrógeno y progesterona comiencen a disminuir. Quizá notes que tu tolerancia al estrés cambia. Tal vez estabas orgullosa de lo bien que podías hacer malabares con docenas de proyectos a la vez, pero ahora el más mínimo obstáculo te lleva al límite. Esos días de Intrépida, cuando te ibas de viaje, pasabas un fin de semana divertido, regresabas a casa cuando el sol estaba a punto de salir, te bañabas y empezabas a trabajar sabiendo que unos cuantos *lattes* grandes te ayudarían a sobrellevar el día… bueno, esos días son un recuerdo lejano (tal vez, tienes que admitirlo, eso no es algo *malo*).

O quizá no te sientes muy bien, pero no sabes por qué y esa sensación empieza a filtrarse en las relaciones y el trabajo. Tu familia y amigas pueden darte pistas. Si es así, es probable que eso provoque una pequeña espiral. Te sientes tan mal que comienzas a consolarte para que el malestar desaparezca... comiendo cosas inadecuadas, por lo que aumentas de peso. Te frustra aumentar de peso y eso te hace sentir menos sexy. Tu libido desaparece. Empiezas a sentirte confundida.

La desaceleración gradual de los sistemas del cuerpo es una parte normal del envejecimiento y explica por qué a las Supermujeres les resulta mucho más difícil hacer cosas que solían ser fáciles (esas cosas que siempre te han mantenido en forma y saludable). Debes saber que esa desaceleración está relacionada con la ligera disminución de tus niveles hormonales. La tasa de desarrollo muscular decrece, la digestión se vuelve un poco más lenta y tu sistema inmunitario debe trabajar más para protegerte. Si el nivel de progesterona baja, vas a desear más sal. Si el nivel de estrógeno baja, buscarás grasas. Si los niveles de tiroides bajan, tendrás otros antojos. Si el nivel de hierro baja, a menudo querrás azúcar para obtener energía. Ese gran descenso hormonal, a menudo, impulsa comportamientos que resultan en un aumento de peso no deseado, ansiedad y depresión.

Tus 40 son o una llamada al "suero de la verdad" o un espejo que refleja cómo viviste los últimos 20 años. Quizá viviste de forma intensa, fuiste a muchas fiestas, te estresaste, tuviste traumas, te divorciaste, perdiste esto o lamentaste aquello. Si es así, puedes pasarlo mal mientras sientes el precio que te cobran esos momentos. Si no los controlas, tus desequilibrios hormonales pueden volverse extremos, de repente aparecen las enfermedades autoinmunes y no desaparece la grasa abdominal. No es que el precio sea irreversible, pero se manifiesta de manera incesante. Ya no puedes esconderte de la verdad. Y si no la reconoces, tu cuerpo te *obligará* a reconocerla. Llegó la hora de replantear los próximos 20 años de tu vida.

Los hombres también tienen problemas hormonales

Créeme cuando te digo que muchas relaciones se desmoronan debido a los cambios en los niveles hormonales, no sólo en las mujeres, también en los hombres.

Es justo generalizar que los hombres tienden a estar menos en sintonía con sus hormonas porque no tienen ciclos mensuales impulsados por ellas ni cambios hormonales drásticos (de manera regular) en sus vidas. Pueden empatizar con las mujeres que tienen un síndrome premenstrual doloroso, pero no viven con los síntomas. Los hombres sólo se dan cuenta de que tienen afecciones hormonales si tienen problemas en la cama, en especial una pérdida de libido. O experimentan cambios cognitivos, sobre todo si están lidiando con mucho estrés. Muchos también sufren en silencio, se vuelven irritables, bruscos o hacen algo destructivo. Eso es porque no saben que hombres y mujeres tienen el mismo tipo de respuesta de estrés al caos del cortisol. Si les enseñaron a aguantarse y afrontarlo, se alejan aún más de la verdad, empeorando todo.

Los hombres, al igual que las mujeres, necesitan un plan hormonal. También deberían hacer un seguimiento de sus niveles hormonales y eso significa establecer una buena relación con un doctor que se centre en la optimización y la vitalidad, no sólo en la prevención de enfermedades. Ahora bien, conseguir que acudan a esa cita… ¡eso es por completo un libro diferente!

Cómo lidiar con la ansiedad

Si tuviera que elegir la emoción dominante para las Supermujeres sería la ansiedad.

En esta etapa aparecen muchos síntomas de ansiedad (palpitaciones del corazón, pensamientos repetitivos, esa sensación de flotar fuera del cuerpo). A menudo, la ansiedad tiene raíces físicas, en especial cuando no tienes control sobre cómo cambia tu cuerpo. Anticipar un bochorno o un episodio de confusión mental cuando tienes obligaciones importantes en el trabajo o en casa deja a cualquier mujer hecha un manojo de nervios.

También hay desencadenantes emocionales. Puede haber ansiedad por tener un bebé, por no tenerlo todavía o por no haber encontrado a la pareja adecuada para criarlo, todo eso enraizado en el temor de que se esté cerrando la ventana de fertilidad. En el caso de las mujeres con familia, existe ansiedad por cómo se ven y se sienten y, a menudo, preocupación por la situación con respecto a su pareja. De hecho, en mis pacientes Supermujeres veo ansiedad en las relaciones con una frecuencia sorprendente. A veces, esas parejas llevan juntas mucho tiempo, en un ritmo cómodo pero aburrido, y empiezan a pensar: *Un momento, me estoy haciendo mayor y todavía no he hecho XYZ, así que necesito esa oportunidad.* O, si su relación está en problemas, sienten que es más seguro aferrarse a algo no saludable en vez de enfrentarse a un resultado desconocido. Esos desencadenantes emocionales y el estrés crean más ansiedad, miedo y trauma para el cuerpo, el cual responde con una alteración hormonal. La medicina china predice esto: el miedo y la ansiedad se almacenan en el hígado. Y el hígado es responsable de metabolizar las hormonas. Con razón las hormonas se vuelven locas en esa etapa (y por eso es tan importante controlarlas).

Esos sentimientos de "se acaba el tiempo" y "vivir con el tiempo prestado"

El tiempo es un bien muy preciado para las Supermujeres. Los hijos, la carrera, los padres, los impredecibles síntomas de la perimenopausia… Es aún más difícil para la generación sándwich: las mujeres que deben manejar el estrés de criar hijos mientras cuidan padres ancianos.

Veo mucha tristeza y dolor en las Supermujeres por lo que sucede en sus vidas personales y por la sensación de pérdida de juventud o tiempo. Incluso cuando me acerco a los 50 años, todavía tengo un poco de ese impulso melancólico y me pregunto si debí tener otro hijo. Es esa sensación de que se acaba el tiempo.

O tal vez tus decisiones de vida cambiaron de forma inesperada, como le sucedió a una de mis pacientes. Me buscó cuando tenía cuarenta y tantos años y había estado casada durante 15 años. Su esposo nunca quiso tener hijos, por lo que tuvo múltiples abortos. Ahora, la relación se estaba desmoronando y ella estaba llena de dolor porque había puesto las decisiones de él por delante de las suyas. "No sé por qué lo escuché", dijo mientras lloraba en mi oficina. "Y ahora no sólo no tendré mi relación, sino que tampoco tendré hijos. No podré tener una familia". Mi corazón se estaba rompiendo por ella.

Tu química, biología y fisiología determinan tu ancho de banda, o tu capacidad emocional y mental para hacer algo. Determinan las elecciones que haces en la vida, desde lo que comes y bebes hasta cómo te sientes y piensas. Y equilibrar tus hormonas es parte de esa historia. El Reinicio hormonal de 30 días (capítulo 9) que presento en este libro te ayudará a hacer justo eso. Los síntomas hormonales pueden ser sutiles, hasta que se convierten en un gran problema. No esperes a que algo sea completamente obvio para revisarlo.

¿A dónde se fue mi libido?

El comportamiento sexual en el envejecimiento es uno de los temas que mis pacientes quieren evitar. Algunas se sienten avergonzadas de haber engordado o de no sentirse felices con su cuerpo. No se sienten sexys porque piensan que no se ven sexys (¡aunque todavía lo sean!). Y es cierto que cuando los niveles de hormonas femeninas disminuyen, la libido puede disminuir con ellas, junto con la lubricación vaginal y la capacidad de alcanzar el orgasmo.

No creo que una libido baja o inexistente sea saludable. En todo caso, las Supermujeres deberían estar alcanzando su destreza sexual. En general, si piensas en la dinámica de la sexualidad, a los 20 años intentabas complacer a tu pareja; a los 30 y 40 es posible que fueras una máquina de fertilidad, teniendo bebés, amamantando y criando niños. Luego, a los 50, ya terminaste con todo eso y tal vez puedas disfrutarlo de verdad. Ahora, el sexo por fin se trata de ti y de tu pareja.

Por desgracia, eso no es lo común. Cuando las hormonas bajan, aparece una sensación de haber caducado. Pero *no* te sentirás caduca si tienes orgasmos regulares. Si no tienes relaciones sexuales debido a una libido baja, se puede abordar en la sala de exploración: primero, verificando si hay desequilibrios hormonales y luego atendiendo la parte emocional.

¿Quién quiere pasar el resto de su vida sin tener relaciones sexuales? En definitiva, es una señal vital para una relación, no sólo como expresión de amor y deseo por tu pareja, también en términos de que tus centros de energía funcionen de manera óptima. He experimentado esto de forma personal, ya que mi deseo sexual disminuye cuando estoy agotada y luego me apago. Pero no nos damos cuenta de las *consecuencias* de ese apagado. Por eso, cuando mis pacientes dicen que su libido desapareció, investigamos más a fondo para encontrar la causa. Por supuesto, si no son conscientes del tema y de la conversación, no insisto, aunque les digo que un apetito sexual saludable es una señal importante de energía y vitalidad.

Cómo afectan los cambios hormonales a tu rostro

A menudo escucho a las Supermujeres preocuparse por su piel. Los niveles bajos de estrógeno afectan los niveles de colágeno y elastina, por lo que la piel no es tan vital y suave como solía ser. La renovación de las células de la piel se ralentiza con la edad, por eso puedes lucir más apagada. Si hay alguna toxicidad en el cuerpo, la piel suele ser el primer lugar donde se nota. Y a pesar de las exageradas afirmaciones de las empresas de cuidado de la piel, los productos tópicos tienen un efecto limitado. Eso provoca una respuesta de pánico: las Supermujeres corren a someterse a procedimientos antes de pensar que será demasiado tarde para hacer algo bueno.

Permítanme decir que no estoy en contra de los procedimientos estéticos. Hay opciones para alterar tu apariencia que no existían ni siquiera hace unos cuantos años. Hablemos del cabello, por ejemplo. Los problemas surgen durante la perimenopausia y son increíblemente molestos porque el cabello es un signo muy visible del envejecimiento. El declive hormonal significa que comienzan a aparecer las canas, la textura del cabello cambia y el adelgazamiento se vuelve notorio.

Pero aquí está el problema: si no arreglas el interior primero y sigues buscando ese procedimiento que crees que te hará sentir mejor por fuera, es poco probable que el procedimiento funcione tan bien como se supone que debe hacerlo. Si, por ejemplo, estás perdiendo estrógeno, eso explica por qué tu piel está flácida. Si estás perdiendo progesterona, ésa es la razón por la que no estás durmiendo y te están saliendo más arrugas. Si tienes mucha inflamación, cualquier tratamiento exfoliante o láser no será tan efectivo como podría ser. Muchas mujeres corren a hacerse PRP (plasma rico en plaquetas) para la caída del cabello, pero no funcionará si las hormonas están desequilibradas, ya que los folículos pilosos no se activarán.

En otras palabras, tu viaje estético debería ser secundario a la química de tu viaje hormonal interno. Pero en nuestra sociedad es al revés. El resultado final es mucho dinero y energía desperdiciados, así como mujeres que no están contentas con los tratamientos. Déjame repetirlo: *primero* debes poner tus hormonas en orden.

Además, las Superestrellas a menudo se sienten mal consigo mismas o piensan que algún aspecto de su apariencia se ve mal porque ellas están en un mal momento. Por ejemplo, mi esposo siempre sabe cuándo empezaré a menstruar porque tres días antes de mi periodo, de forma invariable digo: "Odio mi cabello, odio esto, odio lo otro". Entonces me baja la menstruación y pienso: *¡Dios mío, mi cabello está genial! ¡Mira qué grueso está ahora!*

El objetivo de arreglar tus hormonas a los 40 es obtener un brillo interior. Cuando estás saludable por dentro, siempre te verás mejor por fuera. El equilibrio hormonal puede ser el secreto de belleza definitivo.

No caduca, sino reprogramada

El llamado claro de esta fase hormonal es reprogramar. Reprogramas pensamientos, acciones y tu viaje para ser la persona que quieres ser: el Viaje hacia ARRIBA. Es el llamado a sanar heridas anteriores, el llamado a liberar tu ira y soltar tu equipaje (de forma física y energética) para poder avanzar hacia lo siguiente. No veas la perimenopausia como un espacio para detenerse, sino como un punto de partida espiritual.

Los 40 son un punto de inflexión. En esa década debes saber qué alimentos son adecuados para ti o, de lo contrario, tu metabolismo se rebelará. Necesitas dormir de manera profunda o tus hormonas cambiarán. Requieres equilibrio y desafío en tu carrera y vida personal o tu cuerpo te lo dirá. No puedes sólo esconderte de los problemas; necesitas estar en el lugar correcto. Porque cuando estás en armonía con tu cuerpo y con lo que necesita, descubrirás que los años de Supermujer pueden ser los mejores de todos.

Para mí, las mujeres de 40 años se ven mejor que nunca. Creo que estaba exagerando, pero alguien me dijo que no podía creer que yo estuviera cumpliendo 50 años, ¡que pensaba que tenía 30! La verdad, sé que no *parezco* de 30 (sólo compara mis fotos), pero me *siento* como si los tuviera porque tengo mi receta de salud. Y eso quiero crear para ti.

Si, por otro lado, llevas todo este tiempo ignorando las señales de advertencia sobre tu salud y tus hormonas, cumplir 40 años tal vez no te parezca una celebración. Es hora de soltar todo el equipaje y reprogramar tu vida. Cuando no crees que tienes tanta vida enérgica por delante, es demasiado difícil mirar hacia arriba. Pero eso puede cambiar y te mostraré cómo.

Conforme avances hacia los últimos años de la fase de Supermujer, quiero verte siendo tu yo auténtica. Las responsabilidades de la crianza de los hijos y las relaciones familiares deberían ir disminuyendo y, a medida que la presión comience a reducir, habrá oportunidades para una mayor creatividad, mentoría y liderazgo. Ése es tu punto de partida espiritual y energético: el viaje *de regreso a ti*.

Se acabaron las excusas. No puedo decirte cuántas veces he escuchado: "Necesito atender esto o aquello y nadie puede hacerlo excepto yo. Me ocuparé de mis asuntos más tarde". A veces, ésa es una realidad inevitable, pero si es sólo una excusa para no alcanzar tu potencial es hora de cambiar ese diálogo interno y desarrollar un plan que te lleve a tomar decisiones que sirvan a tu propósito más elevado. Y eso es exactamente lo que vamos a hacer aquí juntas, en el Reinicio hormonal de 30 días (capítulo 9).

Es hora del espectáculo. Es momento de pasar la página, hacer cambios en tu vida y aumentar tu ancho de banda. Te ganaste el derecho a ser la estrella. El telón se levantará muy pronto. Vamos. Es hora de mostrarle al mundo lo que tienes.

Los tres puntos principales de la Supermujer

1. Si sientes que estás envejeciendo, deja de pensar en lo negativo y solicita una revisión de tus niveles hormonales (consulta la página 129).

2. Si los síntomas de la perimenopausia te debilitan, forma un equipo de doctores y nutriólogos especializados en hormonas que te ayuden a juntar las piezas de tu rompecabezas hormonal.

3. Trabaja en tu propósito. Piensa qué te está bloqueando; por ejemplo, escribe en un diario 10 minutos al día, durante seis semanas. Eso te ayuda a delinear y afinar deseos y, al mismo tiempo, a liberar frustraciones. En el diario, haz una lista de alegrías y una lista de odios o tristezas. Borra elementos de la lista de odios o tristezas y agrega elementos a la lista de alegrías. (Trabajaremos más en esto en el capítulo 9).

Quinto cambio. "Comandante": toma el control

De 56 años en adelante
Palabra clave: depresión

Llamo Comandantes a las mujeres de este increíble grupo de edad, dotadas de conocimiento, fuerza, resiliencia y mucho más.

A estas alturas de la vida, ya eres muy consciente de los superpoderes que posees. Conoces tus fortalezas, debilidades, cómo comer para obtener energía y tienes un mapa corporal personalizado para el bienestar (al menos eso espero). Y si no lo tienes, crearemos uno. A medida que avanzas, el objetivo es mantenerte al mando y llevar tus dones y superpoderes a quienes te rodean.

Estos años cierran el círculo de la conversación con las hormonas y la salud hormonal en la adolescencia. Algunas mujeres se benefician del reemplazo hormonal continuo; otras no parecen necesitarlo ni quererlo. Pero *todas* deben estar al tanto de los asuntos relacionados con la salud de su hígado y tracto digestivo. Esos órganos son el principal medio de desintoxicación; necesitan funcionar de manera correcta para filtrar toxinas, contaminantes ambientales, metabolitos hormonales y otras sustancias químicas que causan inflamación y enfermedades. Y, sí, su funcionamiento se ralentiza a medida que envejecemos (nótese que no dije *edad*).

El declive hormonal es real, pero puedes hacer algo al respecto

En esta etapa de la vida hay un declive continuo en el metabolismo y los niveles hormonales, no podemos mentir sobre eso. Algunos o todos los síntomas de la perimenopausia pueden continuar, gracias a los niveles más bajos de estrógeno, progesterona y testosterona. Quizá tengas problemas con la densidad ósea, bochornos, menor energía, niveles de colesterol, sueño interrumpido, mal humor, piel y cabello. Y no existe una píldora mágica que revierta ese proceso. Pero hay muchas acciones para ralentizar el proceso, reducir los síntomas, tener más energía y sentirse más vibrantes.

La mayoría de las mujeres en este punto han pasado por la menopausia, que de forma clínica se define como no tener menstruación durante un año. Por lo general, eso ocurre cuando una mujer está a finales de los 40 años; la edad promedio en Estados Unidos es de 52 años. Antes, a la menopausia se le llamaba el "cambio de vida". Y es un cambio, pero uno en el que las mujeres por fin adquieren conocimiento de sí: comprenden sus necesidades de salud, su mapa hormonal, cómo las emociones afectan el cuerpo y cómo guían las decisiones.

Puede ser muy difícil no deprimirse

Una de las razones por las que llamé a este grupo de edad "las Comandantes" es que ya lo han hecho todo (ya estuvieron ahí y ya lo vivieron). Ya superaron decepciones, disfrutaron éxitos, sintieron alegrías y sufrieron pérdidas. Éste puede ser un periodo sin enfermedades y con poca medicación o uno durante el cual las mujeres se pueden enfermar de gravedad, debido a esa inevitable intersección del entorno, las decisiones, el estilo de vida, la genética… todo está en juego.

Muchas de las mujeres que veo tienen miedo de necesitar una gran cantidad de medicamentos y tratamientos más intensivos para los problemas hormonales. Les angustia enfermarse o que algo esté mal, lo cual es una preocupación legítima. Ese miedo crece por el sistema médico tradicional, que no permite a los doctores pensar de manera innovadora. Por lo tanto, minimizan los síntomas porque les enseñaron que el envejecimiento es normal y no necesita intervención. Y si pasaste toda la vida sin poder hablar o cuestionar a los médicos o al sistema, sólo se vuelve más difícil con cada año que pasa.

La depresión se filtra en algunas Comandantes, creando más obstáculos para sentirse bien. Existen razones bioquímicas, como niveles hormonales más bajos y un procesamiento menos eficiente de los nutrientes necesarios para las cantidades normales de sustancias químicas cerebrales. Pero también existen razones profundamente emocionales para la depresión, por ejemplo, las enfermedades de los seres queridos, el famoso "nido vacío" (cuando los hijos se van), y las relaciones y los sistemas de apoyo de la comunidad pueden comenzar a cambiar. La jubilación también obliga a las Comandantes a dejar atrás un sistema de apoyo conocido y la seguridad de un horario constante. Con razón, muchas veces, se instala la depresión.

La depresión se filtra en tu mundo con el tiempo, por lo que no te das cuenta de lo mal que te sientes hasta que es terrible. La depresión conduce a malas decisiones, que luego empeoran los conceptos clave de salud que llevan a las enfermedades: inflamación, deficiencias nutricionales, mayor carga tóxica y disfunción mitocondrial.

Señales de depresión

Según el Instituto Nacional de Salud en Estados Unidos (NIH, por sus siglas en inglés), es posible que estés deprimida si alguno de estos síntomas persiste durante, al menos, dos semanas:

- Estado de ánimo triste, ansioso o "vacío" de manera continua
- Sentimientos de desesperanza o pesimismo
- Irritabilidad
- Sentimientos de culpa, inutilidad o impotencia
- Disminución de la energía o fatiga
- Dificultad para dormir, despertar temprano por la mañana o dormir demasiado
- Pérdida de interés o placer en pasatiempos y actividades
- Moverse o hablar de forma más lenta
- Sentirse inquieta o tener problemas para permanecer sentada
- Dificultad para concentrarse, recordar o tomar decisiones

- Cambios en el apetito o el peso
- Pensamientos de muerte o suicidio (o intentos de suicidio)
- Dolores o molestias, dolores de cabeza, cólicos o problemas digestivos sin una causa física clara que no se alivian ni siquiera con tratamiento

¿Cómo sacamos a las Comandantes de la depresión? Ésa es la pregunta mágica. Vi la depresión en mi suegra, la veo en mi madre y en mis pacientes Comandantes (un malestar lento, insidioso y de baja intensidad que les cuesta expresar conmigo).

Pero no tiene por qué ser así.

Cuando se trata de envejecer, las mujeres necesitan tomar una decisión. Pueden envejecer como Jane Fonda, Jane Seymour o Susan Lucci, que tienen más de 70 años y son *increíblemente* jóvenes. O pueden darse por vencidas. Tengo pacientes que han hecho justo eso. Todavía están bastante saludables de forma física, pero tienen una especie de decaimiento. Están deprimidas de manera clínica, aunque no quieran admitirlo. Su mantra es: *Soy vieja, estoy acabada.* Se preguntan: *¿Qué debo hacer ahora? Ya no tengo buena apariencia. Nada de lo que hago importa. ¿Valgo algo? ¿Tengo algún propósito?*

Mi suegra pensaba así. No se creía lo suficientemente apta como para aprender una nueva habilidad, emprender un nuevo pasatiempo o conocer gente nueva. Mi esposo y yo intentamos ayudarla lo mejor que pudimos, pero nos entristecía que siempre se sintiera tan sola y que nunca fuera capaz de cambiar su forma de pensar.

Creo que el mayor regalo que las Comandantes pueden darse es apartar los miedos y la tendencia a aferrarse a lo que conocen. Ese aferrarse a lo conocido obstaculiza su crecimiento personal y su capacidad de disfrutar de quiénes son y dónde están *en este momento*. Cuando no te sientes bien, no estás dispuesta a correr riesgos. Por ejemplo, si siempre has querido cantar, ahora es el momento de unirte al coro. Si siempre has querido viajar a la Antártida, ahora es el momento de reservar ese viaje. Tomar riesgos y exponerse hace que esta etapa de la vida sea emocionante, en lugar de un capítulo final (es la *mejor* vida, no el cambio de vida).

Pero si no mejoras y sigues deprimida, busca ayuda profesional. Existen muchas opciones de tratamiento para la depresión, que incluyen hierbas, suplementos y acupuntura, además de asesoría, grupos de apoyo y terapia. Un buen terapeuta que sepa escuchar puede ser un salvavidas. Es una situación difícil, ya que muchas personas que no han sufrido depresión a veces ofrecen consejos no solicitados e inútiles que te hacen sentir peor. Quizá te receten antidepresivos, que pueden funcionar bien o tener efectos secundarios, pero no lo sabrás hasta que pruebes el medicamento, ya que los resultados no se pueden predecir. Conozco a mujeres de 90 años a las que se les recetaron antidepresivos por primera vez en su vida y se sorprendieron de lo bien que se sentían. Nunca es demasiado tarde para buscar tratamiento para cualquier problema de salud mental.

Para las Comandantes, el tiempo es un lujo. Sabes qué importante es hacer que tu tiempo cuente, envejecer con gracia y vitalidad. Es el momento en el que te sientas, te miras al espejo y defines lo que significa para ti el envejecimiento. ¿Eso significa que quieres volver a verte y sentirte como si tuvieras 30 años? ¿O significa que quieres tener la energía para levantarte, seguir con tu día, dormir toda la noche, conservar la masa muscular, estar alerta, concentrada y poder participar en eventos familiares y comunitarios? ¿Ser esa mentora respetada a la que la gente recurre en busca de consejos porque lo has *vivido*? Después de todo, muchas veces este momento es cuando las mujeres se postulan para un cargo político, se dedican a trabajos sin fines de lucro y caritativos, o pasan todo el tiempo posible con sus nietos. Todos ésos son roles importantes y las Comandantes no deberían huir de ellos. Las generaciones más jóvenes pueden tener más hormonas, pero tú tienes más sabiduría. Depende de ti tener la confianza suficiente para usar esa sabiduría para seguir prosperando.

Los tres puntos principales de la Comandante

1. Realiza revisiones médicas completas dos veces al año, con análisis de sangre para controlar todos los niveles hormonales (ver página 129). Si tienes algún síntoma nuevo relacionado con las hormonas, haz que te lo examine un especialista, si es necesario.
2. Resiste la tentación de caer en la depresión. Existen respuestas, desde opciones alimentarias hasta medicamentos, hormonas y todo lo demás, que pueden mejorar tu estado emocional.
3. Deja ir tus miedos y disfruta de quién eres y dónde estás ahora. ¡Eres una Comandante, no lo olvides!

Capítulo 2

Las señales del cambio

Síntomas del desequilibrio hormonal

Los desequilibrios hormonales son insidiosos porque los niveles hormonales individuales cambian muy lento, lo que genera síntomas que quizá no notes de inmediato. ¿Tienes problemas para dormir? Bueno, por supuesto; has estado muy estresada por un gran proyecto en el trabajo. ¿Te están saliendo granitos y estás subiendo unos kilitos? No es de extrañar; en últimas fechas has ingerido más comida chatarra para consolarte porque cortaste con el novio. ¿Te sientes más irritable? Eso es porque las facturas se están acumulando y el automóvil necesita llantas nuevas. Vamos, te esfuerzas y tratas de superarlo.

Pero no importa la causa, lo que importa es *cómo te sientes*. Tal vez ni siquiera te importe si diagnostico la situación como un desequilibrio hormonal o como una enfermedad alienígena del espacio exterior; sólo quieres sentirte mejor, sentirte más fuerte y volver a ser tú. Aquí tienes la buena noticia sobre los desequilibrios hormonales (a diferencia de las enfermedades alienígenas del espacio exterior): podemos hacer que te sientas mejor si reequilibramos esas hormonas y controlamos tus síntomas.

Ahora, echemos un vistazo a algunos de los síntomas hormonales más comunes que veo en mis consultas en CentreSpringMD. Todavía no abordaremos las soluciones, pero esa información se encuentra en los próximos capítulos. Llevarás contigo el conocimiento que adquieras aquí a los próximos capítulos y entenderás mejor por qué la fusión de la medicina oriental y occidental funciona tan bien para equilibrar tus hormonas.

Cada ciertos meses, vuelve a este capítulo para comprobar cómo estás. Recuerda que, como mujeres, somos criaturas fluidas y cíclicas. Lo que funciona hoy quizá no funcione mañana. Tus síntomas pueden cambiar con el tiempo.

A continuación, te presento mi lista completa de síntomas hormonales. Tómate un minuto para marcar los síntomas que estás sufriendo en este momento.

Lista de síntomas hormonales

Síntoma	Sí	No
Acné		
Ansiedad		
Ardor en la lengua		
Aumento de peso		
Bochornos		
Confusión mental		
Depresión		
Diarrea		
Dolor en las articulaciones		
Estreñimiento		
Fatiga		
Grasa abdominal		
Hinchazón		
Hinchazón de las articulaciones		
Infecciones por hongos		
Insomnio		
Intolerancia al frío		
Libido baja		
Menstruaciones abundantes		
Menstruaciones dolorosas		
Menstruaciones irregulares		
Palpitaciones		
Pérdida de cabello		
Pérdida de peso		
Reflujo		

Síntoma	Sí	No
Secreción vaginal		
Sequedad vaginal		
Síndrome de intestino irritable (SII)		
Sudoración		
Sudores nocturnos		
TDAH		
Vello facial		

Si marcaste más de cinco de esos síntomas, es probable que tengas un desequilibrio y estés en el Infierno Hormonal. Lo que quizá no sabes es que tu cuerpo no es ajeno a estos desequilibrios; han ocurrido a lo largo de tu vida. Debes comprender *cuáles* hormonas están desequilibradas y *cuáles* están causando los síntomas para poder seguir el mejor tratamiento.

Por suerte, tras años de experiencia trabajando con mujeres y sus hormonas, he detectado varios patrones. He aquí los síntomas que veo una y otra vez.

Rock Star (de 13 a 19 años)

Afección	Hormonas que debes revisar
Acné	DHT, testosterona, testosterona libre, DHEA
Ansiedad	Progesterona, TSH, T4, T3 totales y libres
Cólicos/dolor (con la menstruación)	Estrógeno, progesterona
Depresión	Metil B12, metilfolato, progesterona, estradiol, estrona
Hinchazón	Estrógeno, progesterona
Menstruación irregular	Progesterona, insulina, testosterona total y libre, estradiol, estrona

Intrépida (de 20 a 28 años)

Síntoma	Hormonas/afecciones que debes revisar
Acné	Altos niveles de testosterona, DHT, DHEA, andrógenos
Aumento de peso	Alto nivel de estradiol, estrona, insulina
Dolor en las articulaciones	Progesterona baja, *Candida*, intolerancias alimentarias
Dolor rectal	Endometriosis
Fatiga	Fatiga suprarrenal/desequilibrios tiroideos
Manchado intermenstrual	Alto nivel de estradiol, estrona, fibromas
Menstruación dolorosa	Alto nivel de estradiol, estrona, progesterona baja, quistes ováricos, endometriosis
Pérdida de cabello	Altos niveles de testosterona, DHT, andrógenos

Superestrella (de 29 a 38 años)

Síntoma	Hormonas/afecciones que debes revisar
Acelerada pero cansada (estás despierta toda la noche y cansada todo el día), con trastornos de sueño, de concentración y energía; tienes más ansiedad y depresión, signos de inflamación, dolor en las articulaciones, pérdida de memoria o fatiga crónica	Cortisol, adrenalina
Acné, caída del cabello, ciclos irregulares, resistencia a la insulina	Niveles altos de andrógenos (testosterona, DHT, testosterona libre y DHEA)

Síntoma	Hormonas/afecciones que debes revisar
Grasa abdominal, aumento de peso, grasa en la espalda	Resistencia a la insulina
Pérdida de cabello, aumento de peso, estreñimiento, infertilidad, dolor en las articulaciones, menstruaciones abundantes, dominancia estrogénica	Inestabilidad tiroidea
Sensibilidad en los senos, manchado intermenstrual, migrañas, endometriosis, aumento de peso, depresión	Dominancia estrogénica (alto nivel de estrona, estrógeno almacenado)

Supermujer (de 39 a 55 años)

Síntoma/afección	Hormonas/afecciones que debes revisar
Ansiedad	Progesterona baja, cortisol alto o bajo
Aumento de peso	Resistencia a la insulina, dominancia estrogénica, inestabilidad tiroidea
Confusión mental	Progesterona baja, pregnenolona, estradiol
Depresión	Estrógeno alto o bajo, desequilibrio tiroideo
Dolor en las articulaciones	Progesterona baja, estradiol alto
Estreñimiento	Magnesio bajo, inestabilidad tiroidea, estradiol alto, estrona alta
Fatiga	Fatiga suprarrenal, desequilibrio tiroideo, hierro bajo, vitaminas B bajas, vitamina D baja
Inflamación	Progesterona baja, *Candida*, sobrecrecimiento bacteriano

Síntoma/afección	Hormonas/afecciones que debes revisar
Insomnio	Progesterona baja, estrógeno bajo
Pérdida de cabello	Inestabilidad tiroidea, andrógenos altos, DHT alta
Problemas de la piel (acné, psoriasis)	Andrógenos altos

Comandantes (mayores de 55 años)

Afección	Hormonas/patrones que debes revisar
Aumento de peso	Resistencia a la insulina, dominancia estrogénica, inestabilidad tiroidea
Deterioro cognitivo/confusión mental	Nivel bajo de progesterona, estradiol y vitaminas D y B
Dolor articular/síndrome musculoesquelético	Intestino permeable/nivel bajo de estradiol, nivel bajo de progesterona, niveles altos de insulina
Inflamación	Intestino permeable/nivel bajo de omega-3/nivel bajo de vitamina D/disminución hormonal/nivel alto de insulina
Prevención del cáncer	Hígado perezoso, disfunción mitocondrial, inflamación
Salud cardiaca	Nivel bajo de estradiol, niveles altos de insulina, intestino permeable
Salud gastrointestinal	Candida, malabsorción de grasas, insuficiencia pancreática
Salud ósea	Intestino permeable, desequilibrio tiroideo, niveles bajos de estradiol, progesterona e insulina

Síntomas comunes
del desequilibrio hormonal

Hay síntomas (cómo te sientes) y luego hay diagnósticos o afecciones reales (cómo se llaman o se etiquetan las enfermedades). Es posible que hayas escuchado esas etiquetas en tus visitas al doctor, pero no se usan a menudo en relación con tus hormonas o para describir un patrón hormonal. Quizá tu instinto sea buscar remedios rápidos para cada síntoma que experimentas, pero en mi práctica médica busco la *raíz* de los síntomas; mi objetivo es curar todo el cuerpo en vez de aplicar soluciones rápidas a los síntomas individuales. Cuando lleguemos al Reinicio hormonal de 30 días abordaremos formas de equilibrar tus hormonas y aliviar esos síntomas. Pero por ahora, comprometámonos a aprender sólo los conceptos básicos. Recuerda, el conocimiento es poder.

¿Lista? Aquí vamos…

Acné

El acné, un problema que me afectó de forma personal, no es sólo una cuestión de la pubertad y la comida chatarra. En realidad, es una expresión completa de la inflamación de la piel; es decir, la piel se rebela contra la química del cuerpo diciéndote que no está contenta.

El acné es causado por una bacteria que siempre está en la piel, llamada *Propionibacterium acnes*, o *P. acnes* para abreviar. Por lo general, esa bacteria se equilibra con otras bacterias para mantenerla bajo control, pero en las condiciones adecuadas (exceso de grasa que obstruye los poros, acumulación de células cutáneas muertas en la capa superior de la epidermis, un cambio en el microbioma gastrointestinal y, por supuesto, una sobreproducción de ciertas hormonas) *P. acnes* crece y se propaga, causando brotes. Los brotes en la mandíbula, el mentón y el cuello suelen estar relacionados con niveles altos de andrógenos; mientras que los brotes en la frente y las mejillas suelen tener una base más gastrointestinal: por lo general, alteraciones en el microbioma e inflamación que luego desencadenan una respuesta inflamatoria. El acné puede ser devastador para las adolescentes y mujeres (y hombres) de todas las edades que, de repente, comienzan a padecer este problema o tienen una recurrencia justo cuando pensaban que había desaparecido para siempre.

Cuando aplicamos el enfoque oriental-occidental a una afección como el acné, sabemos que el tracto digestivo, las hormonas, el estrés, la dieta y los patrones de sueño influyen en este problema de la piel que aniquila la confianza. Pero hay respuestas (sin medicamentos fuertes) cuando nos centramos principalmente en equilibrar el tracto digestivo y las hormonas para lograr una piel saludable.

Confusión mental

Fui una emprendedora clásica: subí la escalera corporativa muy rápido y, pronto, estuve a cargo del departamento de Recursos Humanos para una empresa de 1 000 millones de dólares. Mi director ejecutivo confiaba en mí; me llamaba en cualquier momento y yo tenía las respuestas a mi alcance… hasta que poco a poco noté cambios vergonzosos. Cuando me preguntaban sobre una posible contratación, confundía los nombres y los currículos, lo que me llevó a casi contratar al ejecutivo equivocado para un puesto en particular. Empecé a olvidar cosas a mitad de la frase. Mientras pensaba que nadie se daba cuenta y luchaba por mantener la calma, el director ejecutivo me llamó para averiguar qué me pasaba. Estaba mortificada y me di cuenta de que necesitaba ayuda rápido o pronto me quedaría sin trabajo.

SARA KING, *51 años*

¿Alguna vez te has sentido abrumada por la lista de tareas pendientes y no estás segura de dónde empezar? Nos pasa a todas. Muchas de mis pacientes describen haber pasado de ser emprendedoras y hacer varias cosas a la vez (prototipos de Intrépida/Supermujer) a ser incapaces de recordar nombres, hacer una presentación o encontrar la bolsa.

La confusión mental hormonal tiende a ser gradual, pero luego se vuelve crónica. Hay una diferencia marcada entre: *Antes podía hacer todas esas cosas y, ahora, me implica el doble de tiempo completar una tarea que antes me llevaba quince minutos.* La influencia de las hormonas en el cerebro es notable en todas las mujeres, desde las Rock Stars hasta las Comandantes. Trabajo con muchas adolescentes con problemas de atención y concentración; muchas veces tienen TDAH desencadenado por hormonas descontroladas. Los problemas hormonales de verdad afectan la capacidad cerebral.

En concreto, la progesterona, la insulina, el estrógeno, las hormonas tiroideas, incluso los andrógenos suelen ser los culpables de la confusión mental. La progesterona y la pregnenolona son conocidas por causar déficits cognitivos. La confusión mental asociada a la progesterona baja es constante, lo que lleva a la pérdida de palabras y nombres de las cosas. Por otro lado, la confusión mental asociada a los altos niveles de estrógeno casi desemboca en depresión; en ciertos grupos de la población puede ser el detonante de la demencia. La insulina desencadena problemas cognitivos que parecen estar en una montaña rusa, subiendo y bajando como los niveles de azúcar en la sangre en el cuerpo. Sea cual sea la situación en la que te encuentres, la confusión mental es muy frustrante cuando afecta tu capacidad para realizar tu trabajo de forma eficaz. Incluso es peligrosa si tu mente divaga cuando conduces, operas maquinaria o cuidas a otras personas.

Pero la confusión mental se puede disipar. Sólo necesitamos equilibrar las hormonas.

Diabetes

La diabetes es una enfermedad metabólica *genética* (cuando existe una predisposición) o *conductual* (cuando los factores del estilo de vida contribuyeron a la manifestación de la enfermedad). De manera sorprendente, en Estados Unidos casi 26 millones de personas (niños y adultos) tienen diabetes, y otros 79 millones presentan afecciones prediabéticas y corren el riesgo de desarrollar diabetes tipo 2. La diabetes es una enfermedad crónica que no se puede ignorar, ya que provoca daño a los nervios, ceguera, insuficiencia renal, enfermedad cardiovascular y muerte prematura.

Los cinco tipos de diabetes

La insulina es una hormona producida en el páncreas que ayuda a las células a absorber y metabolizar el azúcar en la sangre, o glucosa, y les da a esas células la energía que necesitan para funcionar de manera correcta. Sin suficiente insulina (o si las células no pueden procesarla de forma adecuada), la glucosa se acumula en la sangre y, al final, se almacena en el cuerpo como grasa.

TIPO 1: Es un problema genético donde las células del páncreas son atacadas y se vuelven incapaces de producir suficiente insulina para llevar el azúcar en la sangre a donde debe ir. Es una enfermedad autoinmune y los síntomas son progresivos si no se controla con inyecciones diarias de insulina, además de un control de la dieta y el estilo de vida.

TIPO 1.5: Es similar al tipo 1, pero se presenta más tarde en la vida; también es una enfermedad autoinmune o de inflamación. El cuerpo desarrolla anticuerpos contra el páncreas, lo que resulta en una disminución de la producción de insulina y un alto nivel de azúcar en la sangre. Muchos de los síntomas de la hiperglucemia pueden presentarse como sudoración, mareos, sed y micción excesiva.

TIPO 2: Esa forma de diabetes se asocia con un exceso de peso, consumo de alimentos y resistencia a la insulina. La resistencia a la insulina ocurre cuando el páncreas no puede satisfacer la demanda de insulina; esto a su vez hace que haya más glucosa flotando en el torrente sanguíneo. Las células musculares, grasas y hepáticas no responden a los niveles más altos de insulina y azúcar en la sangre, lo que provoca un mayor almacenamiento de grasa y la liberación de aún más insulina. Con el tiempo, el páncreas no puede satisfacer la demanda de insulina, los niveles de glucosa aumentan y sientes hambre incluso si acabas de comer, por lo que comes un poco más, lo que provoca otro pico de insulina. Es un círculo vicioso difícil de revertir.

TIPO 3: La enfermedad de Alzheimer ahora se conoce como diabetes tipo 3. Sí, las investigaciones más recientes han descubierto que es una enfermedad basada en la insulina y no en el cerebro, porque la inflamación crónica causada por la resistencia a la insulina desencadena neuroinflamación y demencia.

TIPO 4: De forma técnica, no existe el tipo 4, pero algunas personas mencionan este término como una forma de resistencia a la insulina en los ancianos. Estas personas no tienen sobrepeso ni son obesas y no necesariamente tienen problemas pancreáticos. Pero están perdiendo mucho músculo esquelético y, en realidad, el músculo es un órgano endocrino importante. Las investigaciones demuestran que la masa muscular mejora el movimiento de la glucosa desde el torrente sanguíneo hasta las células, lo que aumenta la sensibilidad a la insulina. De hecho, un estudio reciente demostró lo siguiente: por cada aumento de 10% de músculo esquelético en relación con el peso corporal, hay una reducción de 11% en el riesgo de resistencia a la insulina y una caída de 12% en el riesgo de prediabetes. ¿Todavía no te gusta el gimnasio? Yo también tuve que superarlo…

HIPOGLUCEMIA NO DIABÉTICA: Es cuando el azúcar en la sangre cae debajo de 55 μg/dl, pero sin diabetes acompañante. Puede ser por la dieta, el estilo de vida, una enfermedad, medicamentos o factores genéticos. En esta afección, el seguimiento de los niveles de azúcar en la sangre es muy útil para ayudar a diagnosticar y controlar estos niveles y mantener la insulina equilibrada.

Endometriosis

Es una de las afecciones hormonales más devastadoras y dolorosas. Ocurre cuando el revestimiento del interior del útero (el endometrio) crece fuera del útero en lugar de adentro (donde debería estar). Ese tejido puede aparecer con mayor frecuencia en el abdomen, en los ovarios, los intestinos, las trompas de Falopio o la cavidad peritoneal. Peor aún, el tejido endometrial en el exterior del útero responde a las mismas hormonas que cuando se encuentra en el interior. Por lo tanto, responde al ciclo menstrual y sangra. Esto provoca inflamación, así como tejido cicatricial, adherencias, quistes y, sobre todo, un dolor insoportable.

Por desgracia, sólo una biopsia o cirugía puede diagnosticar con precisión la endometriosis. Los estudios de laboratorio, las tomografías computarizadas o los ultrasonidos no pueden confirmarla, por lo que muchas mujeres que la padecen no reciben el tratamiento adecuado o son diagnosticadas erróneamente. Conozco a muchas mujeres frustradas que al fin reciben el diagnóstico… pero que toda la vida tuvieron desequilibrios hormonales que nunca fueron atendidos. De hecho, en promedio, la mayoría tarda ocho años entre la aparición de los síntomas hasta recibir el tratamiento o el diagnóstico correcto. En cambio, se les dice que tomen analgésicos o que usen anticonceptivos hormonales, lo que mitiga un poco los síntomas, pero no tratan el problema en sí. Una opción es la cirugía ya que elimina el exceso de tejido.

Pero es posible, a través de estudios de laboratorio y ultrasonidos, comprender tus riesgos de endometriosis. Entender tus niveles hormonales y la forma como tu cuerpo usa las hormonas puede conducir a un diagnóstico más temprano.

Fibromas

Los fibromas son crecimientos del útero que, por lo general, no son cancerosos y aparecen con mayor frecuencia en mujeres de entre 20 y 30 años. Esos crecimientos, también conocidos como miomas o leiomiomas, pueden seguir creciendo y permanecer hasta que las mujeres llegan a la menopausia. Para muchas, los fibromas se convierten en una fuente de dolor menstrual intenso, sangrado abundante y anemia. Veo miomas con más frecuencia en mujeres de color, y hay algunos estudios que indican que puede haber una conexión entre los fibromas y los alisadores químicos del cabello.

De forma convencional, los miomas suelen ser un diagnóstico de observación y espera, pero a medida que crecen pueden afectar la fertilidad, la salud gastrointestinal y la energía en general. Por esas razones, muchas mujeres necesitan que se los extirpen (con un procedimiento conocido como miomectomía) o, cuando terminan de tener hijos, que les extirpen el útero (histerectomía).

De nuevo, todo eso podría prevenirse. Cuando se trata de fibromas, existe una conexión entre el tracto digestivo, el hígado y las hormonas que podría descubrirse si todas nos realizáramos evaluaciones hormonales más detalladas.

Fatiga

Viajé por todo el mundo gracias a mi carrera de alto nivel en ventas. Ahora, tras jubilarme de manera anticipada, vivo en una granja. Pero estoy agotada. Debería estar disfrutando los frutos de mi trabajo, pero no puedo levantarme de la cama y ponerme en marcha… De hecho, la distancia de la cama hasta la puerta para empezar el día es abrumadora, lo que me hace temer incluso las cosas divertidas, como caminar o ver a una amiga.

PATRICIA SHORT, *43 años*

¿Por qué estamos tan cansadas? ¿Es por hacer varias cosas a la vez todo el día o son nuestras hormonas? ¿O son ambas cosas? Cuando tienes fatiga habitual, puedes ir a que te den un masaje, hacer ejercicio o cenar con tu pareja o tus amigas y pronto te sientes mejor. Te sentías súper cansada y no dormiste bien porque estabas repasando esa presentación que tenías que dar en el trabajo, pero una vez que terminó, sabías que podrías recargar las pilas. Hay una solución: si eres capaz de liberarte del ciclo de estrés y agobio, entonces tu energía está mejor, tu estado de ánimo es más estable y es más fácil perder peso.

Pero cuando la fatiga se debe a las hormonas, aunque hagas todas esas actividades que por lo general funcionan para aliviar el estrés o llenarte de energía, no logras cambiar la situación. Es casi como caminar entre un lodo que te llega a las rodillas. En ese momento, muchas pacientes se ponen a llorar en mi consultorio, porque todavía se sienten fatal, a pesar de que están haciendo cambios en su vida (comen de manera saludable, usan acupuntura, tienen una rutina para la hora de dormir).

Cuando escucho eso, es más fácil presentarles mi diagnóstico de un problema hormonal. Les explico que, si describo los síntomas de la fatiga hormonal a una doctora de medicina china, me dirá: "Estamos tan cansadas porque nuestros hígados están hartos de nosotras y se han rendido, y eso se nota en nuestras hormonas". Y además, les explico que todas nos esforzamos al máximo, ya sea que estemos criando hijos, creando empresas o cualquier otra cosa que estemos haciendo; estamos en el centro de todo y los hígados están hartos de que nuestros niveles de cortisol suban más y más… hasta que se desploman.

Por eso muchas estamos más allá del agotamiento. Nuestros cuerpos se encuentran en un estado de inflamación crónica y toxicidad hepática que provoca una alteración hormonal. Los sistemas inmunológicos están destruidos. Somos vulnerables a todos los gérmenes que hay por ahí. Simplemente no sabemos cuándo decir no. Es parte del síndrome de Supermujer: no saber cómo identificar nuestros límites, cómo cuidarnos a nosotras mismas, cómo reducirlo todo… Esto se debe a que, a menudo, ese tipo de comportamiento no es recompensado y no sabemos cómo honrarnos. ¿Cuándo fue la última vez que te premiaron por dormir ocho horas? ¿Quién dijo: "¡Buen trabajo! ¡Guau, ocho horas completas e ininterrumpidas! ¡Estoy tan orgulloso de ti!".

Supongo que nadie te ha dicho eso nunca. Y si alguien lo hizo, apuesto a que te sentiste culpable por aceptar el honor. Ahora, es momento de equilibrarte. Equilibra tus hormonas, tu vida y tu hígado. Apuesto a que tu lista de síntomas hormonales (página 68) se reducirá.

Intestino irritable/hinchazón/ estreñimiento

Todos los días voy al baño de forma regular. No tengo reflujo ácido. No tengo muchos gases. ¿Por qué estás hablando de mi tracto digestivo?

TANISHA WASHINGTON, *36 años*

Con frecuencia, me preguntan eso. La salud gastrointestinal no se trata sólo de la digestión; es la zona cero de la salud. Es el cimiento de toda tu casa y la fuente del superpoder hormonal.

Los desequilibrios hormonales y la disfunción gastrointestinal van de la mano, esto es un concepto central cuando se aborda el equilibrio hormonal al estilo holístico oriental-occidental. Cuando tu tracto digestivo no funciona bien, no puedes obtener los nutrientes de los alimentos saludables que estás comiendo, tus bacterias gastrointestinales se desequilibran y tu intestino no metaboliza las hormonas para que vayan a donde deben ir: al torrente sanguíneo para la actividad y al hígado para la desintoxicación. Los desequilibrios hormonales también afectan al tracto digestivo. La deficiencia de progesterona causa un crecimiento excesivo de *Candida*, una infección por hongos; el exceso de estrógeno ocasiona hinchazón, estreñimiento, diarrea y una tiroides hiperactiva.

La conexión entre el tracto digestivo y las hormonas es fundamental en los sistemas de medicina oriental y un buen punto de partida para tratar los desequilibrios hormonales.

Caída del cabello/exceso de cabello

Casi tengo miedo de cepillarme porque la cantidad de cabello que veo en el cepillo me asusta. No he cambiado ninguno de los productos capilares, pero mi caída del cabello empieza a ser visible y no sé qué hacer.

REENA PATEL, *34 años*

Tu ciclo menstrual es un signo vital, tus hormonas son un signo vital y tu cabello también lo es; la caída o el exceso de cabello a menudo es el resultado de desequilibrios hormonales. Por ejemplo, demasiado vello facial o corporal significa niveles altos de andrógenos y testosterona. Sin la cantidad suficiente de hormonas tiroideas T4 y T3, o un desequilibrio en la hormona pituitaria TSH, los folículos pilosos no tienen el apoyo que necesitan para crecer, provocando que tu cabello sea más fino o escaso en todo el cuero cabelludo. La disminución de los niveles de estrógeno y progesterona durante la perimenopausia y la menopausia también desencadena la caída del cabello. Los niveles altos de andrógenos u hormonas masculinas hacen que el cabello se vuelva más seco, quebradizo y áspero… hasta que se cae. Esa pérdida de cabello resultante se llama *alopecia androgenética* y es común en el síndrome de ovario poliquístico.

El embarazo también es responsable de los cambios en el cabello. Muchas mujeres se emocionan cuando su cabello se vuelve más grueso y exuberante durante los nueve meses de embarazo, pero se sienten devastadas cuando sus gloriosas trenzas comienzan a caerse tras el nacimiento del bebé. Eso se debe a que el embarazo altera el ciclo de crecimiento normal del cabello, impidiendo que se caiga. Cuando el estrógeno y otras hormonas disminuyen rápidamente después del parto, junto con los cambios en el metabolismo y el probable estrés de cuidar a un recién nacido durante las noches de insomnio, el cabello se cae. Pero por lo general, vuelve a la normalidad seis meses después.

En la clínica, trato de identificar los siguientes patrones de pérdida de cabello:

- La pérdida de cabello a causa de la tiroides suele ser más notoria en el cuero cabelludo y se cae con facilidad (literal, con un cepillado con la mano, el cabello está por todas partes), pero la textura sigue siendo la misma.
- La pérdida de cabello mediada por andrógenos o de patrón masculino hace que el cabello, primero, se vuelva fino y áspero, y luego se caiga.

- La pérdida de cabello basada en estrógenos y progesterona aparece en las sienes.
- La pérdida de cabello por causas nutricionales produce un cabello quebradizo y seco que se vuelve gris, se rompe con facilidad y no crece.

Bochornos /sudores nocturnos

No me soporto. Sigo aumentando de peso, no puedo tomar buenas decisiones ni para salvar mi vida y el mayor problema es que no duermo. Llevo años teniendo bochornos y sudores nocturnos, y me despierto agotada todas las mañanas. Como estoy tan cansada, el azúcar, la cafeína y las bebidas nocturnas se han convertido en mis compañeras constantes. Las necesito para ayudarme con las tareas y responsabilidades del día.

RENATA SIMS, *53 años*

Los bochornos y los sudores nocturnos son dos de los signos más visibles de un desequilibrio hormonal, en especial en la perimenopausia; sin duda, son el talón de Aquiles para la mayoría de las mujeres. Esos síntomas son causados por fluctuaciones en los niveles de estrógeno, a veces altos y a veces bajos, que te dejan cansada, nerviosa, aturdida o irritable. Pero existen soluciones para los bochornos y los sudores nocturnos; muchas empiezan con el establecimiento de un tracto digestivo e hígado sanos y una dieta limpia. Un equilibrio hormonal suave también puede aliviar esos síntomas.

Incontinencia

No recuerdo la última vez que dormí de forma ininterrumpida porque siempre me despierto a orinar. A veces, la urgencia aparece cuando apenas llevo unos minutos en la cama y ni tenía ganas de ir, ¡pero luego lo hago!

GRACE LIU, *38 años*

De repente, ¿tienes que correr al baño cuando acabas de ir? ¿Sientes una necesidad desesperada de orinar, pero luego no sale mucho? A veces, los cambios hormonales te dejan incontinente y con una sensación urgente de no poder contener la vejiga. Los niveles bajos de progesterona y estrógeno son las causas más comunes de ese síntoma y se pueden corregir.

Infertilidad

Una mujer que ha intentado tener un bebé sin éxito después de un año se considera infértil. Ésa es una de las situaciones más difíciles que pueden enfrentar las mujeres que desean ser madres, y también es más común de lo que muchas personas creen. Según los Centros para el Control y Prevención de Enfermedades: "En Estados Unidos, entre las mujeres heterosexuales de 15 a 49 años sin embarazos previos, aproximadamente una de cada cinco (19%) no puede quedar embarazada tras un año de intentarlo. Una de cada cuatro (26%) tiene dificultades para quedar embarazada o llevar un embarazo a término (fertilidad deteriorada)".

Existen muchas causas potenciales de infertilidad, y las afecciones hormonales se encuentran entre ellas. Esas afecciones incluyen: SOP, trastornos de la tiroides, endometriosis, fibromas, diabetes no diagnosticada o resistencia a la insulina, problemas estructurales con las trompas de Falopio... Los altos niveles de estrés que conducen a niveles elevados de cortisol pueden bloquear la ovulación, esencial para el embarazo. A escala mundial, los recuentos de espermatozoides masculinos también están disminuyendo, lo que hace que la fertilidad sea un desafío aparentemente esquivo.

Ciclos menstruales irregulares y abundantes

Cuando me levanté, la sangre me corría por las piernas, manchó la silla y mi ropa. Estaba horrorizada. Parecía una mala película de terror. No puedo vivir así. ¡Sáquenme este útero de una vez, por favor!

ASHLEY GROGAM, *48 años*

Como la progesterona regula la segunda mitad del ciclo menstrual, es necesaria para desprender el revestimiento uterino. Pero con niveles más bajos de progesterona, el estrógeno se vuelve más dominante y no puedes desprenderte por completo del revestimiento todos los meses, lo cual intensifica el flujo en el siguiente ciclo. Tu menstruación se vuelve súper abundante y dolorosa. Las pacientes dicen que la sangre atraviesa su ropa y tienen miedo de ir a cualquier lugar fuera de casa.

Hay muchas causas de los ciclos menstruales irregulares y abundantes, entre ellas, la progesterona baja, un desequilibrio de la tiroides, niveles altos de insulina y niveles altos o bajos de cortisol. Una vez más, las hormonas trabajan en conjunto y los ciclos abundantes no tienen una causa única.

Dolor en las articulaciones y salud ósea

Una de las observaciones más fascinantes que he obtenido en mi práctica médica es que los cambios hormonales desencadenan brotes o manifestaciones de síndromes autoinmunes. Muchas mujeres acuden a la consulta con un dolor o hinchazón reciente en las articulaciones. Cuando realizamos el diagnóstico, descubrimos que pueden tener artritis reumatoide no detectada con anterioridad, síndrome de Sjögren, incluso inflamación de la "zona gris", algo que no recibe un verdadero diagnóstico ni una etiqueta, sino que en realidad es un síndrome autoinmune.

85

Dolor en las articulaciones

La inflamación es la causa de muchos dolores, pero no se asocia a cambios hormonales. Cuando las personas tienen una inflamación, piensan que sólo se esforzaron demasiado, no calentaron o estiraron lo suficiente. Pero en muchos casos, las hormonas desempeñan un papel en el ciclo inflamatorio.

La progesterona, por ejemplo, es una hormona antiinflamatoria. Muchas enfermedades autoinmunes se agravan cuando hay cambios descendentes en la progesterona. Los desequilibrios tiroideos y los niveles altos de insulina también influirán en la inflamación. Corregir los desequilibrios hormonales a menudo mejora la inflamación.

Salud ósea

El cuerpo usa calcio para desarrollar huesos y dientes sanos. El calcio se almacena en los huesos. Una parte normal del proceso de envejecimiento es que los huesos no producen hueso nuevo tan rápido como lo hacían cuando eras más joven, por lo que el calcio se extrae de los huesos… entonces pierdes densidad ósea. Y también la pierdes cuando tienes niveles más bajos de estrógeno, en especial tras la menopausia. Con el tiempo, la pérdida de masa ósea puede causar osteoporosis, enfermedad que provoca que los huesos se vuelvan frágiles, débiles y más propensos a fracturarse. Un estudio de 2015, publicado en el *Journal of Clinical Endocrinology and Metabolism*, descubrió que las mujeres que sufren bochornos y sudores nocturnos intensos durante su transición a la menopausia suelen tener más pérdida ósea y un mayor riesgo de fracturas de cadera que las mujeres con síntomas menos graves. Pero la raíz de todos esos síntomas puede estar en el tracto digestivo.

Libido baja

Mi esposo y yo llevamos 20 años casados. Me encantaba el sexo; nunca fue un problema. Y ahora, literal, prefiero poner las noticias de la noche y deprimirme por el estado del mundo que ir a la cama. De hecho, parece broma, pero

antes, mis amigas y yo nos sentábamos y hablábamos de nuestra vida sexual,
¡y ahora sólo hablamos de lo mucho que todo nos duele y cruje! Pero desde que
mi libido está por los suelos (y nunca pensé que diría esto), mi pésima vida
sexual no es un problema tan grande como pensé porque... simplemente ya no
me importa.

GERI GREEN, *58 años*

Tu libido está en plena forma cuando tus hormonas sexuales están equilibradas. Un nivel bajo de testosterona, progesterona y estradiol puede poner en suspenso tu vida sexual, como dijo esa paciente.

Entender los niveles hormonales y sentirte bien con tu cuerpo van de la mano (junto con una relación fuerte): ésa es la fórmula para tener sexo excelente. Pero si tus síntomas hormonales interfieren con cómo te sientes contigo, el sexo y la intimidad se van por la ventana. La perimenopausia y la menopausia deberían ser el momento de la vida en el que el sexo sea más DIVERTIDO: ¡por fin tienes credibilidad en la cama! En este momento, tampoco temes embarazarte, además de que ya te conoces. Pero cuando el equilibrio hormonal falla, puedes sentirte más como una monja que como una sexy Supermujer. Y a veces, eso tiene consecuencias graves, si sabes a qué me refiero...

Cambios de humor o estado de ánimo

Soy un monstruo. Estoy llena de ira y soy una bruja enojada todo el tiempo.
Mi esposo dijo que, por favor, o lo soluciono o nos divorciamos porque me
estoy convirtiendo en una versión diferente de mí. No soy buena con él. No soy
buena con nadie. No sé por qué. Ya no quiero ser así, pero no puedo evitarlo.
¡Nunca fui así!

LISA FRY, *31 años*

Ése es un sentimiento común. La ansiedad, la ira, los ataques de llanto, la depresión y la irritabilidad son señales del descontrol hormonal. Me rompe el corazón ver a tantas pacientes llorando todo el tiempo. Son súper sensibles a todo tipo de factores desencadenantes (que antes no las enviarían a una espiral de mal humor e infelicidad, y que minan su capacidad para manejar el estrés o enfrentar los desafíos de la vida).

En el caso de las Rock Stars y las Intrépidas, los cambios de humor duran unos días; en el caso de las Supermujeres o las Comandantes, tal vez unas semanas. Todo depende de en qué momento del ciclo menstrual te encuentres y de qué hormona esté desencadenando los síntomas. Si un ciclo típico es de 28 días, algunas mujeres se sentirán mal cuando su nivel de estrógeno aumente entre los días 1 y 14. En otras, el cambio de humor se produce cuando la progesterona disminuye entre los días 14 y 28. O bien, un mes puedes estar bien y al mes siguiente puede ser un problema de progesterona, y al mes siguiente puede ser un problema de estrógeno. Esa imprevisibilidad te deja frustrada, preguntándote si las cosas mejorarán alguna vez. (¡Sí, mejorarán!).

Los cambios de humor no se limitan a la ansiedad y depresión; en algunas mujeres, hay un brote total de TOC (trastorno obsesivo compulsivo), trastorno bipolar y TDAH (trastorno por déficit de atención e hiperactividad). A medida que las hormonas cambian, los síntomas neurocognitivos y del estado de ánimo pueden aparecer y desaparecer. En el caso de algunas de mis pacientes, desaparecen cuando las mujeres llegan a los 20 años y luego reaparecen cuando tienen 50. Hace poco una paciente preguntó: "¿Por qué me siento como adolescente otra vez?".

Perimenopausia

La perimenopausia, que literalmente significa "alrededor de la menopausia", ocurre cuando las hormonas femeninas comienzan a disminuir: el periodo entre los años reproductivos y la menopausia. Es posible que al principio apenas lo notes o que tengas signos obvios, como cambios en un ciclo menstrual que antes funcionaba como un reloj, algunos cambios de humor, tu primer bochorno o cualquiera de los otros síntomas mencionados en el capítulo 1, en especial los relacionados con las Superestrellas y las Supermujeres.

El periodo perimenopáusico de cada mujer es diferente. Puede empezar a mediados de los 30 años o no aparecer hasta los 50; durar unos meses o muchos años. Y los síntomas pueden ser desde apenas perceptibles (si eres una de las afortunadas y sigues los consejos de este libro) hasta muy perturbadores para tu calidad de vida. Para la mayoría de las mujeres, la perimenopausia dura un promedio de cuatro años.

Todos los días conozco mujeres en alguna fase de su perimenopausia que sienten que se están volviendo locas. Pero a medida que trabajamos para identificar sus patrones hormonales clave y nos esforzamos por lograr el equilibrio, vuelven a ser ellas: súper poderosas.

SOP

El síndrome de ovario poliquístico (SOP) es uno de los trastornos hormonales más comunes en las mujeres durante los años reproductivos. Aunque hay una predisposición genética al SOP, las crecientes tasas de esta enfermedad implican que también intervienen factores dietéticos, ambientales y de estilo de vida.

El SOP aparece cuando la inflamación y el aumento de la secreción de insulina provocan cambios en la función ovárica, lo que afecta la ovulación, la fertilidad, el peso y el cabello. Puede haber un aumento rápido de peso, acné, pérdida de cabello o crecimiento excesivo de vello en la cara, dolor en las articulaciones, incluso una disminución de la capacidad de concentración; todos ésos son síntomas del síndrome de ovario poliquístico. En realidad, es una enfermedad autoinmune. Por este motivo, muchos endocrinólogos y doctores creen que su nombre es incorrecto: en realidad, es más un trastorno metabólico que un trastorno hormonal puro.

Para diagnosticar de manera clínica el síndrome de ovario poliquístico, necesitas tener dos de las siguientes características: niveles altos de andrógenos, niveles altos de insulina, quistes ováricos o ciclos anovulatorios (cuando los ovarios no liberan un óvulo durante el ciclo menstrual). El síndrome de ovario poliquístico está muy relacionado con la endometriosis, con patrones hormonales y cambios metabólicos similares.

Al identificar los patrones hormonales y los impulsores subyacentes de la inflamación y la resistencia a la insulina, hemos podido revertir el síndrome de ovario poliquístico y mantenerlo bien controlado. Menstruaciones agradables, cabello y piel felices, un peso saludable y algunos bebés: ¡listo!

SPM

¿Puedo conseguir un justificante médico para ese momento del mes? ¿Para todos los meses? Siempre estoy doblada por el dolor. No puedo trabajar, no puedo concentrarme, tomo Advil todo el día y luego me duele el estómago. No quiero que me vean así.

DARA LEE, *29 años*

Los cólicos, los antojos de chocolate y sal, las ganas de esconderse... ¿Quién no ha sufrido el síndrome premenstrual (SPM)?

Después de la ovulación (o a la mitad del ciclo), los niveles de estrógeno y progesterona comienzan a bajar, lo que desencadena el flujo menstrual. Pero cuando el estrógeno y la progesterona se desequilibran o cuando hay una gran carga de inflamación en el cuerpo, sufres unos cólicos, un sangrado y un dolor que hacen que te escondas en casa.

Los síntomas físicos más comunes del SPM son hinchazón o dolor en los senos, estreñimiento o diarrea, hinchazón, cólicos (que pueden ser debilitantes por completo), dolor de cabeza o de espalda, agotamiento o falta de energía, torpeza y menor tolerancia al ruido o la luz. También hay otros síntomas emocionales y físicos, como irritabilidad, ira, problemas de sueño (dormir demasiado o muy poco), cambios en el apetito y antojos de comida (por favor, deja las papas fritas) causados por un cambio en los electrolitos y el azúcar en la sangre como resultado del desequilibrio hormonal. Y la lista continúa: problemas de concentración o memoria, cambios de humor, tensión o ansiedad, depresión, sentimientos de tristeza, ataques de llanto y falta de deseo sexual. El tiempo que dure el síndrome premenstrual... no eres tú.

Por suerte, cuando equilibras tus niveles de estrógeno y progesterona, la intensidad de los síntomas del SPM se reduce, incluso éstos pueden desaparecer. Cuando eso sucede, estos días se vuelven uno más del calendario.

Cambios en la piel

Debo ir a eventos importantes por trabajo, pero no encuentro un atuendo que cubra mi psoriasis. Tengo manchas blancas escamosas en los brazos, piernas, incluso en el cuero cabelludo. Eso comenzó tres meses después de entrar en la menopausia, y ninguno de los medicamentos que me han recetado me ha ayudado.

JADA LOVE, *51 años*

La pérdida de estrógeno y progesterona afecta la salud de la piel. La producción de colágeno se ralentiza y la pérdida de grasa aumenta, lo que cambia la estructura del rostro y la firmeza de la piel. Las arrugas, los moretones que se forman con facilidad y la papada caída son parte de la disminución hormonal que se produce con la edad.

Muchas mujeres recurren a procedimientos de dermatología cosmética, utilizan productos y dispositivos para el cuidado de la piel, se someten a cirugías o hacen cualquier otra cosa para recuperar lo que alguna vez tuvieron. Pero restaurar el equilibrio hormonal, lograr un funcionamiento gastrointestinal saludable y optimizar los niveles de nutrientes tratará esos problemas de belleza de dentro hacia fuera.

Problemas de sueño

Nunca pude dormir la siesta. ¡Ni siquiera cuando estaba en el jardín de niños y la maestra nos decía que descansáramos! A los cuarenta y tantos años, empecé con un problema real porque todas las noches despertaba a las 3:48 a. m. y me quedaba despierta hasta, literalmente, las 5:14 a. m. Con esa precisión, aunque parezca mentira. No importaba a qué hora me acostara o lo cansada que estuviera; igual me despertaba. Estaba agotada y de mal humor todo el tiempo, pero aun así no podía dormir una siesta. Por fin, una amiga (ya desesperada) me dijo que hiciera terapia de reemplazo hormonal y viera si eso ayudaba. ¡Funcionó! Sólo tardé como una semana en poder dormir de manera profunda de nuevo.

LILY SHAG, *57 años*

Como ya sabes, tu ciclo de sueño está regulado por el cortisol, que aumenta por la mañana para hacerte levantar de la cama, y la melatonina, que aumenta por la noche para que te relajes. Pero a medida que tus niveles de estrógeno y progesterona disminuyen con la edad, el cortisol aumenta para despertarte, lo adivinaste, entre las 2 a. m. y las 4 a. m. Eso despertaba a mi paciente a las 3:48 a. m.

Las quejas sobre el sueño son muy comunes en las mujeres que vienen a consulta. No sólo el cortisol aumenta cuando no debería, sino que se automedican con pastillas para dormir, cuando, en realidad, necesitan equilibrar las hormonas. Las pastillas para dormir pueden ir desde Benadryl, un antihistamínico que provoca sueño, hasta melatonina de venta libre en dosis altas, pasando por medicamentos con receta que causan adicción muy rápido y alteran el ciclo natural del sueño. Dejar de tomar pastillas lleva desde un par de semanas hasta un *año entero*. Es súper frustrante recibir una receta de pastillas para dormir que tardan meses en eliminarse del organismo, cuando un simple equilibrio hormonal puede ser la respuesta a largo plazo.

Trastornos de la tiroides

Los trastornos de la tiroides no son inusuales y están muy poco diagnosticados en las mujeres. Se estima que alrededor de 20 millones de estadounidenses padecen algún tipo de enfermedad de la tiroides y 60% ni siquiera lo sabe. Las mujeres tienen entre cinco y ocho veces más probabilidades que los hombres de desarrollar problemas de tiroides porque somos más susceptibles a las enfermedades autoinmunes y a la inflamación, la causa principal de muchas afecciones de la tiroides. También lidiamos con una enorme cantidad de estrés que sobrecarga las glándulas suprarrenales. Los niveles elevados de cortisol obligan a la tiroides a trabajar más y, al final, desencadenan el hipotiroidismo. Además, el estrés agota los nutrientes importantes del cuerpo que mantienen en equilibrio a la tiroides y a las glándulas suprarrenales.

Existen varios tipos de trastornos de la tiroides:

- *Hipertiroidismo*, o tiroides hiperactiva, es causado por nódulos en la tiroides, inflamación o ingesta excesiva de yodo, junto a una predisposición genética. La mayoría de las veces, lo provoca la enfermedad de Graves, un trastorno autoinmune que desencadena la sobreproducción de hormonas. Las toxinas ambientales, incluidos los metales pesados y los disruptores endocrinos, también son responsables de una tiroides hiperactiva.
- *Hipotiroidismo*, o tiroides hipoactiva, ocurre cuando no tienes suficiente cantidad de hormonas tiroideas. Puede resultar por genética, embarazo, estrés extremo o medicamentos. El hipotiroidismo es el principal culpable de 60% de las personas que no saben que tienen problemas de tiroides.
- *Tiroiditis de Hashimoto* es una enfermedad autoinmune genética que ocurre cuando la tiroides se inflama y el sistema inmunitario la ataca por error. Es la principal causa de hipotiroidismo en Estados Unidos. A medida que avanza, se caracteriza por un aumento de volumen en la parte delantera de la garganta y, por

lo general, progresa con lentitud, generando una disminución de los niveles de hormona tiroidea en el cuerpo.

- *Bocio/nódulos y quistes tiroideos.* La inflamación en la glándula tiroides puede presentarse de varias formas además de una alteración en la función tiroidea. Conozco a muchas pacientes que muestran una función tiroidea normal, pero tienen tiroides agrandada, bocio, quistes o nódulos que deben vigilar. De manera convencional, éstos se pueden descartar hasta que superan cierto tamaño; pero para el enfoque oriental-occidental, la inflamación, las deficiencias de nutrientes y la genética están en juego, advirtiéndonos que debemos estar al tanto de nuestra salud tiroidea.

Cambios vaginales

Ya no puedo tener otra infección urinaria. Estoy en la cuarta ronda de antibióticos en seis meses, porque tengo una infección del tracto urinario cada vez que tengo relaciones sexuales. Sin mencionar que el sexo de verdad me duele.

MARY SINGH, *26 años*

Uno de los síntomas más dolorosos del cambio y la disminución hormonal puede estar en la vagina. A medida que los niveles de estrógeno disminuyen, también lo hace la lubricación natural y el grosor de las paredes vaginales. La sequedad hace que el sexo sea muy incómodo. Por suerte, el uso regular de lubricantes ayuda, al igual que las cremas vaginales de estrógeno recetadas que se pueden insertar hasta dos veces por semana para reconstruir los tejidos y proporcionar más lubricación.

Otro síntoma hormonal es el cambio de pH, que provoca una transformación en el microbioma vaginal. Esto ocurre cuando las infecciones del tracto urinario son más frecuentes debido a que las paredes vaginales son más delgadas y facilitan la proliferación de gérmenes no deseados. Siempre consulta a un ginecólogo si tienes síntomas persistentes como dolor, picazón, enrojecimiento o secreción.

Aumento de peso

¿Por qué tengo panza cervecera si ni siquiera bebo cerveza? ¿Por qué estoy aumentando de peso si no he cambiado nada? Como igual que siempre y hago ejercicio de la misma manera, pero no puedo perder ni un gramo… mucho menos medio kilo.

MAYA SIMS, *41 años*

Escucho comentarios como ése todos los días. Cuando las mujeres entran en la perimenopausia, suben de peso: entre dos y cuatro kilos (gran parte de ese peso se acomoda alrededor de la panza). Para algunas, las cifras son más altas: de seis a nueve kilos. También veo amigas y colegas cuyo peso se mantuvo estable durante décadas, pero luego quedan desconcertadas por completo al ver cómo están cambiando sus cuerpos. De repente, aparece una panza que no se va.

Aunque es importante recordar que podemos estar saludables con distintos pesos y tallas de ropa, un cambio en el peso estándar o estable es alarmante para la mayoría de las mujeres, por lo que intentan corregirlo en exceso con dietas y ejercicios extremos… que no funcionan.

Hay dos razones para este aumento de peso:

- La pérdida de hormonas, en especial de estrógeno y progesterona, crea una tendencia natural a volvernos resistentes a la insulina, eso significa que el cuerpo no la procesa de manera eficiente, lo que lleva a una mayor cantidad de azúcar en la sangre circulante, que luego se almacena como grasa (por lo general, grasa abdominal).
- Con la pérdida de hormonas también se produce una pérdida de masa muscular. Eso provoca una disminución de la tasa metabólica en reposo, esto significa que el cuerpo necesita menos calorías todos los días, aunque creas que no es así. Además, mujeres y hombres se vuelven menos activos conforme entran en los 40 y 50 años; incluso si no corrías maratones, seguro sí corrías detrás de tus hijos o sólo eras más activa en general.

También hay más estrés por el cuidado de los niños, la familia y las carreras ocupadas.

¿Por qué te crece la panza?

La grasa abdominal o visceral (la grasa que rodea los órganos) se desarrolla a medida que nos volvemos más resistentes a la insulina, esto significa que nuestros niveles promedio de azúcar en la sangre son más altos que antes. También hay cambios en el microbioma (bacterias gastrointestinales) que desencadenan el almacenamiento de grasa en el abdomen y otros órganos.

¿Qué significa eso para las mujeres con cambios hormonales? La primera respuesta suele ser pasar hambre o saltarse comidas. Pero esa solución a corto plazo conduce, al final, al aumento de peso, porque reduce la tasa metabólica. Hacer ejercicio en exceso aumenta los niveles de cortisol, desencadena la inflamación y, luego, empeora la resistencia a la insulina. Entonces, ¿qué hacer? Alimentarte de forma estructurada como explico en el Reinicio hormonal de 30 días (capítulo 9) para descubrir tu punto óptimo y mantener a raya toda esa grasa visceral.

Para mí, al menos, la noción de unos kilos inevitables en la mediana edad es un mito total. El aumento de peso está relacionado con las hormonas, la función gastrointestinal y la masa muscular. Las complejas relaciones entre los niveles hormonales, el metabolismo, la salud gastrointestinal y el estrés u otros factores del estilo de vida son alucinantes. Pero juntar las piezas de ese rompecabezas es justo lo que hacemos al usar mi Reinicio hormonal de 30 días (capítulo 9).

¿Te suenan familiares estos síntomas?
¿Con cuáles sufres o lidias más?

Las mujeres pueden tener muchos de esos síntomas, sólo algunos (con el tiempo) o ninguno (si tienen suerte y se cuidan muy bien). A lo largo de mi experiencia trabajando con mujeres de todas las edades, descubrí que los niveles de energía bajos, la alteración del sueño y las menstruaciones irregulares son los tres síntomas más comunes del cambio hormonal. Todo lo demás (como la ansiedad, depresión y fatiga) aparece como un efecto dominó. Existe una correlación entre tener una transición perimenopáusica cargada de síntomas y tener una transición menopáusica problemática, pero sólo si no haces nada al respecto.

Además, ésas no son las únicas afecciones originadas por las hormonas que veo en el consultorio. No hablé de las enfermedades autoinmunes, los cánceres de origen hormonal, ni de todo lo relacionado con el lupus, la artritis reumatoide, la enfermedad de Crohn y la colitis ulcerosa, todas éstas con desencadenantes hormonales o, al menos, con una pieza del rompecabezas hormonal. El cáncer de mama, el de tiroides y el de endometrio son muy fáciles de relacionar con cambios en los niveles hormonales. Pero todas esas afecciones podrían tomar una dirección diferente si pensáramos de manera más crítica sobre las hormonas y su interacción con otros elementos del cuerpo.

La medicina oriental-occidental hace justo eso. Proporciona respuestas mientras todas intentamos inclinar la balanza hacia una salud óptima. Mencioné que este libro trataba sobre el Viaje hacia ARRIBA. Y así es: hacia arriba y hacia fuera de una lista de afecciones y trastornos… y hacia una vida equilibrada y saludable.

Así que, vuelve a mirar tu lista de síntomas hormonales (página 68). No importa cuántos síntomas hayas marcado, puedes tomar medidas para empezar a sentirte mejor de nuevo. No eres tú, son tus *hormonas*.

Ahora que tienes una idea clara de tus síntomas y entiendes que están conectados con tus hormonas, es hora de profundizar. Un conocimiento básico de las hormonas en sí es esencial para aprender a equilibrar tu cuerpo. Entenderás lo que hacen detrás de escena y cómo sus desequilibrios tienen un efecto dominó. De hecho, puedes pensar en las "hormonas" como un lenguaje que tu cuerpo usa para comunicarse contigo. Ahora vas a aprender a hablar ese lenguaje.

Pasemos a los detalles esenciales sobre tus hormonas. ¿Estás lista para estudiar y aprender cosas nuevas? Bienvenida a la Universidad de las Hormonas.

Capítulo 3

Universidad de las Hormonas

Hormonas, estudios hormonales y terapia de reemplazo hormonal

Para entender los cambios hormonales, debes entender las hormonas: qué son, cómo funcionan y cómo nos hacen sentir. Bienvenida a la Universidad de las Hormonas, donde expongo lo esencial, todo lo que hay que saber sobre éstas.

¿Qué es una hormona?

Parece una pregunta ridícula, pero es importante. Las hormonas son los mensajeros químicos que el cuerpo envía a varios órganos para dictar diversas funciones. Las hormonas se producen y fabrican en el tracto digestivo y el hígado, con la influencia de otros órganos determinados según la hormona. Luego, las hormonas se liberan en el torrente sanguíneo para que hagan su trabajo. Hay más de 50 hormonas diferentes identificadas en el cuerpo humano… y quizá aún más que no se han descubierto. También hay múltiples redes, órganos y sistemas involucrados en el manejo de esas hormonas.

El cuerpo necesita ciertos nutrientes, como vitaminas y minerales, para fabricar esas hormonas y metabolizarlas de forma adecuada. La grasa también ocupa un lugar destacado en la lista de nutrientes necesarios, porque es crucial para que el proceso funcione de manera correcta. Por eso, las mujeres con un peso muy bajo dejan de menstruar (no tienen suficiente estrógeno), mientras que las mujeres con sobrepeso grave suelen tener demasiado estrógeno, ya que se almacena en la grasa corporal. Por eso, cuando piensas en nutrición, no se trata sólo de cuánto pesas, sino de los nutrientes esenciales que debes ingerir para que tu metabolismo funcione sin problemas.

Toda la producción de hormonas disminuye de forma natural a medida que envejecemos, sin importar lo bien que comamos o nos cuidemos. Ésa es una razón más para hacer todo lo posible, sin importar la edad, para regular tus hormonas tanto como puedas.

Distintas áreas del cuerpo son responsables de producir o procesar diferentes hormonas. Echemos un vistazo:

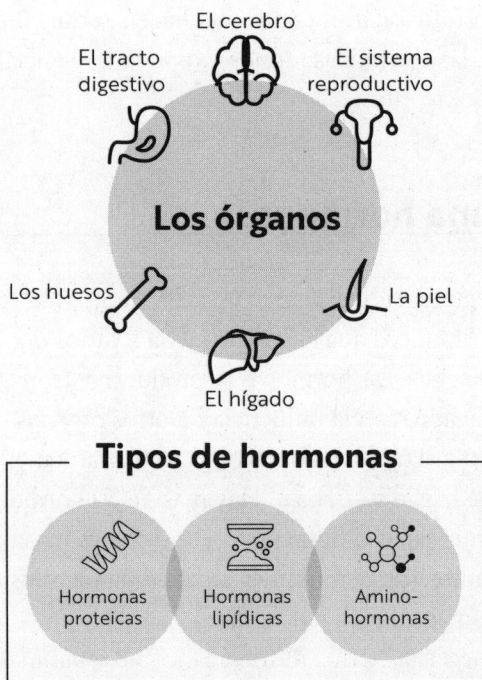

El cerebro

El tracto digestivo

El sistema reproductivo

Los órganos

Los huesos

La piel

El hígado

Tipos de hormonas

Hormonas proteicas

Hormonas lipídicas

Amino-hormonas

Las siete hormonas principales

- Estrógeno
- DHEA (dehidroepiandrosterona)
- Progesterona
- Testosterona
- Cortisol
- Hormonas tiroideas
- Insulina

En la siguiente sección describo las hormonas principales para que comprendas mejor qué hace cada una en el cuerpo. Éstas son las hormonas que necesitas conocer y aprenderás cómo equilibrarlas en el Reinicio hormonal de 30 días (capítulo 9).

Nota: con la finalidad de ver los estudios y niveles hormonales específicos que recomiendo para cada cambio, consulta la sección "Los estudios hormonales que necesitas" (página 126), más adelante en este capítulo.

Hormonas del estrés y del sueño

Cortisol

El cortisol se conoce como la hormona del estrés. Al igual que todas las hormonas, necesita estar en la cantidad justa para funcionar bien. Si tienes demasiado cortisol, sentirás estrés, como palpitaciones cardiacas, ansiedad o problemas para dormir. Si tienes muy poco, estarás cansada de forma crónica o tendrás antojos de sal y, luego, el cuerpo empezará a fallar. Primero viene el intestino permeable, la inflamación y después aumenta la intensidad de los síntomas.

Dónde se produce
En las glándulas suprarrenales, ubicadas encima de los riñones.

Cómo se mide

Los niveles de cortisol matutinos se pueden medir con un análisis de sangre, pero en otros momentos los niveles de cortisol son variables, por lo que los estudios de laboratorio convencionales no son muy útiles. Yo reviso los niveles de saliva durante todo el día para establecer un patrón de regulación del cortisol. De esa manera, podemos determinar el patrón de cortisol en una muestra de 24 horas o de tres días, que es una información más importante que la presentada por un solo nivel de cortisol.

Qué hace

El cortisol aumenta la cantidad de azúcares en el cuerpo. La cantidad correcta de cortisol te ayuda a ponerte en movimiento. Los niveles de cortisol están destinados a alcanzar su punto máximo en la mañana para que puedas levantarte, salir de la cama y hacer tus cosas. A medida que avanza el día, van bajando poco a poco, disminuyendo conforme se acerca la hora de acostarse y luego se reponen mientras duermes para que tengas el nivel más alto cuando despiertes otra vez.

Qué pasa si no tienes suficiente

Si tienes muy poco cortisol, terminas cansada todo el tiempo, incluso deprimida. No tienes la adrenalina para levantarte y ponerte en movimiento, lo que te deja decaída, fatigada y con ganas de aislarte de tus responsabilidades.

Qué pasa si tienes demasiado

Tener demasiado cortisol durante un largo periodo se define como *estrés*. Esto se manifiesta como ansiedad, dificultad para dormir o concentrarse, taquicardia o palmas sudorosas. Por lo general, un factor estresante eleva los niveles de cortisol (como ocurre con cualquier tipo de estímulo) y, luego, los niveles vuelven a bajar. Pero con el tiempo, si el estrés de la vida externa es demasiado grande o dura mucho tiempo, o si el estrés es interno, te faltan ciertos nutrientes o hay demasiada inflamación, por ejemplo, los niveles de cortisol permanecen elevados.

Eso te deja con la clásica sensación de estar acelerada, pero cansada. Quieres dormir por la noche, pero no puedes porque tus niveles de cortisol están altos. O bien, te quedas dormida y despiertas entre las 2 a. m. y 4 a. m. Si ese patrón de estrés continúa y los niveles de cortisol se mantienen altos de forma crónica, todos los demás órganos tienen que compensarlo. Tu cuerpo busca energía en los nutrientes, la salud gastrointestinal, la tiroides y hormonas adicionales, lo que al fin lleva al agotamiento total de todo y a un colapso suprarrenal.

Les digo a mis pacientes que esto se desarrolla en etapas. La etapa uno es una fatiga suprarrenal leve, en la que puede haber un bajón por la tarde. La etapa dos es una sensación de aceleramiento, pero con cansancio, en la que estás despierta por la noche y cansada todo el día. La etapa tres es cuando te desplomas por completo; estás cansada todo el tiempo porque tus niveles de cortisol han caído y permanecen bajos de manera constante. No tienes energía. Muchas veces, a las mujeres con esa afección les diagnostican depresión y les recetan medicamentos para eso, lo que no resuelve el problema de la fatiga suprarrenal.

Signos de fatiga suprarrenal

Hay cuatro etapas clave de la fatiga suprarrenal:
> Etapa 1: Cansancio por la tarde, de 3:00 p. m. a 5:00 p. m. fatiga suprarrenal.
> Etapa 2: Cansancio todo el día.
> Etapa 3: Cansancio todo el día, pero despierta por la noche.
> Etapa 4: Muy acelerada, pero cansada.

Síntomas de fatiga suprarrenal

* Adelgazamiento del cabello
* Ansiedad o pensamientos repetitivos
* Antojos de sal
* Episodios de niveles bajos de azúcar en la sangre

- Insomnio
- Presión arterial baja
- Síndrome de intestino irritable (SII), estreñimiento, diarrea

Adrenalina

La adrenalina es la hormona de "lucha o huida".

Dónde se produce
Principalmente en las glándulas suprarrenales.

Qué hace
La adrenalina se libera para ayudar a los reflejos y poder reaccionar de forma rápida cuando te encuentras en una situación estresante. Aumenta la frecuencia cardiaca, eleva la presión arterial y aumenta la energía en general.

Cómo se mide
La adrenalina se mide observando las catecolaminas (la familia a la que pertenece la adrenalina) en la sangre o la orina.

Qué pasa si no tienes suficiente
Tener un nivel bajo de adrenalina se llama insuficiencia suprarrenal y, por lo general, ocurre sólo en casos excepcionales. Pero cuando la adrenalina es baja, al cuerpo le resulta difícil producir cortisol, la hormona del estrés, lo que provoca presión arterial baja, niveles bajos de azúcar en la sangre y más complicaciones.

Qué pasa si tienes demasiada
Al igual que con el cortisol, los niveles de adrenalina aumentan cuando tienes ansiedad, aunque los picos de adrenalina duran menos tiempo en

el cuerpo que los picos de cortisol. Si la adrenalina permanece elevada durante demasiado tiempo, hay muchos síntomas diferentes que incluyen: frecuencia cardiaca elevada, niveles altos de insulina, niveles altos de glucosa, disminución del apetito y problemas para dormir. Puedes sentirte nerviosa, terrible y la respiración se vuelve irregular y rápida.

Melatonina

La melatonina es la hormona que regula el ciclo de sueño (o el ritmo circadiano).

Dónde se produce
En la glándula pineal, ubicada en el centro del cerebro.

Qué hace
La melatonina se secreta por la noche y ayuda a conciliar el sueño. Se libera en respuesta a la luz, por lo que debería alcanzar su nivel máximo por la noche, cuando el cielo se oscurece; es la otra cara del cortisol, que debe alcanzar su nivel más alto por la mañana.

Cómo se mide
La melatonina se puede medir en sangre o saliva. Al igual que con el cortisol, se toman varias muestras a lo largo del día, con resultados que son más útiles que un único nivel estático.

Qué pasa si no tienes suficiente
La falta de melatonina presenta problemas para dormir, desde problemas para conciliar el sueño hasta mala calidad del mismo. La melatonina es esencial para un ritmo circadiano adecuado; por eso, tomar un suplemento es útil para quienes trabajan por turnos, sufren *jet lag* o tienen dificultad para conciliar el sueño, en lugar de permanecer dormidos.

Qué pasa si tienes demasiada

El exceso de melatonina suele ser resultado de un exceso de suplementos. Los efectos secundarios de un exceso de melatonina incluyen somnolencia diurna, mareos y fatiga.

Si te quedas despierta más allá del punto en el que estás exhausta y sabes que debes dormir, alteras los niveles de melatonina. Eso hace que sea más difícil conciliar el sueño. Con el tiempo, se altera el ritmo circadiano natural, lo que afecta no sólo el sueño, sino también la secreción de todas las demás hormonas, así como tu salud digestiva.

Cómo tomar melatonina en caso necesario

La melatonina está disponible sin receta en forma de pastillas y gomitas. Pero no pienses que, como está disponible tan fácilmente, no hay que determinar la cantidad correcta para tus necesidades de sueño. Digo lo mismo sobre la melatonina que sobre cualquier otra hormona: tiene un punto óptimo. Cuando tomas demasiado de cualquier hormona, el suplemento se apodera de la capacidad natural del cuerpo para producirla, y eso altera la señalización. Por eso, algunos expertos recomiendan no tomar melatonina todos los días o tomarla sólo bajo supervisión médica. Creo que las dosis bajas (de 1 a 3 miligramos diarios) te darán una liberación lenta que no detendrá tu producción de melatonina. Tomar más de eso no será útil.

Hormonas del metabolismo

Insulina

Es la hormona que regula el azúcar en la sangre, empujando la glucosa hacia las células.

Dónde se produce

En las células beta del páncreas.

Qué hace

La insulina es responsable del almacenamiento de grasa y es un elemento muy importante en la salud metabólica general. En una situación ideal: comes, se libera insulina en respuesta al nivel de azúcar en la sangre (o glucosa: el combustible del cuerpo) y, luego, esa glucosa se envía a las células adecuadas, donde se necesita energía, y el resultado es satisfacción. El equilibrio entre el azúcar en la sangre circulante, la secreción de insulina del páncreas, el hambre y el apetito están en sintonía cuando el cuerpo está sano, sin estrés ni alteración hormonal (es decir, ¡nunca!)

Además del páncreas, otros órganos regulan la insulina, incluidos el hígado, los músculos y el sistema digestivo. Todos esos órganos asisten y ayudan en el manejo de la glucosa en la sangre, lo que indica la liberación y el funcionamiento de la insulina.

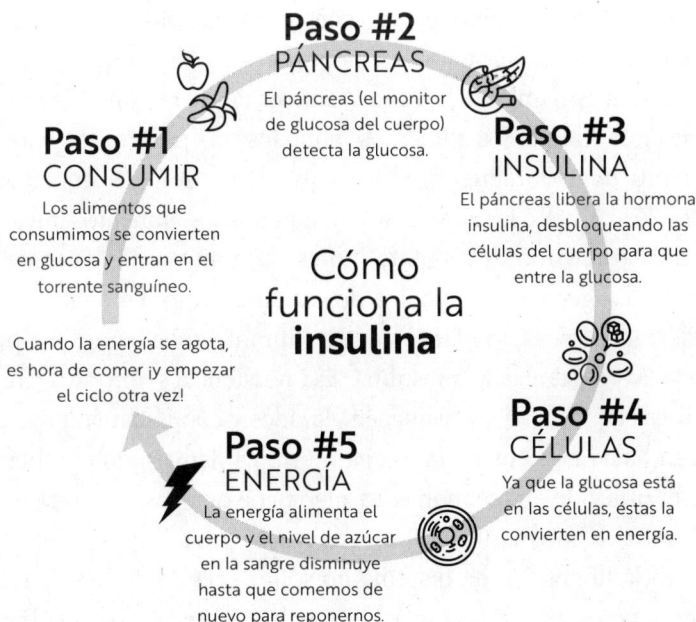

Paso #2
PÁNCREAS
El páncreas (el monitor de glucosa del cuerpo) detecta la glucosa.

Paso #1
CONSUMIR
Los alimentos que consumimos se convierten en glucosa y entran en el torrente sanguíneo.

Cuando la energía se agota, es hora de comer ¡y empezar el ciclo otra vez!

Cómo funciona la insulina

Paso #3
INSULINA
El páncreas libera la hormona insulina, desbloqueando las células del cuerpo para que entre la glucosa.

Paso #4
CÉLULAS
Ya que la glucosa está en las células, éstas la convierten en energía.

Paso #5
ENERGÍA
La energía alimenta el cuerpo y el nivel de azúcar en la sangre disminuye hasta que comemos de nuevo para reponernos.

Cómo se mide

Los mejores estudios para la insulina son la glucemia en ayunas y la hemoglobina glicosilada (HbA1c). Los niveles séricos o sanguíneos de insulina y péptido C también son útiles.

Qué pasa si no tienes suficiente

Los niveles bajos de insulina mantienen demasiada glucosa en el torrente sanguíneo y no envían la suficiente cantidad a las células, lo que significa que terminas con hiperglucemia. Los síntomas de la hiperglucemia incluyen sudoración, mareos, nerviosismo, sensación de temblor o agitación. Tener niveles bajos de insulina es un problema para las personas con diabetes tipo 1.

Qué pasa si tienes demasiada

Los niveles altos de insulina se producen por comer demasiado o comer alimentos tóxicos o exigentes para el cuerpo. Esto conduce a una respuesta demasiado exagerada de la insulina. Sin duda, has experimentado eso cuando ingieres una comida compuesta, sobre todo, por carbohidratos simples (un *bagel* con queso crema y mermelada, por ejemplo) que rápido se convierten en glucosa. Más o menos una hora después, tienes hambre de nuevo. Además, desde el punto de vista del azúcar en la sangre, los alimentos refinados, los procesados y los que tienen muchos colorantes, productos químicos y aditivos aumentan los niveles de azúcar en la sangre, incluso más que los alimentos integrales.

Para la mayoría de la gente, no es un gran problema tener una respuesta exagerada a la insulina de vez en cuando. Pero cuando esto sucede varias veces a lo largo del día, durante años y años, se puede desarrollar resistencia a la insulina. Esa resistencia se produce cuando los niveles de insulina se mantienen elevados y continúan empujando la glucosa hacia las células. Pero como esto es demasiado combustible para ser utilizado en ese momento, algo tiene que pasar con ese exceso de glucosa; lo adivinaste: se almacena como grasa.

Pero la liberación de insulina no sólo depende de lo que sucede en el páncreas. Existe una relación entre la secreción de insulina del páncreas y los niveles de glucosa en la sangre en la que también influyen el hígado, los riñones y el tracto digestivo. Por ejemplo, el hígado regula la glucosa mediante la producción de la hormona glucagón, que el hígado libera cuando detecta hipoglucemia. Pero si tienes un hígado "sucio" que no procesa las hormonas de forma correcta (algo sobre lo que leerás en el capítulo 8) tendrás una respuesta de glucosa alterada, con niveles que pueden ser demasiado altos o que se producen en el momento equivocado.

Como ya mencioné, el tracto digestivo también es responsable de la regulación de la insulina. Las bacterias gastrointestinales, o el microbioma como nos gusta llamarlo, regulan los niveles de glucosa en la sangre detectando los niveles de nutrientes en el tracto digestivo y los niveles de azúcar en la sangre en el hígado. Además, los riñones liberan glucosa en la sangre según lo que esté haciendo el cuerpo o absorben glucosa y la reabsorben, destruyendo la insulina.

El enfoque oriental-occidental reconoce las relaciones entre el tracto digestivo, el hígado, el páncreas y las hormonas porque considera estos factores en el manejo hormonal.

Hormonas tiroideas (T3, T4, TSH, TRH)

De todas las hormonas del cuerpo, las producidas por la glándula tiroides son las más mencionadas y las más incomprendidas, en especial para las mujeres. ¿Ya mencioné el *gaslighting* médico? No sé cuántos casos ignorados de hipotiroidismo, tiroiditis de Hashimoto, enfermedad de Graves y bocio he visto en mi consultorio. Cuando te digan que tus niveles de tiroides son normales, pero aun así tienes muchos síntomas diferentes y a menudo debilitantes, es absolutamente necesario que solicites estudios más avanzados a un doctor que te escuche. En especial, si estás experimentando los síntomas enumerados aquí.

Analizo eso con más detalle en el capítulo sobre los síntomas y las afecciones hormonales, ya que no se habla lo suficiente sobre cómo funciona la tiroides; los diferentes tipos de trastornos tiroideos (ya sean genéticos o no), cómo influye el estrés en ellos; lo crítica que es la carga de nutrientes y la importancia de la salud gastrointestinal. Podría seguir y seguir, pero ya llegaremos ahí, ¡lo prometo!

Dónde se producen

T3, T4 y TSH

Las señales del hipotálamo y la pituitaria se envían a la pequeña glándula tiroides (con forma de mariposa) ubicada en la base de la parte delantera del cuello para producir las hormonas tiroideas clave: triyodotironina (T3), tiroxina (T4) y la hormona estimulante de la tiroides (TSH, por sus siglas en inglés). Parte de esa producción también se lleva a cabo en el tracto digestivo, ya que el microbioma determina la conversión de T4 (la hormona tiroidea menos activa) en T3. Hay investigaciones recientes sobre el papel de la T1 (monoyodotirosina) y la T2 (diyodotirosina), hormonas tiroideas que se están explorando en términos de su función y relevancia.

TRH

La hormona liberadora de tirotropina (TRH, por sus siglas en inglés) es la hormona producida por el hipotálamo que indica la liberación de TSH de la pituitaria y luego la liberación de hormonas tiroideas.

Qué hacen

Esas hormonas regulan el metabolismo, incluida la forma en que quemamos calorías. Las hormonas tiroideas afectan e influyen en muchos aspectos diferentes de la salud: la energía, el estado de ánimo, la memoria, la salud gastrointestinal, el cabello, la piel, las cejas y las pestañas.

Las hormonas tiroideas, como todas las demás hormonas del cuerpo, trabajan en conjunto con la insulina, el cortisol, el estrógeno y la progesterona. De hecho, encontramos esto una y otra vez en la práctica médica. Por ejemplo, la eficiencia de la tiroides está relacionada de forma directa con las glándulas suprarrenales y con la liberación de cortisol y adrenalina. Cuando las glándulas suprarrenales y otros órganos están estresados o sobrecargados, se puede desencadenar una disfunción tiroidea. Además, si los niveles de estrógeno aumentan demasiado, la tiroides debe trabajar aún más para producir las hormonas.

Cómo se miden

Los análisis de sangre miden los niveles de T3, T4 y TSH en el cuerpo. En la práctica médica también medimos la RT3 con los niveles totales y libres de T3 y T4. La RT3 se conoce como hormona tiroidea inversa y se une a los receptores de yodo. Por lo general, es alta cuando el cuerpo está bajo estrés o atravesando una enfermedad prolongada. La T3 y la T4 totales se refieren a la cantidad de esa hormona que flota de manera libre y a la cantidad unida a las proteínas. Ambas son necesarias para el funcionamiento óptimo de la hormona tiroidea.

Pero es posible que aquí debas abogar por ti. Como la función tiroidea es única para cada mujer, es muy fácil aceptar buenas noticias cuando te dicen que estás bien, aunque no sea así. Cada vez más, aprendemos que cada mujer tiene su "normalidad". Por lo general, se solicitan análisis de sangre para medir sólo los niveles de T3, T4 y TSH, pero esos estudios no analizan todos los diferentes metabolitos de las hormonas tiroideas ni los anticuerpos tiroideos, por lo que no se puede determinar con precisión qué tipo de afección o enfermedad tiroidea tienes.

Por ejemplo, el rango normal de TSH es de 0.5 a 5.0 mIU/l (miliunidades internacionales por litro). Supongamos que tu TSH es de 3.5. Te dijeron que es normal, pero ese 3.5 no es óptimo para ti (puedes ser hipotiroidea o tener una función tiroidea baja incluso con ese resultado "normal"). Y si tu carga de anticuerpos tiroideos es alta (anticuerpos antitiroglobulina y antiperoxidasa tiroidea) significa que tienes una inflamación crónica y necesitas ser más agresiva con tu tratamiento. Pero por lo que veo en mis interacciones diarias con las pacientes, a menudo esos estudios se pasan por alto, y las pacientes y doctores creen que están "bien".

Además, a muchas mujeres les recetan medicamentos para la tiroides durante años, pero en realidad padecen tiroiditis de Hashimoto, que es una afección inflamatoria. Por lo tanto, necesitan más apoyo que sólo medicamentos para la tiroides.

Qué pasa si no tienes suficientes

Una tiroides hipoactiva (o hipotiroidismo) ocurre cuando no tienes las hormonas tiroideas que necesitas. Puedes padecer una amplia gama de síntomas, como aumento de peso, fatiga, problemas de fertilidad, sensación de frío todo el tiempo y más.

Qué pasa si tienes demasiadas

Una tiroides hiperactiva (o hipertiroidismo) desencadena la sobreproducción de hormonas tiroideas. Esto causa pérdida de peso, irritabilidad, pérdida de visión, fatiga, problemas de sueño y cambios de humor.

Hormonas sexuales

Estrógeno

El estrógeno es la principal hormona femenina.

Dónde se produce

Sobre todo, en los ovarios, pero el estrógeno también se secreta en el útero y en la grasa corporal. Recibe instrucciones de la hormona folículo estimulante (FSH, por sus siglas en inglés), secretada por la glándula pituitaria, que a su vez recibe instrucciones de la hormona liberadora de gonadotropina (GnRH), secretada por el hipotálamo.

Qué hace

El estrógeno ayuda a desencadenar la pubertad, prepara el útero y el cuerpo para el embarazo y regula el ciclo menstrual. Los niveles de estrógeno aumentan durante las dos primeras semanas del ciclo y, luego, disminuyen durante la segunda mitad (días 14 a 28). Necesitas la cantidad adecuada de estrógeno para desarrollar el revestimiento endometrial, tener un periodo regular y ser fértil; también necesitas suficiente estrógeno para tener una buena piel, cabello, función cerebral, cognición y salud ósea.

Cómo se mide

Hay tres tipos de estrógeno: estradiol, estrona y estriol. Todos se miden en sangre o saliva. Existe mucha discusión sobre cuándo medirlos, ya que sus niveles fluctúan; muchos recomiendan realizar el estudio entre los días 19 y 21 (fase lútea). En nuestra práctica, hemos establecido que los niveles de estradiol no deben ser inferiores a 50 ni superiores a 200. La estrona, la forma de almacenamiento del estrógeno, no debe ser mayor a 150.

Qué pasa si no tienes suficiente

Sin niveles normales de estrógeno, tu ciclo menstrual será irregular o cesará por completo. También puedes experimentar piel o cabello seco, más fatiga o depresión. A medida que la cantidad de estrógeno continúa disminuyendo, existe un mayor riesgo de osteoporosis, demencia, alteración de la salud gastrointestinal y perfiles cardiometabólicos.

Qué pasa si tienes demasiado

El exceso de estrógeno conduce a un engrosamiento del revestimiento uterino que puede provocar manchado, menstruaciones abundantes, fibromas, quistes ováricos, migrañas, otros dolores de cabeza, ansiedad, depresión, confusión mental y dolor en las articulaciones. Los senos sensibles, la hinchazón y el estreñimiento también son signos de la dominancia estrogénica.

Progesterona

La progesterona es una hormona antiinflamatoria fundamental que no recibe suficiente atención. Sus niveles aumentan en la segunda mitad del ciclo menstrual y, a medida que disminuyen, desencadenan el flujo menstrual. Otras hormonas progesterona son la pregnenolona y la 17-hidroxiprogesterona.

Dónde se produce

La progesterona se produce en los ovarios tras recibir señales de la hormona pituitaria lutropina, u hormona luteinizante (LH, por sus siglas en inglés), la cual también recibe instrucciones de la GnRH, la hormona hipotalámica.

Qué hace

La progesterona es necesaria para el ciclo menstrual y para mantener un embarazo. Activa la segunda mitad del ciclo menstrual, ayuda a equilibrar los niveles de estrógeno y regula el estado de ánimo, el sueño, la energía, incluso los niveles de líquidos en el cuerpo. También es antiinflamatoria y ayuda a controlar el microbioma gastrointestinal, algo que muchas mujeres desconocen. La progesterona, la hormona calmante por excelencia, es fundamental para ayudar a controlar el estrés, pero al mismo tiempo se agota cuando estás estresada durante demasiado tiempo. Lo sé bien: mis niveles de progesterona cayeron de forma drástica cuando tenía 20 años y necesité un reemplazo de progesterona para volver a la normalidad.

Cómo se mide

Los niveles de progesterona se miden en sangre y saliva, siendo la saliva más útil, ya que se puede recolectar en múltiples mediciones durante el día, en lugar de reflejar un nivel estático, lo que puede ser engañoso. En mi práctica médica establecí niveles de progesterona en la sangre por encima de 0.5 pero no más de 25.

Qué pasa si no tienes suficiente

Cuando los niveles de progesterona bajan, hay más posibilidades de ansiedad, ciclos menstruales cortos y trastornos del sueño (¡hola, 3 a. m.!). Y eso inicia un círculo vicioso de estrés, que agota muy rápido los niveles de progesterona, lo que desencadena más estrés y ansiedad, ya que la progesterona es una hormona calmante y antiinflamatoria.

Qué pasa si tienes demasiada

Demasiada progesterona genera una sensación de pesadez y embarazo. Muchas mujeres sienten que están caminando entre lodo, se sienten aturdidas, pesadas o aumentan de peso muy rápido. Metabolizar y equilibrar los niveles de progesterona es tan importante como metabolizar y equilibrar los niveles de estrógeno.

Andrógenos

Así como los hombres tienen bajos niveles de hormonas femeninas, las mujeres tienen bajos niveles de hormonas masculinas, llamadas andrógenos. Esas hormonas incluyen testosterona, DHEA (dehidroepiandrosterona), dihidrotestosterona (DHT), 17-hidroxiprogesterona y androstenediona.

Dónde se producen

Principalmente en los ovarios, con cantidades más pequeñas secretadas por las glándulas suprarrenales y las células grasas.

Qué hacen

Los andrógenos desempeñan un papel en las características de género, el equilibrio hormonal general y la descomposición hormonal. Ponen en marcha la pubertad y son responsables del vello facial, axilar y púbico. Además, están involucrados en la salud de los músculos, el hígado y los huesos.

Cómo se miden

Los andrógenos se miden en sangre o saliva. La sangre da valores más estáticos y la saliva da valores en un patrón a lo largo del tiempo.

Qué pasa si no tienes suficientes

Los niveles bajos de andrógenos pueden provocar pérdida ósea, bochornos, retrasar la pubertad y reducir la libido.

Qué pasa si tienes demasiados

Parece que los niveles de andrógenos están aumentando en las mujeres. Desde la pubertad temprana hasta el acné y los problemas de ovulación e infertilidad, estamos viendo una explosión de problemas causados por el exceso de andrógenos. A medida que las mujeres envejecen, la caída de los niveles de estrógeno y progesterona puede permitir la dominancia androgénica, lo que resulta en acné de aparición tardía y calvicie de patrón masculino. El exceso de andrógenos también provoca resistencia a la insulina o niveles altos de azúcar en la sangre, lo que afecta a todas las hormonas. Los niveles de andrógenos aumentan con el estrés, la falta de sueño, las dietas pobres en nutrientes, los alimentos procesados y los traumas. Incluso hay un componente neuroinflamatorio, con ansiedad, depresión y problemas de concentración relacionados con los andrógenos. Los andrógenos y la sensibilidad a los mismos son responsables del aumento del síndrome de ovario poliquístico, la caída del cabello, los problemas de tiroides y la infertilidad.

Hormonas cerebrales: hipotálamo y pituitaria

Quizá no te das cuenta de lo esencial que es tu cerebro para la regulación hormonal. El hipotálamo y la pituitaria están ubicados uno cerca del otro y reciben la influencia del estrés, el sueño, los traumas, los medicamentos y mucho más. Las hormonas producidas por estas glándulas les dicen cómo hacer su trabajo a todas las demás que mencioné. Pero si tu cerebro es como el mío, esas instrucciones no siempre se siguen y el centro de mando… bueno, no siempre está activo.

Eje hipotálamo-hipofisario

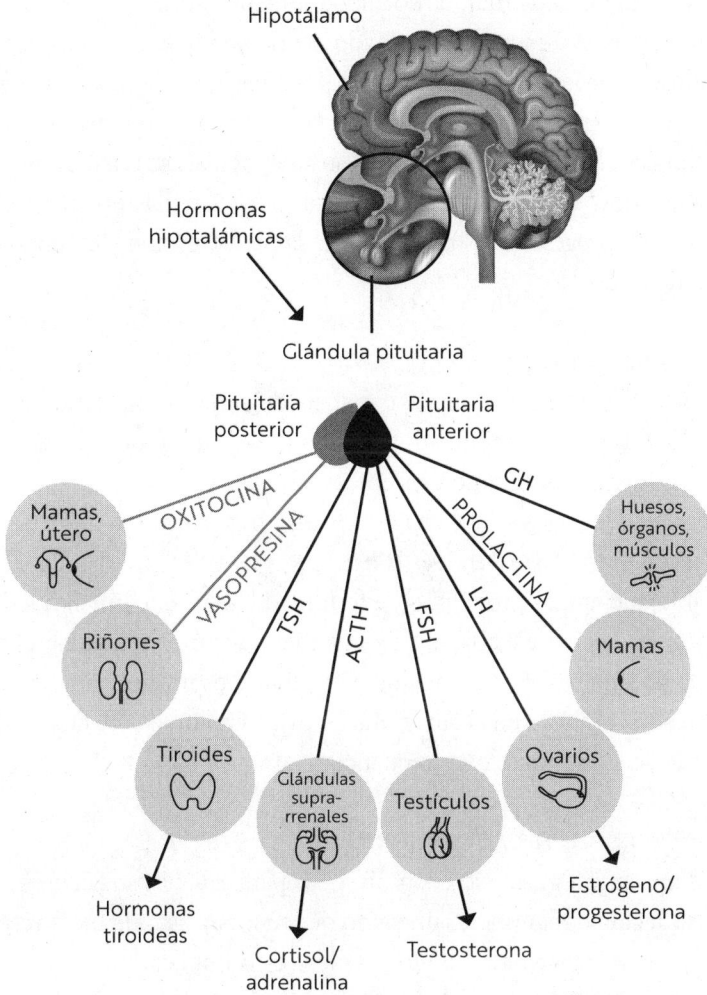

Hipotálamo

Hormonas hipotalámicas

Glándula pituitaria

Pituitaria posterior

Pituitaria anterior

GH

Mamas, útero

OXITOCINA

Huesos, órganos, músculos

VASOPRESINA

PROLACTINA

Riñones

TSH

ACTH

FSH

LH

Mamas

Tiroides

Glándulas suprarrenales

Testículos

Ovarios

Hormonas tiroideas

Cortisol/ adrenalina

Testosterona

Estrógeno/ progesterona

Hormona folículo estimulante y hormona luteinizante

Dónde se producen

Ambas se producen en la glándula pituitaria.

Qué hacen

Durante el ciclo menstrual, la hormona folículo estimulante (FSH, por sus siglas en inglés) estimula el folículo ovárico, lo que hace que crezca un óvulo y se produzca más estrógeno. Esto hace que la pituitaria deje de producir FSH y empiece a producir más hormona luteinizante (LH, por sus siglas en inglés). Cuando esto sucede, ovulas; se libera tu óvulo y aumentan tus niveles de progesterona. Si no quedas embarazada, los niveles de progesterona bajan, te llega la menstruación y el ciclo comienza de nuevo.

Cómo se miden

Esas hormonas se miden con un análisis de sangre o de orina. Si te haces el estudio por razones de fertilidad, es posible que debas dar muestras durante un tiempo específico.

Qué pasa si no tienes suficientes

Es posible que tengas problemas de fertilidad y te resulte difícil quedar embarazada. Los niveles bajos de FSH a menudo se correlacionan con una falla de la pituitaria y la falta de ovulación. Los niveles bajos de FSH también son comunes en el síndrome de ovario poliquístico, cuando la ovulación se interrumpe con frecuencia.

Qué pasa si tienes demasiadas

Tener demasiada FSH es poco común, pero para quienes se encuentran en esa situación a menudo es un signo de menopausia o de bajas reservas ováricas y mala calidad de los óvulos. Esto implica que tu cuerpo necesita más FSH para estimular la ovulación. Los niveles altos de LH se encuentran con frecuencia en el SOP, lo que bloquea la ovulación.

Tu ciclo menstrual

Hay dos fases en el ciclo menstrual: (1) cuando el óvulo está a punto de liberarse y los niveles de estrógeno aumentan, y (2) tras la liberación, cuando los niveles de progesterona aumentan en preparación para la posible fertilización. El ciclo promedio es de 28 a 34 días, pero este tiempo puede variar mucho.

- El día 1 de tu ciclo es el primer día en que tienes un flujo de sangre. Incluso si tu ciclo es errático, comienzas a contar desde el primer día de sangrado. Sólo para que lo sepas, el manchado y el sangrado no son lo mismo. El manchado son sólo gotitas aquí y allá; el sangrado menstrual es un flujo continuo real. Y cuando hay flujo, algunos óvulos nuevos comienzan a crecer en los ovarios y el revestimiento uterino se engrosa. Ésa es la fase folicular, durante la cual aumentan los niveles de estrógeno.
- Alrededor de dos o tres semanas después, un óvulo maduro (o más) se libera del ovario durante la ovulación y pasa a las trompas de Falopio. Ésa es la fase lútea, con niveles más altos de progesterona que permiten la fertilización, si hay algún espermatozoide flotando alrededor.
- Si no hay fertilización, el óvulo muere y los niveles de estrógeno y progesterona disminuyen. El revestimiento grueso del útero se desprende en el siguiente flujo menstrual. Luego, el ciclo comienza de nuevo.

Hormona del crecimiento

Dónde se produce

La hormona del crecimiento (GH, por sus siglas en inglés) es secretada por la glándula pituitaria.

Qué hace

Como su nombre lo indica, la GH es responsable del crecimiento en las niñas y niños, pero también regula el metabolismo en las personas adultas. Esta hormona afecta la masa muscular, el equilibrio de líquidos y la salud ósea.

Cómo se mide

La GH se puede medir utilizando los niveles de IGF-1 (factor de crecimiento similar a la insulina 1, por sus siglas en inglés) en la sangre.

GnRH

Dónde se produce

El hipotálamo produce la hormona liberadora de gonadotropina (GnRH, por sus siglas en inglés).

Qué hace

La GnRH dirige la producción de las hormonas hipofisarias FSH y LH para que puedan realizar su trabajo. Se puede medir en la sangre, pero es más difícil de examinar.

ACTH

Dónde se produce

La glándula pituitaria secreta la hormona adrenocorticotrópica (ACTH, por sus siglas en inglés).

Qué hace

La ACTH envía señales a las glándulas suprarrenales para que produzcan cortisol y adrenalina. Dada esa función, la ACTH desempeña un papel en el manejo del estrés y es parte del eje hipotálamo-hipofisario-adrenal que, en última instancia, afecta todos los niveles hormonales.

Cómo se mide

La ACTH se mide en análisis de sangre.

Prolactina

Dónde se produce

La glándula pituitaria libera prolactina (PRL).

Qué hace

La prolactina estimula el desarrollo de los senos y la producción de leche en las mujeres. Cuando se encuentra en niveles excesivos, también funciona como un andrógeno (y a menudo está elevada en el síndrome de ovario poliquístico).

Cómo se mide

La prolactina se mide en análisis de sangre.

¿Qué es la terapia de reemplazo hormonal?

Cuando tus niveles de estrógeno y progesterona no son normales, se puede recetar una terapia de reemplazo hormonal (TRH) para aliviar algunos o todos los síntomas, en especial si los síntomas son graves o interfieren con tu calidad de vida. Pero la terapia de reemplazo hormonal no debe considerarse una solución rápida. Cuando conozcas los conceptos básicos del enfoque oriental-occidental para equilibrar las hormonas (que se analizan en varios capítulos a continuación), comprenderás mejor cómo las hormonas que te recetan afectarán al resto de tu cuerpo, en particular al hígado y al tracto digestivo. Pero explico más sobre el enfoque oriental-occidental en el capítulo 5.

Durante la perimenopausia y la menopausia, el doctor puede sugerir una terapia de reemplazo hormonal cuando tus niveles de estrógeno y progesterona fluctúen o disminuyan. Te harán estudios de niveles y luego decidirás (con tu doctor) qué tipo de terapia podría ser mejor para ti. La terapia de reemplazo hormonal está disponible en forma de píldoras, parches cutáneos, geles, anillos y cremas vaginales. La mayoría de las terapias de reemplazo hormonal contienen estrógeno y progesterona, pero las fórmulas varían según tus necesidades.

Sobre la terapia de reemplazo hormonal

Uno de los mayores reveses en el tratamiento hormonal se produjo debido a un estudio claramente defectuoso sobre la terapia de reemplazo hormonal. Esa investigación causó titulares llamativos y pánico en todo el mundo... y sigue provocando que las mujeres teman a las hormonas.

El Women's Health Initiative Study, iniciado por una división del Instituto Nacional de Salud en Estados Unidos (NIH), hizo un seguimiento de 27 347 mujeres estadounidenses de entre 50 y 79 años que se habían inscrito en ensayos con hormonas entre los años 1993 y 1998. El objetivo era investigar si los efectos del estrógeno o de las hormonas combinadas podían prevenir la enfermedad coronaria y la osteoporosis, y si existía un riesgo asociado de cáncer de mama. Las mujeres que participaron en el estudio tomaron píldoras de hormonas o un placebo, y las monitorearon durante años.

Al poco tiempo, los investigadores descubrieron que, en lugar de haber una disminución del riesgo, las tasas de enfermedades generales y de muerte, en particular de enfermedades por estrógeno, como el cáncer de mama, eran 12% más altas en las mujeres que tomaban estrógeno más progestina que en las mujeres que ingerían un placebo. Cuando se supo que los ensayos con estrógeno más progestina y con estrógeno sólo se habían interrumpido antes de tiempo (en julio de 2002 y marzo de 2004, respectivamente), los doctores se quedaron atónitos y las mujeres aterrorizadas. Les habían dicho que la terapia de reemplazo hormonal era buena para la salud y fortalecía los huesos. En cambio, ese estudio daba a entender que la terapia de reemplazo hormonal era un factor de riesgo de muerte prematura.

¿Cuál fue el mayor defecto del estudio? ¡Sólo se hizo un seguimiento de *mujeres posmenopáusicas*! Ellas ya tenían niveles bajos de estrógeno y progesterona. El estrógeno que les administraron fue Premarin, sintetizado a partir de orina de caballo, el cual ni siquiera es un estrógeno que se parezca de forma bioquímica y estructural al que las mujeres producen de forma natural en sus cuerpos.

Más de 20 años después, muchas mujeres todavía tienen miedo de tomar una terapia de reemplazo hormonal en cualquier forma, debido a la histeria que surgió sobre aquel estudio. Los hallazgos de que las mujeres de 50 años que tomaron sólo estrógeno tuvieron un riesgo 16% *menor* de enfermedad general y muerte… se perdieron en la tormenta mediática. De hecho, fueron las mujeres de 70 años que sólo tomaron estrógeno las que tuvieron aquel riesgo 17% mayor de enfermedad general.

Desde entonces, los investigadores han descubierto que las mujeres de verdad necesitan hormonas. El volumen cerebral disminuye sin hormonas. El cabello, la piel, la libido, la función cognitiva, la salud de las articulaciones, la salud ósea y los niveles de energía dependen en gran medida de la salud hormonal.

Por lo tanto, no hay que temer a las hormonas ni a la terapia de reemplazo hormonal. Hace más de dos décadas, tuve que tomar progesterona bioidéntica (BHT por *bioidentical hormone therapy* o terapia de hormonas idénticas). Los efectos acumulativos del estrés y la mala alimentación, los patrones de sueño alterados y la mala salud gastrointestinal habían dejado mi cuerpo agotado. Como muchas de las mujeres que atiendo, no tenía la materia prima para producir hormonas por mi cuenta. Tomé progesterona durante unos seis meses. Pero a medida que aprendí a reequilibrar mi cuerpo, reponer mis nutrientes, restaurar mi salud gastrointestinal y el sueño y equilibrar mis otras hormonas, descubrí que ya no la necesitaba. Mi experiencia lo dejó claro: para tener hormonas felices necesito complementar mi dieta con proteínas y vitaminas B, equilibrar mis hormonas tiroideas, no consumir gluten y dormir bien. Cuando la sinergia de la bioquímica funciona, las hormonas y la terapia de reemplazo hormonal se suman a nuestros superpoderes.

Como ocurre con todos los medicamentos, la terapia de reemplazo hormonal puede tener riesgos, como mencioné en el capítulo 1. Prescribirla con un enfoque agresivo y unitalla debería ser una señal de precaución. El aumento del riesgo de coágulos sanguíneos, cáncer de mama, enfermedad de la vesícula biliar, ataque cardiaco o accidente cerebrovascular es pequeño, pero aun así es algo que debes considerar. Por eso prefiero las hormonas bioidénticas, con las que puedo ajustar las dosis y comenzar con dosis muy bajas que, de hecho, brindan los beneficios clínicos deseados y una mejor calidad de vida.

Esas fórmulas bioidénticas por lo general tienen más estrógeno protector (estriol) que el estradiol, que es más activo de manera biológica, pero también debe controlarse con más cuidado. Pero si éstas no funcionan y no veo resultados, recurro a algunas de las fórmulas hormonales convencionales, como los parches de estrógeno (más suaves que las píldoras que usa Premarin). Por lo general, este enfoque funciona de maravilla siempre y cuando monitoree los niveles de estrógeno de forma constante.

La terapia de reemplazo hormonal tiene sus pros y sus contras. Analiza todo en una conversación informada con tu doctor, en la que evalúes todas las opciones. El Reinicio hormonal de 30 días (capítulo 9) ofrece orientación para determinar si conviene considerar la terapia de reemplazo hormonal.

La diferencia entre las hormonas recetadas para la terapia de reemplazo hormonal y las hormonas bioidénticas

La terapia de reemplazo hormonal puede salvar la vida de millones de mujeres, pero también puede causar problemas en forma de efectos secundarios o, incluso, ser ineficaz. Las hormonas recetadas existen desde hace décadas, pero algunas de las fórmulas que se prescriben con más frecuencia ¡nunca se han actualizado!

Las hormonas que se recetan de forma convencional vienen en dosis estándar. Algunas de las más antiguas, como Premarin (como se mencionó, un estrógeno formulado a partir de orina de caballo), ni siquiera se parecen al estrógeno humano. Esas prescripciones pueden verse como sustancias casi extrañas cuando ingresan a nuestro cuerpo, lo que crea todo tipo de problemas de salud.

Por otro lado, las hormonas bioidénticas son químicamente idénticas a la estructura de las hormonas de nuestro cuerpo. Deben elaborarse en una farmacia especializada, pero se pueden adaptar a las necesidades individuales, lo que resulta muy útil, en particular para las personas con problemas para metabolizar ciertas fórmulas de manera eficaz.

Las diferencias entre las hormonas recetadas y las hormonas bioidénticas han generado controversia. Hay una facción de doctores convencionales que intentan detener la prescripción de hormonas bioidénticas. Afirman que no se puede confiar en algunas de las farmacias especializadas. Pero esos detractores tampoco admiten el daño potencial que pueden causar las preparaciones farmacéuticas convencionales. El Synthroid (levotiroxina sódica), por ejemplo, recetado de manera común para afecciones de la tiroides, contiene gluten que desencadena síntomas en personas con enfermedad celíaca o sensibilidad al gluten.

Algunas de mis pacientes dicen que nunca tomarán medicamentos convencionales, que se limitarán a fórmulas bioidénticas. ¡Ésa tampoco es la actitud correcta! Los tratamientos no se pueden considerar en términos de blanco y negro. Lo que funciona para tu hermana o tu mejor amiga puede no funcionar para ti. Abre tu mente y entiende que la caja de herramientas hormonal se está expandiendo.

Hormonas sucias

Una parte de la conversación sobre las hormonas y el equilibrio hormonal es encontrar el punto óptimo donde las hormonas no estén demasiado bajas ni demasiado altas, se metabolicen de manera efectiva y el cuerpo las utilice.

Pero cuando se acumulan los metabolitos más tóxicos o problemáticos de las hormonas, contribuyen a muchos de los síntomas y afecciones hormonales que vimos. En la práctica, buscamos hormonas sucias, que incluyen las siguientes:

Estrona: un subproducto del estrógeno que se almacena en el cuerpo.

17-OH progesterona: un metabolito de la progesterona que puede imitar a los andrógenos.

DHT: un derivado androgénico de la testosterona que desencadena el acné y la caída del cabello.

Fructosamina: un indicador del azúcar en la sangre que puede señalar resistencia a la insulina.

Péptido C: un precursor de la insulina que puede indicar resistencia a la insulina antes de un resultado alto en la prueba HbA1c (el promedio de azúcar en la sangre durante tres meses).

Androstenediona: un metabolito de la testosterona que también es androgénico, lo que provoca acné y caída del cabello.

Los estudios hormonales que necesitas

Conoce tus resultados

Uno de los pasos más importantes que puedes dar para evaluar tu salud es revisar tus hormonas con cierta regularidad. La prueba mínima es anual; lo ideal es cada seis meses. Si estás atravesando un cambio hormonal, entonces cada tres o cuatro meses. Pero revisar las hormonas no es sólo una cuestión de hormonas; obtienes una imagen general de tu salud y vitalidad. ¡Las hormonas mueven los hilos en todos los aspectos de tu salud como mujer!

No puedo enfatizar lo suficiente la importancia de conocer tus resultados (tus números). Esto sólo se logra con estudios regulares para que los resultados se puedan comparar a lo largo del tiempo y las tendencias y patrones se vuelvan visibles. Y los estudios frecuentes son una de las formas más fáciles de evaluar y controlar tu salud, así que sé proactiva y detecta los problemas *antes* de que se vuelvan crónicos o abrumadores. Y recuerda: las hormonas fluctúan con el ciclo menstrual, por lo que si te hacen estudios en diferentes momentos del ciclo, los niveles serán diferentes; pero hay puntos de referencia claros que indican que tus resultados no deben estar por encima o por debajo de ellos. Si no están bien, esos números son señales de advertencia tempranas de que tu cuerpo no está donde debería estar. Si son buenos, los resultados refuerzan que estás tomando las mejores decisiones.

Por lo general, en la medicina occidental, hay marcadores establecidos para los análisis de sangre de rutina. Pero a veces esos marcadores no funcionan para ti. Por ejemplo, algunas de mis pacientes con problemas de tiroides se sienten muy bien cuando su TSH está entre 1.0 y 2.0 (el rango normal es de 0.8 a 4.0), o se sienten terribles si su rango está encima de 2.0 o debajo de 1.0. Por eso necesitan un seguimiento constante para evaluar su verdadero estado.

Por lo tanto, sin importar la edad, si tomas hormonas para cualquier tipo de tratamiento, lo ideal es que te revisen, al menos, dos veces al año y, si es posible, cuatro (sé que trimestralmente es un inconveniente y, a menudo, no es factible en términos económicos). Esto es aún más importante tras la menopausia, cuando todavía necesitas saber qué está pasando con tu cuerpo y si estás convirtiendo algo en estrógeno. Todas queremos prosperar a medida que avanzamos en la siguiente etapa de la vida y, la verdad, no queremos que las sorpresas nos ralenticen o detengan.

En resumen, dependiendo del cambio hormonal, te recomiendo los siguientes estudios:

ROCK STAR (DE 13 A 19 AÑOS)

Análisis de sangre, examen/ultrasonido pélvico cada uno o dos años.

INTRÉPIDA (DE 20 A 28 AÑOS)

Análisis de sangre y examen/ultrasonido pélvico cada año.

SUPERESTRELLA (DE 29 A 38 AÑOS)

Análisis de sangre, examen/ultrasonido pélvico, autoexploración de mamas y termografía cada año.

SUPERMUJER (DE 39 A 55 AÑOS)

Análisis de sangre, examen/ultrasonido pélvico, mastografía y termografía cada año; colonoscopia cada 5 a 10 años.

COMANDANTE (DE 55 AÑOS EN ADELANTE)

Análisis de sangre cada seis meses, mastografía y termografía cada año, gammagrama óseo cada cinco años, colonoscopia cada 10 años hasta los 75 años.

Nota: aumenta la frecuencia si presentas algún problema o síntomas persistentes.

Análisis de sangre básico

Recomiendo los siguientes análisis de sangre básicos (los necesitas para los estudios mencionados en este capítulo). Todas las mujeres deben hacerse esas pruebas. Si tienes una afección médica específica o más compleja y quieres hacerte más estudios, consulta a tu doctor. De nuevo, se trata de pruebas hormonales básicas que todavía no se realizan con regularidad en la mayoría de las mujeres hoy en día.

Hormona	Rango objetivo
DHEA	100-200 μg/dl
Estrógeno: estrona (E1)	Nunca más de 150 pg/ml
Estrógeno: estradiol (E2)	Nunca más de 200 pg/ml (nunca menos de 50 pg/ml a menos que estés en la menopausia y ése sea el nivel objetivo de reemplazo)
Insulina en ayunas	3-5 μIU/ml
HbA1c	5-5.5%
Progesterona	Nunca menos de 0.5 ng/ml (o μg) (también objetivo de reemplazo)
Testosterona: total	20-40 ng/dl (será baja en la menopausia, pero ésos son objetivos de reemplazo hormonal)
Testosterona: libre	1-2 ng/dl
TSH	1-2 mIU/l
T3 total	100-20 ng/dl
T4 total	5-11.5 μg/dl

Estudios de saliva, glándulas suprarrenales y cognitivas

Además de los análisis de sangre, los profesionales de la medicina holística, integradora y funcional suelen sugerir estudios que evalúan no sólo los niveles *activos* de hormonas y nutrientes, sino también los niveles *almacenados*; eso permite comprender mejor lo que está haciendo el cuerpo, minuto a minuto, a lo largo del tiempo.

Estudios de saliva. Los doctores occidentales suelen descartarlos, pero pueden proporcionar información importante sobre los niveles almacenados de hormonas en comparación con los niveles circulantes activos. Es otra forma de ver cómo funcionan las hormonas y el metabolismo. He detectado niveles altos de estrógeno o testosterona almacenados en estos resultados de laboratorio, así como niveles bajos de progesterona que no coincidían con lo que sugerían los análisis de sangre de rutina, lo que salvó la vida de pacientes de enfermedades relacionadas con las hormonas. Me gustan los estudios de saliva para realizar evaluaciones más profundas del cortisol, el estrógeno, la testosterona, la progesterona y los andrógenos.

Estudios suprarrenales. Es muy difícil medir los niveles de cortisol en análisis de laboratorio de rutina; por lo general, sólo es válido el cortisol matutino. En cambio, puede ser útil realizar un panel de cortisol de 24 horas porque obtener los niveles a lo largo del día ayuda a determinar con mayor precisión las etapas de la fatiga suprarrenal. Muchas de esas pruebas requieren de tres a cinco muestras durante 24 horas para ayudar a identificar el patrón de secreción suprarrenal (o de cortisol) que puede estar causando los síntomas.

Estudios cognitivos. El estado del cerebro se pasa por alto de manera crónica, a pesar de que la salud cognitiva influye en la salud general de una persona y está muy influenciada por las hormonas. Para las pacientes con síntomas cognitivos, como pérdida de memoria, problemas de concentración o confusión mental, me gusta usar la prueba de habilidades cognitivas de Gibson. Evalúa las tendencias cognitivas, las debilidades y habilidades cognitivas clave: memoria, velocidad de procesamiento, procesamiento auditivo, procesamiento visual, lógica y razonamiento y capacidad de decodificación de palabras. Claro, también existen otras pruebas.

Un nivel de estudio cognitivo más avanzado es una resonancia magnética funcional, que muestra las áreas del cerebro comprometidas. Esto ayuda cuando existe la posibilidad de que tengas alzhéimer de aparición temprana o demencia debido a la pérdida de volumen cerebral. Si notas que tu cerebro o habilidades cognitivas cambian, es hora de ver a un neurólogo y solicitar una resonancia magnética, sólo para estar segura.

El diagnóstico por imagen también es hormonal

Cuando digo a mis pacientes que hacerse una mastografía es hormonal, me miran como si hubiera dicho algo absurdo. Pero es verdad. Una mastografía o un estudio de densidad ósea no sólo es estructural; tus *hormonas* influyen en lo que estás viendo en esas imágenes. Si tiendes a almacenar estrógeno, entonces tendrás dominancia estrogénica, y eso se manifestará como senos densos, fibroquísticos, calcificados o fibroadenomas mamarios.

Un estudio de diagnóstico por imágenes súper importante es el *ultrasonido pélvico*. Siempre debes solicitarlo en tu examen ginecológico anual para ver qué está pasando con tus órganos reproductivos. Esa prueba se realiza de manera rutinaria durante el embarazo, pero no antes ni después, y la verdad no entiendo por qué. Por ejemplo, es posible que tengas un engrosamiento del revestimiento endometrial, fibromas, quistes ováricos, un útero en retroversión o anteversión, todo eso ayuda a conectar los puntos sobre tu salud hormonal. De verdad, creo que todas las mujeres deberían hacerse un ultrasonido pélvico de rutina para ayudar a reevaluar su salud hormonal.

¿Se recomiendan los estudios genéticos para las afecciones hormonales?

Una parte de la conversación sobre la terapia de reemplazo hormonal es comprender tu riesgo genético de una desintoxicación hormonal deficiente. Los genes como MTHFR, COMT y CYP1B1 pueden causar dificultades con el metabolismo de los estrógenos.

La ventaja de los estudios genéticos es la capacidad de usar la información y los datos para planificar lo que tu cuerpo necesita y lo que no, y dónde puedes tener problemas. A menudo, las pacientes ven los estudios genéticos como una especie de sentencia, pero el hecho de que tengas una predisposición genética a una enfermedad no significa que vayas a desarrollarla. Cuando nosotros, como proveedores médicos, usamos los estudios genéticos para educar a nuestras pacientes sobre lo que necesitan y cómo individualizar su plan hormonal, eso sí que es una receta poderosa para la curación.

¡Felicidades! Llegaste hasta aquí y completaste tu curso intensivo sobre hormonas. Revisa la lista de síntomas hormonales en el capítulo 2 (página 68). Recuerda, si marcaste más de cinco síntomas, entonces, sí, estás lidiando con el Infierno Hormonal. Consulta el Apéndice para obtener algunos recursos que puedes utilizar para prepararte para tu próxima cita con la doctora. No importa si eres una Rock Star o una Comandante, el Infierno Hormonal no es sólo un viaje físico, también es emocional.

Capítulo 4

La ciencia de las emociones

Noticia de última hora: las emociones y las hormonas se comunican entre sí... y juntas influyen en cómo te sientes, piensas, incluso en lo que dirás o harás. En otras palabras... problemas.

El asunto es el siguiente: tu cuerpo emocional (esa capa de tu ser que no puedes tocar, golpear ni medir en sangre, saliva u orina) controla tus hormonas, y tus hormonas (sí, todas las que estudiaste en la Universidad de las Hormonas del capítulo anterior) controlan tus emociones. Puede que ambos, con la ayuda de tu intelecto y voluntad, se encuentren en medio, pero tu cuerpo lleva el registro; y es un *registro emocional, físico, mental y energético*.

El enfoque oriental-occidental para equilibrar las hormonas toma en cuenta tu cuerpo emocional. ¿Qué significa esto para nosotras? Significa que las heridas, las decepciones, las alegrías y la ira que hemos experimentado a lo largo de los años, ya sea que tengamos 15 o 50, viven dentro de nosotras, en las células. La ciencia lo está demostrando. ¿Sabías que las emociones se almacenan en el ADN mitocondrial (la central eléctrica de las células)? Es el mismo ADN que se transmite de generación en generación. Hablé de esto en mi charla TED de 2017, y en aquel momento parecía algo descabellado, pero ahora sabemos aún más: cómo nos *sentimos* cambia nuestra química, biología y, por supuesto, las hormonas. Influye en las generaciones venideras. Y nosotras fuimos influenciadas por las siete generaciones que nos precedieron.

Mientras la ciencia tropieza y lucha por resolver eso, yo veo la evidencia todos los días en mi clínica. La reconozco al aplicar mi enfoque oriental-occidental a la medicina y a la curación. Todas mis pacientes tienen una historia: algunas historias de victorias increíbles, otras de grandes pérdidas. Los sentimientos reflejados en esas historias tienen una energía propia, que vive en las células y bloquea o ayuda al flujo de energía a lo largo de un meridiano, afectando su *qi* (energía vital), o energía en general.

Por eso puedo predecir cómo se desarrollan algunas historias. Las pacientes que han experimentado una pérdida o un divorcio mantienen el dolor y la ira en los pulmones o hígado, los órganos clave para la desintoxicación. Después, esas vías se bloquean, y ¿adivina qué se encuentra en el meridiano del hígado? Los senos. Por eso no me extraña ver a una paciente atravesar un divorcio doloroso o un cambio radical en su carrera sólo para que le diagnostiquen una enfermedad o un problema médico 18 meses después. O ver cómo una preocupación constante por un hijo con problemas conduce a un problema digestivo, porque ese estrés se almacena en el meridiano del intestino o del bazo, lo que provoca una disfunción del cortisol y la insulina.

Y no sólo ocurre con mis pacientes. Yo también lo he experimentado en múltiples ocasiones. El estrés y el caos de mi hogar en la infancia provocaron que tuviera altos niveles de andrógenos e insulina, el acné apareció a los 13 o 14 años y persistió hasta los 30, cuando por fin pude unir las piezas del rompecabezas. En 2019, mi esposo sufrió un infarto inesperado cuando sólo tenía 41 años; mi hija empezó con los cambios hormonales y problemas del estado de ánimo; y yo pasé por algunos cambios, pérdidas y traiciones impactantes en el trabajo. Fue un golpe tras otro. Estaba en *shock*, sacudida hasta la médula… y mis hormonas seguro me lo decían. La menstruación, que siempre fue regular, se volvió abundante, irregular y se filtraba a través de las toallas sanitarias, los tampones y la ropa… varias veces cada mes. Mi vientre se hinchó de la nada. En definitiva, no era yo. Mi cuerpo, como el de mis pacientes, me estaba hablando. Aunque no tuviera la energía para escuchar, estaba decidido a llamar mi atención.

Muchas pacientes me han contado historias similares. Mientras navegan por sus vidas y gestionan sus relaciones, sus seres queridos o compañeros de trabajo les dicen lo mismo: "No eres tú".

Claro, hay muchas razones por las que, al parecer, no eres tú. Es probable que estés intentando adaptarte a un nuevo trabajo, mudarte a una nueva casa, cuidar a un recién nacido con cólicos, ayudar a un amigo o familiar en crisis, todo el tiempo actuando como Supermujer para todos y soportando la carga de todos sus problemas. Pero hay una gran razón por la que no eres tú y los doctores casi siempre la pasan por alto.

Como ya aprendiste en los capítulos 1, 2 y 3, cuando tus hormonas no están en equilibrio, tus emociones y tu procesamiento mental tampoco lo están. El mundo parece oscuro, mucho más oscuro de lo que debería ser. Una crisis emocional extrema está esperando para desbaratar tus hormonas... y una pastilla no puede solucionarlo.

Estoy segura de que ya lo sabes; todas lo sabemos porque lo hemos experimentado. Amas a tu pareja o a tu hijo, y luego quieres que desaparezca. O piensas que algo anda mal con ellos, contigo o con tu relación. De repente estás ansiosa, deprimida, malhumorada o irritable: sentimientos que desaparecen de forma mágica en algún momento de tu ciclo. Estás feliz en un momento y al siguiente te enojas con los demás. Eres capaz de hacer malabares con muchas tareas y marcarlas de las listas, pero ahora estás sollozando de manera histérica.

Y aquí vienen las letras chiquitas: todo eso se amplifica en la perimenopausia y la menopausia, donde la brecha entre el estrógeno y la progesterona se amplía, lo que lleva al agotamiento hormonal de la menopausia. Pierdes trabajos, tus relaciones se rompen, adoptas hábitos poco saludables y te conviertes en el mismo estereotipo que siempre atacaste: enojada, malhumorada, irracional, loca. Y empiezan los chistes no tan graciosos sobre las mujeres en la perimenopausia y la menopausia.

Éste es uno de los puntos más importantes que planteo en este libro: *los cambios o desequilibrios hormonales rara vez se investigan como una de las causas fundamentales de los problemas emocionales o de salud mental. Y el impacto del trauma, la pérdida y la agitación emocional rara vez se investiga más allá de la asesoría o la terapia de duelo.*

La terapia de conversación, la asesoría de duelo, la búsqueda y curación de tu niña interior es un trabajo importante, pero no es suficiente. Si vas al psiquiatra porque estás deprimida, te pedirá que describas qué está pasando en tu vida que te hace sentir así. Hay muchas causas y variables, por supuesto, pero ¿cuáles son las probabilidades de que el psiquiatra te sugiera un chequeo médico completo, con énfasis en tus hormonas? Yo diría que son casi nulas. En cambio, te dará una receta para medicamentos, cuando en realidad lo que necesitas es que alguien conecte los puntos y te los explique. Por desgracia, eso rara vez sucede. Las mujeres (y sus vidas) siguen sufriendo de forma innecesaria.

No bajo mi supervisión. Y no en este libro. Ya aprendiste mucho sobre las hormonas. Ahora, examinemos la conexión entre las hormonas y las emociones.

Las 10 principales emociones almacenadas en el cuerpo

¿Cómo estás, realmente?

Lo que sientes y cómo lo sientes importa. Como verás en el capítulo 5, la MTC (medicina tradicional china) y el ayurveda (medicina tradicional originaria de la India) conectan emociones específicas con órganos y meridianos específicos. Eso significa que cada meridiano tiene una asociación emocional correlacionada, o un lugar donde se almacena esa emoción. Sufres del corazón por un dolor extremo o por un gran amor. Sientes que la energía fluye cuando estás bien, pero tienes problemas estomacales cuando estás ansiosa. Se te seca la garganta cuando no puedes expresarte y te duele la cabeza cuando hay mucha tensión. Ya sabemos que existe una conexión entre las emociones y el cuerpo. Ahora voy a llevarla un paso más allá y la conectaré con tus hormonas.

A continuación, veremos las 10 emociones más comunes que atravesamos a lo largo de la vida. Cada una tiene un impacto en nuestro cuerpo físico y hormonas. A medida que leas la lista, pregúntate: ¿Dónde te encuentras en este espectro o escalera emocional? ¿Qué emociones dominan tu existencia cotidiana, tus días de la semana o tus fines de semana? ¿Dónde vives de forma emocional?

Alegría/Felicidad: coronilla

La euforia, el asombro, la alegría: la capacidad de permanecer en ese estado de abundancia extrema, sin importar lo que la vida te depare, es un logro emocional y es coherente con el llamado de tu séptimo y más alto chakra. (Leerás sobre los chakras en el capítulo 5). Ese estado vibratorio te permite recibir dirección, guía y amor de todo lo que te rodea, y te ayuda a erigir una barrera contra las emociones negativas que se encuentran más abajo en la lista y que pueden privarte de este sentimiento.

¿Estás deprimida?

La lista de verificación para la depresión
La depresión es una enfermedad real para muchas mujeres y hombres. Cuando supera la cualidad de sentimiento y se convierte en una experiencia constante y debilitante, se necesita un equipo médico profesional. Según la Administración de Servicios de Salud Mental y Abuso de Sustancias, es posible que estés deprimida si persisten los siguientes síntomas:

- Tristeza
- Pérdida de interés o placer en actividades que solías disfrutar
- Cambios de peso
- Dormir demasiado o dificultad para dormir
- Pérdida de energía

- Sentimientos de inutilidad
- Pensamientos de muerte o suicidio

Si experimentas esas emociones o problemas más de un día a la semana, por favor, consulta a tu doctora de cabecera o a un profesional médico para obtener ayuda.

Mueve la mano sobre la cabeza y percibe cómo se siente. ¿El aire es cálido o frío? ¿Bloqueado o abierto? Encontrar alegría en los elementos más pequeños de la vida diaria mantendrá viva esa sensación. Por supuesto, los grandes momentos ayudan: ese primer día en el trabajo que siempre quisiste, reencontrar a tu mejor amiga de la infancia, comprometerte, tener bebés, pero esos hitos son momentos y no son para siempre.

La alegría y la felicidad reducen los niveles de cortisol, regulan la producción de insulina y apoyan el eje hipotálamo-hipofisario (HPA). Un sueño más profundo, un apetito estable y más energía se convierten en algo normal en lugar de estresante. Pero aunque no es fácil llegar a ese punto, ése es el desafío.

¿Estás ansiosa?

La lista de verificación para la ansiedad

Hoy en día, la mayoría tenemos algún nivel de ansiedad; ya sea por las noticias, la situación mundial o el ritmo rápido al que todas nos movemos, la ansiedad se ha convertido en una epidemia global. Pero existe una diferencia entre la ansiedad paralizante y la ansiedad de bajo grado. ¿Dónde te encuentras?

Según la Administración de Servicios de Salud Mental y Abuso de Sustancias, es posible que tengas ansiedad si persisten los siguientes síntomas:

- Pánico y miedo
- Taquicardia
- Dificultad para respirar
- Temblores
- Un fuerte deseo de escapar
- Dolor en el pecho
- Mareos

Si experimentas alguno de esos síntomas más de un día a la semana, por favor, consulta a tu doctor o doctora de cabecera o a un profesional médico para empezar a construir tu caja de herramientas.

Amor: corazón

El órgano del cuarto chakra, que se encuentra justo en el centro del pecho, corresponde al meridiano del corazón en la medicina china y es un estado de flujo o emocional que muchas hemos experimentado y seguimos experimentando. No se trata de enamoramiento ni de posesión, sino de una calidez que se puede sentir en el corazón y que, a menudo, es la energía y la motivación para avanzar, cambiar o proteger.

Podemos amar a nuestras familias, hijas, hijos, cónyuges, incluso el trabajo, pero el verdadero desafío en este viaje es hacia arriba: ¿te amas a ti? Esa calidez debería extenderse a cada una de nosotras, brindándonos la energía para cuidarnos de verdad. Qué comer, recibir ese masaje, dejar una relación tóxica, en pocas palabras, tu amor propio debería motivarte.

En la medicina china, cuando el meridiano del corazón está bloqueado, hay depresión, y cuando este meridiano está trabajando demasiado, ansiedad. ¿Dónde está tu amor? ¿Se dirige a ti? ¿O a los demás? ¿Es demasiado o poco?

Esperanza: pericardio

La esperanza vive cerca del corazón, ayudando a mantener el ritmo intacto, protegiéndolo hasta cierto punto y facilitando el amor. En un estado de flujo, o en el Viaje hacia ARRIBA, tenemos la esperanza de que las situaciones desafiantes funcionarán, incluso si no sentimos amor. Es por eso que la esperanza está un escalón abajo del amor y uno arriba de la paz o la neutralidad. La esperanza es el impulso, la promesa, el lugar donde aterrizar cuando estás navegando alrededor de obstáculos. Si no estás lista para amar o no sientes el amor, tal vez tengas la esperanza de que algún día lo harás.

Paz: circulación/sangre

La paz es la puerta de entrada al amor y la esperanza. Es un estado que fluye de manera libre, sin obstáculos. De hecho, es neutral y no es un mal lugar para aterrizar, en especial tras un trauma, una decepción, incluso una gran victoria. Conozco a muchas mujeres (me incluyo) para quienes la increíble alegría u orgullo de un logro se calma muy pronto y las deja en busca de la próxima euforia.

Un mejor plan (que yo he seguido) es pasar de las emociones altas y bajas a este estado neutral, y permanecer aquí por un tiempo para que el cuerpo y la mente se acostumbren a esa posición emocional, en lugar de oscilar de un extremo a otro. Aquí, el cuerpo puede descansar.

Cuando tu sangre o circulación fluye, el tracto digestivo y las hormonas están nutridos y felices, y el nivel de cortisol comienza a bajar.

Aceptación: garganta

La garganta es el órgano de la aceptación propia y de la aceptación de la pareja, familia, comunidad y colegas. La aceptación conduce a la autoexpresión; es la capacidad de hablar, de defenderse y luchar por una misma y por los otros.

Los bloqueos en este órgano del quinto chakra se relacionan con problemas vinculados con la aceptación y la expresión, que a su vez influyen en la regulación de la tiroides. Suena loco, pero sí, todo está conectado.

Preocupación: bazo e intestino delgado

En la medicina tradicional china, la preocupación afecta al sistema digestivo, en específico a los meridianos del bazo y del intestino delgado que regulan la digestión. Mis pacientes preocupadas de manera crónica tienen problemas gastrointestinales: intestino permeable, infecciones por *Candida*, alergias e intolerancias alimentarias, reflujo… ya sabes. Toda esa alteración gastrointestinal conduce a la resistencia a la insulina y a niveles altos de cortisol, lo que puede provocar aumento de peso (en particular, grasa abdominal) y fatiga.

Miedo: riñones y vejiga

Siguiendo con la medicina china, vemos que la emoción del miedo vive en los riñones y la vejiga. El miedo, por lo tanto, afecta la inflamación, el equilibrio tiroideo-suprarrenal y el equilibrio de líquidos y electrolitos. La medicina china reconoce eso y proporciona tónicos y hierbas que fortalecen los riñones para ayudar a liberar emociones como el miedo. Sus practicantes creen que esas emociones se liberan a través del canto, la acupuntura y la oración, por ejemplo. En el capítulo 9, aprenderás cómo incorporar un plan de liberación emocional en tu Reinicio hormonal de 30 días.

Duelo: pulmones

El trauma y la pérdida desencadenan el duelo, una de las emociones más duras de la experiencia humana. En la medicina oriental, esa emoción vive en los pulmones; por ejemplo, el duelo hace que sientas que no puedes respirar. Bueno, hay una razón para esa sensación cuando recurrimos a la medicina china. Se instala una deficiencia o un estado de agotamiento, y las hormonas como la progesterona y el estrógeno colapsan. Si estás atravesando un duelo, un doctor de medicina oriental evaluará tus hormonas, nutrientes y ancho de banda emocional (hay que nutrir al paciente de forma física para permitir la curación del cuerpo emocional).

Ira: hígado y vesícula biliar

En los casos de trauma, una emoción que suele preceder al duelo es la ira. Ojalá no fuera así, pero soy testigo en repetidas ocasiones de esa cólera, no del enojo tipo "me enojé porque la doctora llegó tarde" (sé que mis pacientes piensan eso), sino la ira profunda que no puedes quitarte de encima. Se cree que ese tipo de ira puede surgir de una experiencia o trauma pasado.

Según la medicina tradicional china, la ira y el estrés están asociados con el hígado, y ya sabes lo importante que es el hígado para el equilibrio hormonal. Cuando el enojo no se libera, la dominancia estrogénica, la disfunción tiroidea y el cortisol elevado toman el control, y las pacientes no entienden por qué no mejoran. En cambio, me miran con curiosidad cuando les pregunto si han liberado su ira.

Odio: pelvis

La emoción de nivel más bajo, el odio, es ese sentimiento intenso de no gustarse a sí mismo o a otra persona, y es destructivo. El odio conduce a la autolesión. Sirve para impedir que encontremos o experimentemos la alegría o el amor. Y es un aliado para los niveles altos de cortisol, el intestino permeable y los problemas de insulina.

El odio vive en la pelvis. Muchas de mis pacientes atrapadas en este sentimiento tienen problemas con el suelo pélvico y la salud sexual.

Como puedes ver, existe una gama de emociones entre las negativas y las positivas, con las emociones más negativas en la parte inferior de la escalera y las más positivas en la superior. El objetivo siempre es elevar tus emociones y tus vibraciones al siguiente nivel (el Viaje hacia ARRIBA, del que hablamos en este libro), donde los niveles más altos de emoción son el amor, la paz y la felicidad. Los niveles más bajos son el odio, la ira y el miedo. ¿Vives en ese espacio inferior? Bueno, es hora de ascender.

Pero por lo general, eso no pasa. Estamos programadas para bajar, no para subir. Y a nuestra cultura le gusta ver ese cambio hacia abajo en lugar del Viaje hacia ARRIBA. Es como disfrutar un *reality show* o un descarrilamiento de tren en una película. En lugar de eso, nuestro trabajo es hacernos cargo del movimiento de la emoción, construir y desarrollar de manera consciente las herramientas para ascender, para no permitir que las voces oscuras de las generaciones pasadas y la cultura actual nos jalen hacia abajo, donde otras han sido relegadas, vencidas, descartadas y desestimadas.

Si no logramos hacer ese cambio, el cuerpo reaccionará de forma negativa: priva a las células de oxígeno, vitalidad, desploma las hormonas… y todo eso conduce a la enfermedad. Para comprender por completo el alcance de este concepto, observa la siguiente tabla.

Emociones/hormonas

Emoción	Meridiano	Chakra	Patrón hormonal
Alegría/ felicidad	Triple energizador	Coronilla	Equilibrio general/ HPA estable
Amor	Corazón	Corazón	Mejora de la estabilidad de todas las hormonas
Esperanza	Pericardio	Corazón	Disminución de cortisol e insulina, y oxitocina alta
Paz	Sangre	Triple energizador	Cortisol e insulina desequilibrada
Aceptación	Garganta	Garganta	Equilibrio tiroideo
Preocupación	Bazo/ intestino delgado	Solar	Baja testosterona, desequilibrio tiroideo
Miedo	Riñón/vejiga	Sacro	Baja testosterona, desequilibrio tiroideo
Duelo	Pulmones	Corazón	Disminución de estrógeno, desequilibrio de insulina
Ira	Hígado/ vesícula biliar	Solar/sacro	Dominancia de estrógeno, desequilibrio de progesterona, desequilibrio de testosterona, altos niveles de cortisol
Odio	Pelvis	Raíz	Cortisol alto, insulina alta, desequilibrio de testosterona

La conexión entre las emociones y las hormonas

Esta conexión entre emociones y hormonas es bien conocida en la medicina oriental y, como puedes ver, todas experimentamos estos sentimientos en algún momento de la vida. Pero aprender a reconocer esos sentimientos por lo que son y trabajar para cambiarlos es posible, y es la diferencia entre sólo intentar sobrevivir y *prosperar* en la vida.

Desequilibrio de cortisol

El cortisol puede ser el barómetro definitivo de la salud emocional, ya que sus niveles suben y bajan a medida que respondemos y reaccionamos al entorno. El estrés, la ira, el trauma y la preocupación crean estados de cortisol elevados, con el cuerpo en modo de lucha o huida. A su vez, todas las demás hormonas reaccionan: los niveles de insulina aumentan, se establece la dominancia estrogénica y la tiroides hace todo lo posible por cumplir con su trabajo hasta que colapsa.

Regular el cortisol es el punto de partida para nuestro Viaje hacia ARRIBA: determina tu ancho de banda emocional y tu capacidad para subir la escalera de emociones hacia las más positivas y edificantes. Con razón, la atención plena, el trabajo de respiración, escribir un diario y tantas otras modalidades se están volviendo populares; si queremos elevarnos y sanar, entonces debemos equilibrar el cortisol para que las hormonas y el resto del cuerpo no se rebelen.

Desequilibrio de estrógenos

Cuando los niveles de estrógeno están desequilibrados, ya sea demasiado bajos o altos, la depresión suele ser el síntoma dominante. Las mujeres se sienten en extremo cansadas y lentas. Lloran sin entender *por qué* caen las lágrimas. La depresión conduce a la ansiedad, ya que los factores estresantes de la vida, de repente, se vuelven demasiado difíciles de controlar.

Hay dos patrones clave del desequilibrio de estrógeno: dominancia estrogénica y falta de estrógeno. En la *dominancia estrogénica*, el cuerpo no puede metabolizar el estrógeno de manera efectiva, o está produciendo o está expuesto a demasiados estrógenos ambientales. El hígado perezoso, la ira y el odio, la mala alimentación, la sobrecarga química y la disfunción gastrointestinal son causas de la dominancia estrogénica. Además, está la genética, que a menudo predice una incapacidad para metabolizar el estrógeno, como se ve en los genes MTHFR/COMT/CYP1B1. Los síntomas comunes de la dominancia estrogénica incluyen sensibilidad en los senos, aumento de peso, confusión mental, fibromas, síndrome de ovario poliquístico, endometriosis y quistes ováricos.

Por otro lado, el *bajo nivel de estrógeno* o la falta *de estrógeno* causa aumento de peso, fatiga, pérdida de cabello, arrugas y cambios en la piel y pérdida ósea. El duelo y el trauma pueden provocar una disminución de los estrógenos.

Desequilibrio de progesterona

Al igual que el estrógeno, la progesterona tiene un punto óptimo. Si hay demasiada, aparecen síntomas similares a los del embarazo: confusión mental, pesadez, sensibilidad en los senos, peso abdominal e hinchazón. Cuando la progesterona es muy baja, hay ciclos más cortos o intensos, palpitaciones y ansiedad.

El miedo y la preocupación crónicos desencadenan una disminución de la progesterona y, si ese patrón continúa sin control, tanto hormonal como emocionalmente, el viaje emocional se descontrola y se instalan la ira y el odio. He tenido parejas que han venido a mi consultorio y los hombres están muy confundidos: "No sé por qué mi esposa está tan enojada todo el tiempo. Es mala con todo el mundo. Ella no es así y no sé qué hacer al respecto".

A veces, la situación se agrava hasta el punto en que la pareja se separa, en especial cuando esa ansiedad se ha convertido en rabia. Esto me molesta mucho porque las parejas no se dan cuenta de que hay un desequilibrio químico en juego que quizá empeoró la dinámica existente de la relación. ¿Quizá deberíamos intentar equilibrar las hormonas antes del divorcio? ¿Luego hacer terapia? ¿Y echar un vistazo al espectro emocional? Sólo es una idea…

Desequilibrio de estrógeno y progesterona

Si combinamos un desequilibrio de estrógeno con un desequilibrio de progesterona, tenemos una relación alterada de estrógeno y progesterona. ¿Qué significa eso? Más síntomas, más problemas con la regulación emocional y muchas quejas cognitivas.

Todo el tiempo escucho: "Me siento estúpida. Ya no puedo recordar nada. No logro concentrarme. No soy tan inteligente como solía ser. No puedo funcionar". A esto, casi de inmediato le sigue: "Me estoy haciendo vieja. Me *siento* vieja". Y luego aparece el odio. Ugh.

Desequilibrio de testosterona

La testosterona es tan importante para las mujeres como para los hombres. Demasiada testosterona hace que una mujer se sienta agresiva y enojada, como si estuviera nerviosa y lista para explotar en cualquier momento. También puede sentirse como si estuvieras quejándote todo el tiempo, hablando con insolencia, molesta y desdichada. Aunque el acné y la caída del cabello son síntomas físicos de un exceso de testosterona, la ira y el odio pueden ser las consecuencias emocionales.

La falta de testosterona hará lo contrario: reducirá la libido, causará fatiga y depresión, incluso afectará la salud ósea. Hay más preocupación y miedo cuando los niveles de testosterona bajan, lo que afecta las decisiones y el progreso en la vida.

Desequilibrio tiroideo

Bien, a estas alturas ya no te sorprenderá: las hormonas tiroideas también necesitan estar en un punto óptimo. Un exceso (hipertiroidismo) provoca miedo, preocupación y ansiedad general. Un déficit (hipotiroidismo) provoca tristeza y depresión.

Desequilibrio de insulina

Los estudios siguen revelando cómo el estrés crónico y el trauma desencadenan la resistencia a la insulina, elevando los niveles de azúcar en la sangre e insulina como respuesta al trauma, dolor, ira, miedo y otras emociones negativas.

Por eso, después de eventos traumáticos o estresantes repetidos, muchos hombres y mujeres experimentan aumento de peso, grasa abdominal o dolor en las articulaciones. De hecho, la insulina alta está asociada con la inflamación, y he visto de primera mano cómo la expresión de enfermedades autoinmunes, incluso cáncer, aparecen tras experimentar dolor, trauma, ira o preocupación profunda.

Amplía tu ancho de banda emocional

He hablado mucho sobre el Viaje hacia ARRIBA y parte de ese viaje es ascender por la escalera emocional, no evitando las emociones negativas o teniendo una "positividad tóxica", sino aprendiendo a reconocer las emociones por lo que son y construyendo una caja de herramientas para mover esas emociones en el cuerpo, aprendiendo a reformularlas o reconfigurarlas en una forma más positiva.

Por eso es tan importante reconocer dónde estás en la escalera emocional. Muchas ni siquiera nos damos cuenta de dónde estamos viviendo en nuestros cuerpos emocionales, y mucho menos reconocemos la conexión hormonal. Te reto a que encuentres tu estado de reposo actual de emociones e identifiques qué emoción superior quieres alcanzar. Ése es el proceso de ampliar tu ancho de banda emocional, y es parte del enfoque oriental-occidental para equilibrar las hormonas. Para ser honesta, ése es el secreto para la buena salud, el éxito y encontrar tu propósito y pasión. No podemos subir si nos quedamos abajo.

ESPIRAL ASCENDENTE

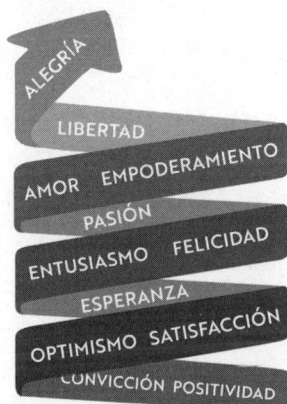

ALEGRÍA

LIBERTAD

AMOR EMPODERAMIENTO

PASIÓN

ENTUSIASMO FELICIDAD

ESPERANZA

OPTIMISMO SATISFACCIÓN

CONVICCIÓN POSITIVIDAD

ESPIRAL DESCENDENTE

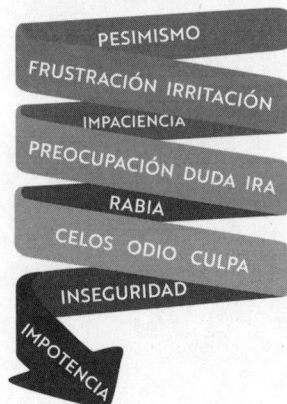

PESIMISMO

FRUSTRACIÓN IRRITACIÓN

IMPACIENCIA

PREOCUPACIÓN DUDA IRA

RABIA

CELOS ODIO CULPA

INSEGURIDAD

IMPOTENCIA

PARTE II

Súper poderosas.
El enfoque
oriental-occidental
para el equilibrio
hormonal

Capítulo 5

Modalidades curativas orientales y occidentales

El mejor método que he encontrado para salir del Infierno Hormonal es combinar lo mejor de las medicinas oriental y occidental.

Encontrar tus superpoderes es fácil cuando utilizas tanto la medicina oriental como la occidental. Aprendí esto de manera personal en mi viaje de salud y observo los mismos resultados con mis pacientes, día tras día. Cuando fusionamos diferentes sistemas de medicina, obtenemos respuestas que nos permiten conectar los puntos entre nuestra química, nuestros pensamientos, nuestras emociones, nuestros sentimientos y la forma en que vivimos la vida. Llamo a esto el Método Power Rx porque, después de todo, te está llevando a darte cuenta de tus poderes.

Sé lo que estás pensando. Acabas de pasar por los fundamentos de las hormonas en la Universidad de las Hormonas, pero sí, hay más que aprender. Aquí está la magia. Ahora entenderás por qué la medicina occidental convencional proporciona algunas respuestas, pero no todas, mientras que la medicina oriental explica muchas cosas, completando el rompecabezas de TI.

Enfoques occidentales de la atención médica

Medicina alopática convencional, también conocida como medicina occidental

Cuando la mayoría de la gente dice "voy al doctor", quiere decir que van con un médico occidental. Esto también se llama medicina convencional, estándar, ortodoxa, alópata o alopática. La categoría cubre a los médicos y doctores de todas las especialidades, incluidos cirujanos, osteópatas, enfermeros, farmacéuticos y terapeutas. Y esas personas identifican, diagnostican y tratan síntomas y enfermedades usando medicamentos, radiación, cirugía o una combinación de los tres.

La medicina occidental se rige por protocolos y ciencia, y por lo general trata un órgano o sistema a la vez. Aquí es donde entra en juego la frase "esto es lo que siempre hacemos" o "ésta es medicina basada en evidencia". Existe un manual estándar sobre qué hacer. Por ejemplo, si tienes afecciones de tiroides, el problema se tratará con medicamentos o cirugía, pero es posible que no se aborden los vínculos con el resto del cuerpo. Piensa en el modelo occidental como reduccionista, es decir, que todo (desde las partes del cuerpo hasta los sistemas corporales, la mente y el corazón) se reduce a ciencia, química y tecnología.

Un enfoque reduccionista de la atención médica no es necesariamente algo malo. Los tratamientos de la medicina occidental salvan vidas. Hace un trabajo extraordinario en la atención aguda porque la ciencia, la química y la tecnología se pueden aplicar para el tratamiento. Si tienes una infección, te rompes un hueso, tienes algún tipo de emergencia o una enfermedad grave, la medicina occidental puede ser la forma más rápida y fiable de curarte. La civilización misma se transformó para mejorar cuando los antibióticos, las vacunas, la anestesia y los medicamentos recetados se convirtieron en algo habitual. Todo el tiempo se hacen nuevos descubrimientos gracias a las mentes brillantes de los investigadores, en especial en los campos de la genética, el microbioma gastrointestinal, la salud mental, el trasplante de órganos, la tecnología reproductiva y las enfermedades raras.

El problema de la medicina occidental es que se basa demasiado en una metodología y una mentalidad unitalla, que dejan poco espacio para el pensamiento creativo o la consideración del paciente como un individuo en lugar de una estadística. Como mencioné antes, un gran problema para quienes tienen problemas hormonales es que la investigación y las pruebas de nuevos medicamentos a menudo excluyen a las mujeres, por lo que sufrimos las consecuencias. O bien, no diferencia entre la edad, la raza o la genética que influyen en el funcionamiento de las hormonas.

Cuando no hay mucha individualización o personalización de la atención médica, depender de evidencias unidimensionales basadas en datos (como análisis de sangre estandarizados) puede dar como resultado decisiones que no funcionan para ti. En otras palabras, la medicina occidental toma en cuenta la química y la biología de tu cuerpo en un momento fijo en el tiempo, pero no considera la combinación de todos los factores emocionales, mentales, espirituales, energéticos y físicos del mismo. La fluidez del cuerpo es un concepto oriental, mientras que para la medicina occidental el cuerpo está en un estado fijo. Por eso el enfoque oriental-occidental para el equilibrio hormonal funciona; honra la naturaleza cambiante de nuestras hormonas y reconoce que un dato es sólo un dato; hay muchos más datos para comprender y vincular.

No culpo a los doctores occidentales. Culpo a la formación de las escuelas de medicina occidentales que casi no pone atención en las hormonas femeninas fuera del embarazo, que limita el enfoque en la nutrición y que no reconoce el papel de las toxinas en nuestro medio ambiente. ¿Qué hacen o dicen los doctores nuevos (incluso los experimentados)? "Siempre hacemos esto" y "Ésa es la única manera". O mi favorita: "Estás bien".

A medida que la medicina se vuelve cada vez más tecnológica, también se vuelve menos sensible. Hoy en día, muchos doctores no realizan exámenes físicos, ni siquiera tocan a la paciente. Pero hay mucho que podemos aprender de un examen físico, desde diagnósticos faciales hasta evaluaciones de la tiroides, la salud gastrointestinal y hepática, los pulmones, el corazón, los ojos, los oídos... ¿Le sigo? Cada uno de esos órganos cuenta una historia que un doctor perspicaz puede usar para ayudarte a recuperar la buena salud.

Sin duda, tenemos un problema de capacitación y uno de brecha de conocimiento sobre la salud de la mujer. He aquí una historia interesante al respecto. En 2012, mi consultorio estaba recibiendo mucha atención y había interés de los residentes médicos de la universidad local. Entonces, creamos un programa de preceptoría con la universidad y permitimos que sus residentes siguieran a mi equipo en Centre-SpringMD. También dicté conferencias a los residentes en el campus y en los hospitales locales. Esto continuó durante varios años productivos y alentadores, y tuvimos una buena relación. Pero de repente recibí una carta de un decano de la universidad diciéndome que ya no querían seguir trabajando conmigo y que debía eliminar cualquier mención de la universidad de mi sitio web. Me quedé en *shock*, al igual que la jefa del departamento con la que trabajaba. Ella investigó para averiguar qué había sucedido. Al parecer, un doctor se había quejado de mí y del tipo de medicina que practicaba. Un doctor que nunca había puesto un pie en mi clínica, una queja al azar... y el decano cortó el cordón. La jefa de departamento estaba molesta. Yo estaba molesta. Obviamente me vieron como una amenaza.

Pero no quería luchar contra ellos, así que lo dejé así y continué practicando mi tipo de medicina. Desde entonces nos hemos expandido a una organización de 10 doctores y múltiples consultorios médicos que siguen exigiendo un crecimiento futuro. El cambio es posible. Lo veo todos los días.

Pero también tenemos un problema de sistema. Los doctores que aceptan seguros médicos no tienen suficiente tiempo con las pacientes debido a los reembolsos estandarizados; esto hace que pasar suficiente tiempo con las pacientes sea poco realista si se quiere mantener la solvencia financiera de tu consultorio. Y no me hagas hablar de los problemas inherentes a todo el sistema médico, por el cual se permite a las compañías de seguros tomar decisiones que alteran la vida de la gente dependiendo de los tratamientos que pagarán o no. Incluso si tienes un buen plan de seguro, te pueden cobrar decenas de miles de pesos. Los costos astronómicos de la atención médica nos desaniman a todos, incluso cuando se necesita de forma desesperada. Los doctores querían una resonancia magnética de seguimiento de mis senos para asegurarse de que todo se veía bien, pero la factura por hacerlo iba a ser de 100 000 pesos y la compañía de seguros tendría que pagar un total de 260 000… así que, claro, lo pensé dos veces antes de hacer el estudio solicitado. (Al final, mi esposo me obligó a hacerlo, y sí, todo está bien).

Tenemos un sistema médico de alta tecnología, alto costo y que salva vidas cuando los pacientes están en una crisis. Pero lo que no tenemos es un sistema que valore *tu* singularidad y la de cada persona. Las frustraciones con la forma en que ofrecemos la medicina han llevado al crecimiento de muchos modelos y estilos médicos diferentes. Es emocionante ver ese crecimiento, pero con frecuencia escucho las palabras *medicina holística*, *integradora*, *funcional* y *alternativa*, todas juntas, a veces ni siquiera asociadas con "doctores reales".

Medicina integradora

En mis consultorios combinamos lo mejor de la medicina occidental convencional y la medicina oriental. Esta última incluye la medicina china, la medicina ayurvédica y muchos otros sistemas de medicina energética. Siempre digo que así es como debería ser la medicina. Tomamos ese conocimiento y lo aplicamos a cada paciente, personalizando el tratamiento. De esa manera no necesariamente rechazamos nada de ninguno de los dos sistemas; más bien, buscamos tratamientos de uno o ambos sistemas que funcionen y lo hagan de manera segura.

Ése es el enfoque de la medicina integradora, que hace lo que la Asociación Estadounidense de Salud Holística llama "el arte y la ciencia de la curación que aborda a la persona en su totalidad: cuerpo, mente y espíritu". Por eso les digo a todas mis pacientes que mantengan la mente abierta, ya que algunas fueron mal diagnosticadas o engañadas por doctores occidentales y, de manera comprensible, son hostiles a esa metodología. Y eso incluye a las pacientes que han seguido sólo la vía de la medicina oriental y no han sido tratadas médicamente de manera adecuada, lo que ha tenido consecuencias devastadoras. Eso no sólo sucede en Estados Unidos; ocurre en todo el mundo.

Mi formación en este tipo de medicina fue en la Universidad de Arizona, donde recibí una beca de investigación en medicina integradora en la que se describían sus principios claves. Para obtener más información sobre esa filosofía, visita integrativemedicine.Arizona.edu.

Medicina funcional

Aunque la medicina integradora combina múltiples sistemas de medicina, el campo en ascenso de la medicina funcional adopta un enfoque más fisiológico, lo que significa que aborda la enfermedad y los síntomas profundizando en la química, la biología y la genética de un problema en particular.

Según el Instituto de Medicina Funcional (ifm.org), que certifica a los profesionales en este campo, la medicina funcional "determina cómo y por qué se produce la enfermedad y restaura la salud abordando las causas fundamentales de la enfermedad en cada individuo". El programa considera que la enfermedad crónica es causada por una combinación de opciones de estilo de vida, factores ambientales e influencias genéticas, y la trata en consecuencia.

Medicina complementaria/alternativa

Según el Instituto Nacional de Salud en Estados Unidos (NIH), "si se utiliza un enfoque no convencional *junto con* la medicina convencional, se considera 'complementario'. Si se utiliza un enfoque no convencional *en lugar de* la medicina convencional, se considera 'alternativo'". Con esa distinción, todos los tratamientos orientales pueden considerarse alternativos cuando se utilizan por sí solos. Pero si tu doctor te recomienda acupuntura junto con analgésicos recetados, ese tratamiento se considera complementario.

Quizá eso parezca una sutileza, pero la cuestión real es que cualquiera puede tomar algunos cursos y llamarse curandero alternativo. Depende de ti revisar qué tipo de formación realizó, qué acreditación o tipo de licencia obtuvo y cuánta experiencia tiene. Muchos profesionales también tienen diferentes estructuras de facturación, ya que las terapias alternativas y los sistemas de medicina oriental, a menudo, no están cubiertos por el seguro.

Medicina naturopática

Los doctores naturópatas (ND, por sus siglas en inglés) tienen una formación rigurosa como los médicos, pero su enfoque está en formas naturales y holísticas de tratamiento, con nutrición, suplementos, fórmulas herbales, homeopáticas y tratamientos prácticos como masajes terapéuticos y acupuntura. Pueden solicitar análisis de laboratorio convencionales, pero no pueden recetar medicamentos convencionales.

Por ejemplo, años antes de que viniera a verme, una de mis pacientes había estado vomitando y no tuvo energía durante meses. Consultó a seis especialistas occidentales diferentes, todos desestimaron sus síntomas; uno incluso le dijo que "empezara a nadar". Al final consultó a un doctor naturópata, que escuchó sus síntomas y luego le dijo que era probable que tuviera moho negro en casa y una deficiencia de vitamina D. Lo cual, para su gran sorpresa, resultó cierto. Mi paciente también tenía *H. pylori*, una infección de estómago, sin algunos de los síntomas típicos, que el doctor naturópata detectó tras una sofisticada prueba de ADN. En lugar del típico tratamiento occidental con antibióticos fuertes y cargados de efectos secundarios, el doctor naturópata le recetó hierbas para matar los patógenos. Las hierbas tardaron más en hacer efecto, pero fueron mucho más suaves y no tuvieron efectos secundarios.

Homeopatía, herbolaria y aceites esenciales

La homeopatía es uno de esos tratamientos alternativos que es difícil de explicar y, como resultado, a menudo es objeto de burla por parte de muchos que saben poco sobre ella. El enfoque se basa en la ley de la semejanza o *similia similibus curantur* ("lo semejante se cura a través de lo semejante"), por lo que se prescriben formas muy diluidas de medicamentos. Los homeópatas creen que cuanto *menor* sea la dosis del medicamento, *mayor* será su eficacia.

Por eso, muchas veces, se descarta la homeopatía, pero el hecho de que no la entendamos no significa que no tenga algo de cierto. La homeopatía se basa en la relación de las frecuencias vibratorias con la salud, tal como lo explica la física cuántica: esencialmente, en cómo nuestras frecuencias pueden determinar y crear enfermedades. He visto de primera mano cómo funciona, pero sé que es una de esas modalidades difíciles de "probar" en el modelo científico occidental. Por eso, aunque no puedo decir por qué funciona la homeopatía, he descubierto que es útil para síntomas específicos, como dolor de estómago, diarrea y dolores de cabeza, pero no la uso para tratar enfermedades.

Los herbolarios estudian las propiedades medicinales de las hierbas y plantas y la mejor forma de mezclarlas para lograr tratamientos efectivos. (Muchos medicamentos convencionales, como la aspirina, se basan en los fitoquímicos de la naturaleza). Muchos practicantes de la medicina tradicional china son herbolarios expertos que pueden brindarte alivio para los síntomas hormonales. Pero si estás interesada en este tipo de enfoque, evita el autodiagnóstico y recurre a un doctor chino tradicional para obtener ayuda. Muchas fórmulas a base de hierbas están contraindicadas con otras hierbas o medicamentos recetados y, como esos suplementos no están regulados por la Administración de

Alimentos y Medicamentos (FDA, por sus siglas en inglés) necesitas un proveedor experimentado que te ayude a encontrar productos de alta calidad que de verdad sean lo que dicen ser.

Los aceites esenciales son otra categoría con muchos escépticos, sobre todo porque hay muchas promesas exageradas sobre la capacidad de los aceites para curar o sanar enfermedades, y eso puede ser peligroso para la salud. Muchos aceites esenciales también están muy diluidos o adulterados, y su calidad depende de la fuente original de las plantas de las que están hechos.

Por otro lado, los aceites esenciales puros destilados de plantas tienen propiedades muy efectivas. Pueden afectar directamente al hipotálamo, al sistema inmunitario o al sistema linfático, así como a las hormonas. Huelen de maravilla en un baño, en un difusor o añadidos a un aceite portador o una loción para tratamientos corporales y capilares. Algunos aceites, como el de romero, han sido probados de forma rigurosa por científicos convencionales y tienen un efecto inmediato en el sistema límbico (que controla la respuesta emocional) por lo que pueden hacer que te *sientas* mejor. Es decir, cuando se inhala, se ha demostrado que el aceite esencial de romero vigoriza el cerebro, mientras que el aceite de lavanda tiene un efecto calmante. Muchos de los aceites cítricos son excelentes para despertar y el aceite de árbol de té ayuda a controlar las infecciones por hongos y levaduras.

La mejor manera de utilizar los aceites esenciales es como complemento de apoyo al tratamiento general y una forma aromática de impulsar tu plan de bienestar. Diviértete experimentando con diferentes mezclas y observa cuáles son efectivas para tu afección. Por ejemplo, si tienes cólicos menstruales, usa un aplicador con bolita y esparce una mezcla de aceites esenciales directo en el abdomen para ayudar a aliviar el dolor. Oler algo delicioso o vigorizante puede, al menos, mejorar tu estado de ánimo y aliviar algunos de los síntomas al actuar sobre el sistema límbico del cerebro.

Aceites esenciales para un apoyo extra

En CentreSpringMD incorporamos aceites esenciales en los planes de tratamiento de las pacientes como apoyo adicional. El siguiente cuadro muestra mis aceites esenciales favoritos que, en mi experiencia con las pacientes, funciona en conjunto con un plan de hormonas felices para lograr el alivio de los síntomas y la relajación en general.

Aceite esencial	Patrón hormonal
Bergamota	Ayuda a reducir el cortisol
Canela	Ayuda a aliviar los síntomas del síndrome premenstrual, en especial los cólicos menstruales
Cítricos (limón, naranja)	Favorece la testosterona y la libido
Geranio	Favorece el estrógeno
Hinojo	Ayuda a favorecer el estrógeno y la prolactina
Incienso	Ayuda a la tiroides y al equilibrio del cortisol
Lavanda	Ayuda a aliviar la dominancia estrogénica y los síntomas del síndrome premenstrual, en especial los cólicos menstruales
Romero	Ayuda a aliviar la dominancia estrogénica
Rosa	Ayuda a equilibrar la testosterona y los andrógenos, y a aliviar el síndrome premenstrual
Salvia sclarea	Ayuda a reducir el cortisol, mejorar la salud de la tiroides y aliviar los síntomas del síndrome premenstrual, en especial los cólicos menstruales
Tomillo	Favorece la progesterona
Vitex agnus-castus (sauce gatillo o árbol casto)	Favorece el equilibrio de estrógeno y progesterona, y ayuda a reducir la prolactina
Ylang ylang o cananga	Favorece la testosterona y la libido

Enfoques orientales de la atención médica

Ayurveda

Ayurveda, creado en la India hace más de 5 000 años, significa "la ciencia de la vida". Como se ha utilizado con éxito durante tanto tiempo, créeme cuando te digo que es muy útil en el diagnóstico y tratamiento de problemas hormonales.

Doshas

El principio central del ayurveda es que existen tres tipos principales de *doshas* (energías o personalidades) y sus combinaciones. Tu nivel de energía, composición emocional y aspectos hormonales se pueden predecir con cada tipo de dosha:

- Vata. Se describen como delgadas, correosas o desgarbadas, las Vata están dominadas por el elemento aire y son propensas a una piel o cabello secos.
- Pitta. Son de complexión media y atlética, las Pitta están asociadas con el fuego. Tienden a generar y crear más calor, lo que a menudo resulta en problemas digestivos.
- Kapha. Tienen una complexión más grande y robusta, un metabolismo más lento, cabello y piel gruesos y una tendencia a ganar peso.

Además, cada dosha tiene un elemento que simboliza su energía primaria:

- Aire/viento: asociado con Vata
- Fuego: asociado con Pitta
- Tierra: asociada con Kapha
- Aire/fuego: asociado con Vata-Pitta
- Tierra/aire: asociado con Vata-Kapha

Todas tenemos un dosha dominante; muy pocas personas son sólo de un tipo. La mayoría tenemos elementos de los tres, pero un tipo suele ser el dominante. Un principio central de la filosofía ayurvédica es el reconocimiento de que somos criaturas fluidas. Lo que necesitas en una temporada de tu vida puede ser por completo diferente en una temporada posterior. Siempre puedes tener tu energía dominante o dosha, pero cambia a lo largo de las décadas y en respuesta a los factores estresantes, las victorias y las alegrías de la vida. El ayurveda reconoce los cambios hormonales y apunta a proporcionar soluciones prescriptivas para cada uno de esos cambios.

Por eso los practicantes ayurvédicos reevalúan a sus pacientes en cada visita, utilizando diagnósticos de lengua, cara y pulso. Entienden que la fluidez del cuerpo significa que es necesario comprobar cómo estás tú. Si aplicamos estos principios hoy, todas sabríamos cuáles son nuestros niveles hormonales y las necesidades nutricionales óptimas en cada cambio hormonal.

Hay muchas herramientas disponibles para ayudarte a identificar tu dosha. La siguiente tabla es una bastante simple. Coloca una marca en cada síntoma que tengas. La columna con más marcas es tu dosha dominante o primario. La que tenga la siguiente mayor cantidad de marcas será tu dosha secundario.

Encuentra tu dosha

	Vata (aire)	Pitta (fuego)	Kapha (tierra)
Constitución corporal	Larga y delgada	Promedio	Robusta
Peso corporal	Tiende al peso bajo	Tiende a ser promedio	Tiende al sobrepeso
Piel	Seca, áspera, fría, fina	Suave, cálida, clara, lunares y pecas, se enrojece con facilidad	Grasosa, gruesa, fría, pálida

	Vata (aire)	Pitta (fuego)	Kapha (tierra)
Cabello	Seco, áspero, quebradizo, rizado o crespo, grueso, marrón claro	Fino, liso, de color claro, con canas tempranas, calvicie	Grueso, grasoso, ondulado, marrón oscuro o negro
Dientes	Irregulares, protuberantes, torcidos, encías delgadas, tendencia a la caries dental	Regulares, tamaño promedio, encías blandas, amarillentos	Grandes, blancos, fuertes, saludables
Ojos	Pequeños, de movimientos rápidos, marrones	Medianos, afilados, intensos, verdosos	Azules, grandes, cariñosos, pestañas gruesas
Labios	Delgados	Medianos, rojos	Llenos, pálidos
Cuello	Largo y delgado	Promedio	Corto y grueso
Articulaciones	Secas, agrietadas, frías, huesudas	Regulares	Bien lubricadas, grandes, no visibles
Musculatura	Leve y rígida, tendonosa	Mediana, flexible	Firme, robusta
Apetito	Variable, escaso, puede saltarse una comida sin darse cuenta	Bueno, excesivo, se pone hambrienta y enojada si se salta una comida	Bajo pero constante
Sed	Variable	Excesiva	Constante
Sudoración	Variable a nula	Excesiva, olorosa	Moderada a nula, sin olor
Sueño	Despierta con facilidad, le cuesta conciliar el sueño	Duerme con facilidad, permanece dormida, tiene dificultad para conciliar el sueño en climas cálidos	Duerme mucho y de manera profunda, le cuesta trabajo despertar
Patrón intestinal	Irregular, tiende al estreñimiento, evacuaciones secas y duras	Regular, tiende a la diarrea, evacuaciones sueltas y blandas	Lento, regular, aceitoso

	Vata (aire)	**Pitta (fuego)**	**Kapha (tierra)**
Actividad física	Rápida y muy activa	Moderada y competitiva	Letárgica y lenta
Sueños	A menudo temerosos, sueña con volar, correr, saltar, bailar	A menudo fogosos, apasionados, enojados, violentos	A menudo tranquilos, románticos, acuosos, de relaciones
Emociones	Impredecible, ansiosa, insegura	Irritable, celosa, culpabilizadora, moralista, crítica, enojada	Tranquila, amorosa
Mente	Inquieta, activa	Agresiva, inteligente, intensa	Tranquila
Fe	Cambiable	Determinada, puedes ser fanática	Firme
Memoria	Buena reciente, mala a largo plazo	Aguda	Lenta pero firme
Intereses	Crear, correr, bailar, hablar	Deportes competitivos, debate, política	Reuniones familiares y sociales, cocinar, coleccionar
Finanzas	Pobres, gasta dinero en artículos baratos	Moderada, gastas dinero en artículos bien hechos	Rica, ahorra bien
Alcanzar objetivos	Se interrumpe y distrae con facilidad	Enfocada, motivada, orientada a la producción	Trabaja lento y constante
Relaciones	Tiene muchos conocidos casuales	Tiene relaciones intensas	Tiene relaciones leales y duraderas
Clima	Aversión al clima frío y ventoso	Aversión al clima cálido	Aversión al clima frío y húmedo
Reacción al estrés	Se altera con facilidad, se dispara en todas direcciones	Acepta el desafío	Rara vez se estresas, avanza con lentitud

	Vata (aire)	Pitta (fuego)	Kapha (tierra)
Muestras de afecto	Con palabras	Con regalos	A través del tacto
	TOTAL VATA:	TOTAL PITTA:	TOTAL KAPHA:

Chakras

Si alguna vez has hecho yoga, estarás familiarizada con los chakras, los siete puntos de poderes espirituales o centros de energía en tu cuerpo. Cada chakra tiene una forma diferente de energía, llamada *prana* o energía vital. Dado que los chakras están conectados con el bienestar psicológico, emocional y espiritual, cuando uno o más chakras se bloquean, el *prana* no puede fluir y surgen problemas de salud. (Esto es similar a la noción de *qi* y meridianos en la medicina tradicional china). Todos los chakras están interrelacionados y su objetivo es ayudarnos a crecer en nuestro viaje espiritual hasta que alcancemos el chakra más alto.

Los siete chakras

Chakra	Significado
Coronilla	Espiritualidad
Tercer ojo	Enfoque mental, claridad e inteligencia
Garganta	Comunicación
Corazón	Amor
Plexo solar	Confianza y control
Sacro	Conexión y aceptación
Raíz	Fundamento y conexión a tierra

Los chakras a través de los años

¿Por qué necesitamos hablar de chakras y energía? Bueno, en pocas palabras, los chakras son parte de nuestro Viaje espiritual hacia ARRIBA a medida que envejecemos. Cada fase de la vida consiste en fortalecer y solidificar al menos uno de los siete. A continuación, muestro cómo se aplican los chakras a los cinco cambios hormonales clave.

Rock Stars e Intrépidas

Los chakras raíz, sacro y plexo solar tienen que ver con la estabilidad y la base. Para las Rock Stars y las Intrépidas, construir una base para una carrera, relaciones y un hogar saludable es una fuerza impulsora.

Superestrellas

A medida que llegas a los 30 años, te conviertes en una Superestrella y asciendes al chakra del corazón. Las relaciones y la comunidad adquieren mayor importancia. Cuidar a los demás, en vez de a ti, comienza a tomar un poco el control. Mantener el chakra del corazón abierto y expresivo puede ser un desafío para las Superestrellas a medida que comienzan a sentirse abrumadas por las responsabilidades.

Supermujeres

Cuando eres una Supermujer de 40 años, sigues subiendo, trabajando en el espacio de la garganta o quinto chakra, relacionado con la comunicación. Aquí es donde las mujeres por fin alcanzan su plenitud, son capaces de defenderse, decir sus verdades y obtener claridad sobre lo que quieren en realidad.

Comandantes

Llamo coronación cuando los chakras del tercer ojo y la coronilla se vuelven más activos. Esto conduce a una mayor conexión con nuestros cuerpos espirituales y energéticos, y tenemos plena expresión de nuestras metas, deseos y propósitos. A medida que, literalmente, nos elevamos a estos chakras, dejamos de entregar nuestro poder y comenzamos a tomar decisiones congruentes con nuestro propósito.

Uso del ayurveda para el diagnóstico

En la India, la formación ayurvédica es tan rigurosa como la escuela de medicina occidental, y los profesionales deben hacer una pasantía y tener cierta cantidad de horas de formación antes de obtener la licencia.

Gracias a mi formación y años de experiencia, y debido a que los doshas tienen atributos físicos innatos y principios generales, casi siempre puedo decir cuál es el de una paciente nueva, desde que entra en mi sala de exploración y empieza a describir sus síntomas. Estos marcadores físicos, junto con extensos cuestionarios ayurvédicos que completan las pacientes, me permiten comenzar a formular un diagnóstico rápido que después respaldo con resultados de laboratorio para validar mis impresiones iniciales.

Cada dosha tiene necesidades específicas y patrones hormonales. Por ejemplo, sé que las Vata son propensas a problemas suprarrenales y de cortisol, y a menudo necesitan más grasas saludables, proteínas y alimentos más calientes. Por ejemplo, la lubricación (masajear el cuero cabelludo o el cuerpo con aceite caliente de sésamo o mostaza) se consideraba esencial para las Vata, por lo que el *ghee* (mantequilla clarificada) se convirtió en una grasa necesaria para nutrir y reponer. Las Pitta (soy en parte una de ellas) son propensas a problemas de tiroides, insulina y cortisol porque tendemos a andar aceleradas. Nuestros niveles de cortisol se descontrolan y agotan la tiroides, y eso a su vez afecta la regulación de la insulina. Las Kapha prefieren un ritmo más lento, tienden a problemas de predominio de insulina y estrógeno, y son propensas a fibromas, menstruaciones abundantes y aumento de peso abdominal. También necesitan más fibra, más alimentos de origen vegetal y menos grasas saturadas y proteínas animales en sus dietas.

Como puedes ver, esto fue un curso intensivo de dos segundos sobre los doshas. En el ayurveda hay mucha más historia e información prescriptiva para ayudar a mantener los doshas equilibrados. Por lo tanto, he aquí un recordatorio para los trastornos más comunes de cada dosha:

Vata: tiroides, disfunción suprarrenal, cortisol.
Pitta: cortisol, tiroides, progesterona.
Kapha: resistencia a la insulina, dominancia estrogénica.

Los tratamientos ayurvédicos siguen los dos pasos siguientes:

1. *Observación y análisis.* El doctor observa el cuerpo con atención, en especial la cara y la lengua, luego escucha el pulso para identificar tu dosha dominante y qué combinación podrías tener. El cuestionario de evaluación del estilo de vida también señala algunos problemas.

2. *Tratamiento.* El protocolo estándar es abordar la alimentación, la mente, el cuerpo y los suplementos. Primero, si es necesario, tu doctor o practicante de ayurveda te sugerirá cambios en la dieta. A continuación, vienen las recomendaciones para aliviar el estrés y las formas de mejorar la energía y el sueño. Luego, te ofrecen tratamientos corporales para relajar el sistema nervioso. Mis dos tratamientos favoritos son el súper calmante y relajante *shirodhara*, mediante el cual se vierte aceite caliente sobre la frente, accediendo al tercer ojo o sexto chakra, y *abhyanga* (la palabra sánscrita traducida como "aceite" y "amor"), una técnica de automasaje de 15 a 20 minutos que también es súper calmante, hidrata la piel, incluso ayuda al crecimiento del cabello. Si necesitas un refuerzo adicional, te pueden recomendar suplementos a base de hierbas, que son extremadamente potentes y útiles.

He aquí un ejemplo: ¡yo! Según la definición estándar de enfermedad celíaca, no la tengo y no aparecería en una biopsia. Pero como muchas

Pitta, de verdad sufría tantos síntomas de enfermedad celíaca y sensibilidad al gluten, incluido dolor en las articulaciones, sarpullido en los brazos conocido como queratosis pilaris, pérdida de cabello y problemas de tiroides, que debía hacer algo. (Creo que debemos cambiar la definición de enfermedad celíaca, ya que muchas personas tienen síntomas y están sufriendo). Soy un testimonio de cómo un simple cambio de dieta puede transformarlo todo. Empecé a eliminar el gluten de mi dieta, agregué nutrientes como vitaminas B y yodo, añadí probióticos para mejorar la salud gastrointestinal y tomé una hormona tiroidea en dosis bajas. Las Pitta como yo se benefician de una dieta sin gluten ni lácteos que se refuerza con enzimas digestivas y probióticos. A veces, ese cambio de dieta es suficiente para lograr una gran mejora en los niveles hormonales, como me pasó a mí. Los cambios no se produjeron de manera instantánea; llevó tiempo (entre seis meses y un año) ver una mejora notable. Pero una vez que sucedió, la solución fue muy poderosa y no he mirado atrás desde entonces.

Te muestro cómo incorporar doshas y chakras en el Reinicio hormonal de 30 días (capítulo 9) para lograr un equilibrio total y abordar los cambios que son parte de tu camino hacia la salud.

Honra tu energía

Hace poco tuve una conversación fascinante con una de mis enfermeras principales. Es una enfermera práctica, una mujer increíble y una trabajadora calificada. Estaba tratando de obtener su título de enfermera, pero tiene tiroiditis de Hashimoto y se cansa con facilidad. Cuando se contagió de covid, quedó totalmente destrozada.

"Estoy tan frustrada", me dijo. "Después de trabajar, no tengo energía para abrir los libros de texto ni para hacer nada. Y aquí está mi hermana, que tiene dos hijos, va a volver a la escuela, hace todas esas otras cosas y parece estar bien, ¿sabes? ¡No es justo!".

"Bueno, según la medicina china y ayurvédica, todos tenemos cierta cantidad de energía", le expliqué. "Es como un pequeño paquete con el que nacemos. Entonces, lo que en realidad no es justo para ti es compararte con tu hermana, porque estás caminando por la vida con un conjunto diferente de herramientas, distintos niveles de energía y una constitución diferente. ¡Por favor, no te castigues! Honremos la energía que te han dado y hagamos lo mejor que podamos para fortalecerte".

Al equilibrar su tiroides, mejorar su salud digestiva y agregar los nutrientes faltantes a su dieta, su energía aumentó y ahora tiene más ancho de banda para hacer las cosas que siempre quiso hacer, sin dejar de respetar los límites que necesita establecer para sí.

Medicina tradicional china

La medicina tradicional china (MTC) es similar al ayurveda en su enfoque sobre el movimiento de la energía dentro del cuerpo. Idealmente, sus métodos se utilizan para detener la enfermedad *antes* de que ocurra, por lo que es más profiláctica que las modalidades occidentales. La MTC también es holística en su visión del cuerpo, ya que la constitución emocional y las necesidades físicas de una persona están interrelacionadas, y una afecta a la otra en una sinfonía magistral.

Los conceptos de meridianos, qi y yin-yang
Meridianos

La medicina tradicional china cree que existen 12 canales principales (meridianos) de *qi* (energía) que gobiernan el cuerpo y sus funciones. Piensa en tus meridianos como autopistas que conectan la sangre con los órganos y tejidos. Los meridianos existen en pares correspondientes de yin-yang; la acupuntura es el intento de mover la energía que está en los meridianos bloqueados y provoca las enfermedades.

Los 12 meridianos

Meridiano/órgano	Conexión emocional	Conexión física
Bazo	Preocupación	Digestión, descomposición de alimentos y nutrientes
Corazón	Depresión	Enfermedades cardiovasculares
Estómago	Ansiedad, preocupación	Reflujo ácido, hinchazón
Hígado	Ira	Desintoxicación, hormonas, insulina
Intestino delgado	Vergüenza, tristeza	Desequilibrio microbiano, problemas digestivos
Intestino grueso	Tristeza	Desequilibrio microbiano, problemas digestivos
Pericardio	Ansiedad, salud mental	Enfermedad cardiovascular, dificultad para respirar
Pulmón	Duelo	Mala desintoxicación, asma
Riñón	Miedo	Problemas renales, equilibrio hormonal
Triple calentador*	Arrogancia	Salud mental general (en la medicina china le dicen *shen*)
Vejiga	Frustración, mala toma de decisiones	Problemas de vejiga, inflamación
Vesícula biliar	Ira, toma de decisiones	Dolores de cabeza, migrañas, problemas para digerir grasas

*Éste es el meridiano que controla la respuesta de lucha, huida o parálisis ante situaciones estresantes, y recorre el centro del cuerpo.

Qi

El *qi* (se pronuncia *chi*) es la energía o fuerza vital con la que nacemos. Recorre los meridianos en un circuito eléctrico. A medida que cambian las circunstancias de salud, el *qi* puede reponerse o agotarse; cuando se pierde el equilibrio, se bloquea y eso genera enfermedades.

Yin-yang

El concepto de yin-yang es que existen fuerzas armoniosas, pero opuestas, destinadas a equilibrarse entre sí, y este equilibrio es responsable de la calidad de tu *qi*. El yin es la energía femenina que nutre; el yang es la energía masculina más agresiva. El objetivo final es un equilibrio perfecto de las dos.

Uso de la medicina tradicional china para el diagnóstico

La medicina tradicional china trata de asegurar que tu *qi* se mueva sin problemas. Si se interrumpe, se debe determinar la causa raíz. Al igual que en el ayurveda, los tratamientos de la medicina tradicional china se centran en lo siguiente:

Observación y análisis. En primer lugar, el doctor escucha con atención el pulso y, a continuación, examina la lengua. Por ejemplo, una lengua roja con grietas y con poca o ninguna capa indica una deficiencia de yin, y es probable que los síntomas incluyan fatiga, ansiedad y confusión mental. También examina el color/tinte de la piel, el estado y la textura de zonas específicas del rostro y los ojos porque corresponden al estado de salud de varios órganos. Por ejemplo, un brote de acné entre las cejas significa toxicidad hepática y desequilibrio hormonal; las ojeras bajo los ojos suelen indicar un desequilibrio renal.

Diagnóstico facial

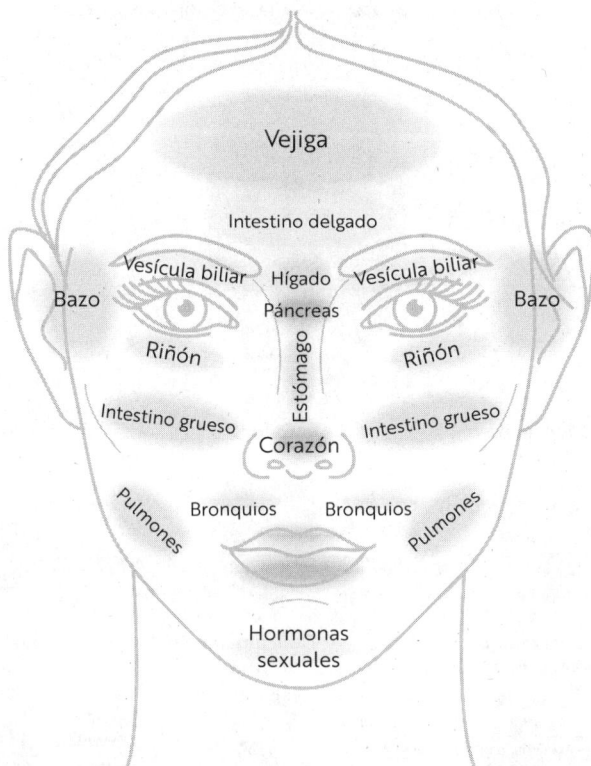

Vejiga

Intestino delgado

Vesícula biliar   Hígado   Vesícula biliar

Bazo   Páncreas   Bazo

Riñón   Estómago   Riñón

Intestino grueso   Corazón   Intestino grueso

Pulmones   Bronquios   Bronquios   Pulmones

Hormonas
sexuales

Diagnóstico de la lengua

Revisa el tamaño, la capa, la forma, el color y las grietas

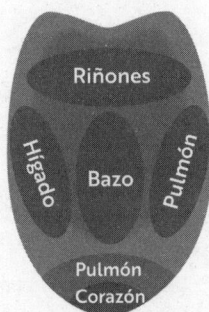

Deficiencia de *qi*

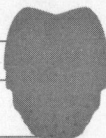

capa blanca
y delgada

marcas de
dientes

lengua pálida
con algunas
manchas rojas

Calor

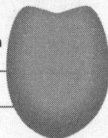

capa delgada
y amarilla

punta roja

Estancamiento
de *qi*

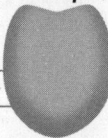

capa blanca
y delgada

punta roja

Estancamiento
sanguíneo

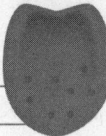

manchas
negras

lengua morada

Deficiencia
de yang

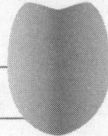

capa blanca
y delgada

lengua pálida
e hinchada

Deficiencia
de yin

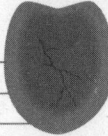

capa blanca
y delgada

grietas

lengua roja

Calor húmedo

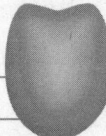

capa grasienta
y amarilla

lengua roja

Retención
de humedad

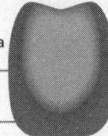

capa grasienta
y blanca

lengua
hinchada

Deficiencia
de sangre

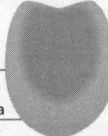

sin capa o
muy poca

lengua pálida

Tratamientos. Uno de los tratamientos más poderosos de la medicina tradicional china es la acupuntura: insertar agujas superfinas en diferentes puntos de los meridianos para desbloquear el *qi* atascado. A medida que la energía mejora y el *qi* se desbloquea, el punto se pondrá rojo y caliente, lo que indica un aumento del flujo sanguíneo hacia la zona dañada. Ese enrojecimiento, por tanto, es una señal de que la energía está empezando a moverse y, con la repetición, mejora el flujo del meridiano.

La acupuntura a veces se complementa con *moxibustión*, mediante la cual se calientan hierbas aromáticas sobre los puntos de acupuntura. La *aplicación de ventosas* sobre puntos concretos, normalmente en la espalda, durante varios minutos, ayuda a desintoxicar el cuerpo y a mover el *qi*. Por último, se recomienda comer o evitar determinados alimentos o suplementos herbales, ya que los distintos elementos poseen diferentes propiedades curativas para equilibrar el yin-yang y abrir los meridianos.

Uso de la medicina tradicional china para problemas hormonales

El equilibrio hormonal en la medicina tradicional china se consigue fortaleciendo el tracto digestivo y el hígado. Esos dos órganos son responsables de lo drásticos o suaves que puedan ser los cambios hormonales. Un tracto digestivo sano y equilibrado más un hígado que funcione bien crean *qi* o energía. El tiempo y la inversión en esos dos órganos y en los sistemas de meridianos permiten una reposición hormonal mínima, y las hormonas suelen equilibrarse por sí solas.

Además, la medicina tradicional china divide las fases de la vida de una mujer en siete ciclos principales o "cambios en la esencia". Hay que tomar en cuenta que esos ciclos se describieron cuando las mujeres no vivían más de 60 años, por lo que ahora podemos añadir años a cada fase. Según la redacción tradicional, esas fases incluyen lo siguiente:

Nacimiento: 7 años

Inicio de la pubertad: 7-14 años

Pubertad completa y transición a la edad adulta: 14-21 años

Años más fértiles: 21-28 años

Construcción de una familia y una carrera: 28-35 años

Construcción de una familia y una carrera más amplia, con responsabilidades adicionales e inicio de la perimenopausia: 35-42 años

Perimenopausia: 42-49 años

Finalización del "envejecimiento" y transición de la perimenopausia a la menopausia y a su nueva identidad como anciana en la comunidad: 49-56 años o más

El equilibrio hormonal en la medicina tradicional china varía según cada ciclo y cada fase de la vida de una mujer. Combina la dieta, las hierbas, el ejercicio y el sueño como formas prescriptivas de equilibrar las hormonas.

Combinar elementos de la medicina oriental y la occidental

Aquí es donde ocurre la magia; donde podemos conectar los puntos sobre la salud emocional, la energía y la química corporal. Aquí es donde los elementos de todas las partes de nuestro cuerpo (energético, emocional, espiritual, físico y mental) se unen para formar una caja de herramientas ampliada que nos ayuda en el Viaje hacia ARRIBA.

Durante más de 13 años, mi equipo y yo hemos trabajado fusionando esos sistemas de medicina. Sabemos que este método funciona, por eso nuestro enfoque del equilibrio hormonal utiliza términos como *limpieza gastrointestinal y hepática, desintoxicación, liberación emocional y rehabilitación corporal completa.* Al fusionar de manera metódica el diagnóstico de medicina china de una paciente con el de medicina ayurvédica y combinarlo con estudios de laboratorio que exploran el estado hormonal, gastrointestinal y nutricional, descartando la inflamación, la mala genética de desintoxicación y los riesgos de salud familiar, podemos hacer que las hormonas se conviertan en tu superpoder.

Recuerda, tu salud es un viaje, no una parada en boxes; cuando elegimos el juego largo, ésa es la victoria final. Las soluciones rápidas son sólo eso: temporales y costosas. También toma en cuenta que gran parte de la medicina occidental es cien por ciento triaje, el enfoque de la sala de urgencias. Ya sabes, el típico: "Bien, éste es el problema. Vamos a darle una solución inmediata. ¿Estás mejor? Genial. Sigue con el plan. Adiós". Y luego vienen los efectos secundarios, llegas a un punto muerto en la salud y aparecen otras afecciones y síntomas porque nunca se abordaron los orígenes de los problemas.

Mi objetivo aquí es que superes ese enfoque basado sólo en los síntomas. Sí, por supuesto que quieres controlar la situación inmediata, pero al mismo tiempo debes construir una base para una buena salud. Esa base se convierte en el hogar de tu alma, lista para hacer el trabajo que se supone que debe hacer.

Toma en cuenta que los beneficios de emplear tu caja de herramientas integradoras y holísticas no son rápidos, pero sí duraderos y cambian la vida. Lo veo todos los días. La fusión de la medicina oriental y occidental te lleva en un viaje hacia tu yo más elevado, ayudándote a desbloquear tus superpoderes y encontrar la misión o el propósito de tu vida.

Medicina oriental-occidental en la práctica

Tengo que ser totalmente honesta. Desarrollar un sistema que combinara lo mejor de las filosofías occidentales y orientales me llevó años de trabajo arduo, educación avanzada, investigación, ensayo y error. Lo llamé el "Método Power Rx para equilibrar las hormonas". En resumen, identifico la debilidad de los chakras y doshas ayurvédicos, uso la medicina tradicional china para encontrar el desequilibrio de los meridianos, completo un historial médico detallado, solicito análisis de laboratorio y, luego, evalúo toda esa información para personalizar los planes de salud de mis pacientes.

Muchas veces, mis nuevas pacientes dicen: "Bueno, mi doctor revisó mis niveles, pero dijo que no importaban porque no sabía en qué etapa de mi ciclo estaba". Yo me opongo a eso: *hay* algunos valores absolutos que las mujeres necesitan para sentirse bien. Por ejemplo, ninguna mujer se siente bien cuando su nivel de progesterona está debajo de 0.5. Ninguna mujer se siente bien cuando su nivel de estrógeno cae debajo de 50.0. Puedes ver cómo esas pautas generales no funcionan para todas... y me hacen enojar.

Por esas suposiciones, en la actualidad, todas las mujeres reciben el mismo tratamiento para los desequilibrios hormonales o su reemplazo, sin importar el historial médico particular (como mencioné es un enfoque muy de la medicina occidental). Nuestra genética, los factores estresantes, la salud gastrointestinal y hepática (ah, sí, y la nutrición y la carga tóxica) son diferentes. Cada mujer tiene una huella de salud única. Por eso, cuando mis pacientes preguntan sobre las hormonas, les digo que no se trata tanto de que una hormona en particular sea mala (una gran preocupación para quienes tienen antecedentes familiares de cáncer de mama con base en los estrógenos), sino de cómo sus cuerpos van a desintoxicar o metabolizar esa hormona. Si tienes un tracto digestivo muy débil, un hígado tóxico o altos niveles de estrés y tu doctor de cabecera te da una receta estándar de estrógeno, progesterona y testosterona, entonces, sí, esas cosas se van a almacenar. Y si se almacenan, van a activar la genética que deberías dejar tranquila. No quiero que eso les pase a mis pacientes, por eso intento un enfoque más sutil para las que necesitan reemplazo hormonal, como se explica en la siguiente sección.

Otros tratamientos que prescribo

El tracto digestivo y la dieta son siempre los puntos de partida, porque gran parte de la historia hormonal empieza ahí. Aprendí eso a las malas porque, como Pitta (en parte), por lo general tengo mucho fuego digestivo, lo que lleva a problemas digestivos. Aprendí que necesito seguir una dieta antiinflamatoria, por ejemplo, baja en gluten y lácteos. De lo contrario, sobrecargo el tracto digestivo y el hígado, lo que desencadena desequilibrios de tiroides e insulina.

A continuación, se debe observar cualquier deficiencia de nutrientes, virus crónicos y toxicidad. Muchas mujeres tienen el virus de Epstein-Barr o la enfermedad de Lyme, los cuales se activan cuando el sistema inmunitario está débil, o cuando la persona se expone al moho (en especial en climas más cálidos como el del sur de Estados Unidos, donde vivo) que desgasta el sistema inmunitario y desencadena el crecimiento excesivo de levadura en el tracto digestivo, lo que luego desencadena problemas hormonales. Con frecuencia, los estudios de laboratorio detallados revelan esos problemas.

Luego están los estudios energéticos, que llaman mi atención sobre cuestiones que los análisis de laboratorio no revelan o que identifican de manera preventiva (vulnerabilidades que se vuelven obvias en los análisis de laboratorio seis meses después). Esas evaluaciones energéticas son una herramienta esencial para fusionar las medicinas oriental y occidental, ayudándonos a ensamblar las piezas del rompecabezas que componen nuestros cuerpos multidimensionales. Los aspectos físicos, emocionales, espirituales y energéticos del cuerpo siempre están interconectados e influyen entre sí. Por eso pregunto qué emociones están en juego; qué sistemas están débiles, pero no lo suficientemente débiles como para aparecer en los análisis de laboratorio; y hacia dónde debemos dirigirnos al comenzar el viaje de sanación. Esas preguntas son una herramienta increíble que uso para educar a mis pacientes sobre dónde se encuentran y cómo pueden crear su sinfonía hormonal personal.

Esa metodología es esencial para el Viaje hacia ARRIBA, pues expande la vitalidad de mis pacientes, ayudándolas a ascender para alcanzar sus poderes más elevados. Durante años, la fusión de los elementos de diferentes medicinas ha funcionado y ayudado a 30 000 pacientes. Sé que funcionará para ti.

Capítulo 6

La conexión entre el tracto digestivo y las hormonas

El tracto digestivo es la zona cero de la salud. Procesa los alimentos, elimina los desechos, produce neurotransmisores, combate las toxinas y desempeña un papel fundamental en el equilibrio hormonal.

Por eso soy una gran defensora de la fusión de los tratamientos médicos occidentales y orientales para lograr hormonas felices. Durante miles de años, la medicina china y el ayurveda han vinculado el estado de la salud y el tracto digestivo con la forma en que el cuerpo metaboliza y utiliza las hormonas. Con la llegada de la tecnología del siglo xx, como los análisis de sangre y otros estudios avanzados que reconfirman sus conceptos, ahora damos por sentado su contribución. Trataban los problemas hormonales abordando los patrones que veían cuando los meridianos estaban bloqueados, el *qi* estaba bajo o el *prana* (la palabra que designa a la fuerza vital) se agotaba.

Por ejemplo, sabían que los problemas en el meridiano del bazo provocarían demasiada humedad, lo que cambiaría los niveles de azúcar en la sangre. O bien, que los desequilibrios del meridiano de los riñones bloquearían la producción de hormonas, ya que el *qi* se disiparía. Los trastornos de la tiroides se relacionaban con el hígado y el riñón, mientras que la dominancia estrogénica era un patrón común en quienes tenían estancamiento hepático. Pero el estado del tracto digestivo era central para su diálogo hormonal. Mientras que el meridiano del bazo regulaba la digestión y la humedad, el meridiano del intestino delgado reflejaba el microbioma, y demasiado Pitta desencadenaba calor o fuego digestivo excesivo. Pudieron identificar un intestino permeable o un sistema inmunitario comprometido utilizando su antigua metodología. Y aquí es donde empezó un plan para el equilibrio hormonal.

¿Con qué frecuencia hacemos esa conexión en la medicina convencional? La hinchazón, el estreñimiento, la diarrea y el reflujo viven en el mundo de los problemas gastrointestinales, pero de ninguna manera se cree que estén relacionados con el estrógeno almacenado, la tiroides, los niveles de progesterona o la insulina. En la medicina occidental, la respuesta para cualquier problema gastrointestinal es una receta de medicamentos para controlar sólo los síntomas, cuando se necesita una referencia al endocrinólogo o ginecólogo para una discusión sobre hormonas.

Echemos un vistazo a los patrones de desequilibrios hormonales y salud digestiva que aparecen de forma frecuente:

Problema gastrointestinal	Patrón hormonal
Estreñimiento	Dominancia estrogénica, insulina alta
Diarrea	Progesterona baja, tiroides lenta
Hinchazón	Trastornos de la tiroides, estrógeno alto o bajo, progesterona alta o baja
Reflujo	Alta progesterona, bajo estrógeno, baja testosterona

Esos patrones nunca se discutieron ni revisaron en mi educación y formación en la escuela de medicina. Los aprendí estudiando medicina china, ayurveda y combinando esa información con los resultados de laboratorio de mis pacientes. La fusión de los diferentes sistemas de medicina amplió mi caja de herramientas de tratamiento hormonal, lo que permitió que las pacientes mejoraran incluso antes de que tocáramos una hormona real. Y me di cuenta de que el lenguaje utilizado para describir ciertos patrones de energía en la medicina china y el ayurveda reflejaba con precisión muchos de los desequilibrios hormonales que identificamos hoy a través de análisis de sangre y estudios. Veamos más de cerca los distintos términos para afecciones específicas del tracto digestivo y las hormonas.

Patrón meridiano	Patrón ayurvédico	Problema gastrointestinal	Desequilibrio hormonal
Deficiencia del bazo	Kapha	Hinchazón/ estreñimiento	Insulina alta
Estancamiento del hígado	Pitta	Diarrea/síndrome de intestino irritable (SII)	Dominancia de estrógenos
Deficiencia de yin de hígado	Vata	Hinchazón/síndrome de intestino irritable (SII)	Progesterona baja, estradiol bajo
Deficiencia de hígado y riñón	Vata/Pitta	Estreñimiento/ reflujo	Trastornos de la tiroides
Deficiencia del meridiano de riñón	Vata	Hinchazón	Estradiol bajo, progesterona, trastornos de la tiroides

Cuestionario de inteligencia gastrointestinal

En 2014 escribí el libro *The 21-Day Belly Fix*. En aquel momento, la información sobre el microbioma estaba en pleno auge. He aquí un minicuestionario para ayudarte a identificar si tienes un problema gastrointestinal, no sólo hormonal. Responde verdadero (V) o falso (F) a cada pregunta.

1. Evacuo los intestinos todos los días. V F
2. Cuando voy al baño, las heces están bien formadas y siento que me vacié por completo. V F
3. No siento dolor abdominal después de comer. V F

4. Rara vez tengo reflujo o acidez estomacal. V F
5. Puedo comer y tolerar una amplia variedad de alimentos. V F
6. No tengo erupciones cutáneas. V F
7. No tengo dolor en las articulaciones. V F
8. Rara vez siento hinchazón. V F
9. Mi lengua está roja, sin capa. V F
10. Mi cutis está limpio, sin enrojecimiento ni hinchazón inusuales. V F

Si respondiste "falso" a más de cuatro preguntas, es probable que tu tracto digestivo sea la raíz de muchos de tus síntomas y el factor que impulsa tus desequilibrios hormonales.

Espero que estos ejemplos te convenzan de la conexión entre el tracto digestivo y las hormonas y de cómo debemos abordar el tracto digestivo para equilibrar las hormonas.

La fábrica de hormonas en el tracto digestivo

Existen cuatro componentes principales de la salud gastrointestinal que afectan las hormonas:

1. Intestino permeable
2. Equilibrio microbiano: el microbioma
3. Malabsorción de grasas
4. Mala calidad y cantidad de nutrientes

Echemos un vistazo a cada uno de ellos. Y sí, hay un cuestionario al final...

Síndrome del intestino permeable

El *intestino permeable* es un término que se usa de manera común hoy en día, pero aún se debate mucho y, a menudo, la comunidad médica convencional lo descarta. En esencia, el intestino permeable es una malabsorción intestinal, en la que el revestimiento del tracto digestivo deja de estar intacto y sano. Eso genera un estado de inflamación crónica de bajo grado que, a su vez, provoca cambios microbianos y nutricionales que afectan de forma directa a la producción de hormonas. Por suerte, las investigaciones en curso ya vinculan la salud gastrointestinal con los desequilibrios hormonales. Patrones que siempre veo en la clínica.

Hay muchos doctores occidentales, incluso gastroenterólogos, que restan importancia a la noción de intestino permeable. Si los presionas, a regañadientes podrían llamarlo "mayor permeabilidad intestinal" o "malabsorción". Supongo que *intestino permeable* suena demasiado descriptivo para ellos, pero creo que es el término perfecto para un fenómeno legítimo que no debe ignorarse. De hecho, es seguro decir que *todo el mundo* tiene intestino permeable, sólo varía la gravedad.

El revestimiento del intestino está lleno de proyecciones similares a pelos llamadas *vellosidades*, que son parte del sistema que permite que los nutrientes digeribles de los alimentos se desplacen y se absorban en el torrente sanguíneo, para luego ser llevados a las células que los necesitan para funcionar. Además, lo que conecta las células intestinales entre sí son estructuras microscópicas en forma de malla llamadas *uniones estrechas* (algo así como las juntas de las baldosas del baño). Cuando el intestino está sano, no hay agujeros ni espacios, y todos los nutrientes pasan por los intestinos como está previsto.

Entonces, aquí surgen los problemas. Estos nutrientes tienen que pasar de las vellosidades a través de las paredes intestinales hacia el torrente sanguíneo, y esas paredes sólo tienen una capa de células de espesor. Esa capa ridículamente delgada no sólo debe permitir el paso de los nutrientes, también debe evitar que entren invasores tóxicos. El cuerpo humano es una maravilla en muchos sentidos, pero la permeabilidad intestinal es un problema fisiológico que siempre está en espera de suceder. Cuando las uniones estrechas no están bien cerradas, comienzan a formarse brechas dentro y fuera de los intestinos. En otras palabras, empiezas a gotear. Piensa en un mosquitero. Cuando funciona de manera correcta, permite que pase aire fresco y mantiene alejados a los insectos. Pero si está rasgado, los insectos entran y salen a su antojo.

¿El resultado final? *Inflamación.* Una inflamación que no sólo lleva a una menor producción de hormonas, también a enfermedades, desarrollo de afecciones autoinmunes, deterioro cognitivo, problemas de piel y aumento de peso. La inflamación también causa estrés sistémico en el cuerpo, lo que genera una sobreproducción de cortisol, que luego desencadena ansiedad y agota el sistema inmunitario. Casi 95% de los neurotransmisores, incluidos la serotonina, la dopamina y el GABA (ácido gamma-aminobutírico), se producen en el tracto digestivo; esto afecta el estado de ánimo y el sueño de forma directa. Con razón un intestino permeable muchas veces es el origen de problemas de ansiedad, depresión, TOC, confusión mental y muchas otras afecciones de salud mental.

El intestino permeable también es responsable de las deficiencias nutricionales. Cuando el mosquitero se rompe, bueno, ahí van tus nutrientes. Todo ese esfuerzo por comer bien, limpio y sano… destruido. La absorción de los nutrientes esenciales para las hormonas se bloquea, lo que conduce a desequilibrios hormonales y los acelera.

Factores desencadenantes del intestino permeable

¿Qué desencadena un intestino permeable? Casi siempre se trata de una combinación de factores, lo que suelo llamar el "punto de inflexión en respuesta a una carga acumulativa". De hecho, en mi práctica médica siempre busco patrones de tres: los tres factores que, combinados, causaron el intestino permeable. La historia de cada persona es individual, pero algunos patrones comunes son:

- Alimentos procesados/refinados + estrés + falta de sueño
- Medicamentos + alta carga tóxica + genética

- Genética + inflamación + estrés
- Virus + alimentos procesados + estrés
- Picaduras de insectos + medicamentos + genética
- Intolerancias alimentarias + estrés + falta de sueño
- Azúcar + estrés + genética

Cómo detectar el síndrome del intestino permeable

Aquí están las buenas noticias: el intestino permeable se puede detectar y curar. Los métodos de análisis y las investigaciones se están poniendo al día con lo que vemos en la práctica. He aquí algunas formas actuales de detectarlo:

- Análisis de heces para detectar grasas fecales, elastasa fecal y zonulina.
- Análisis de sangre para detectar deficiencias nutricionales (que suelen ser un signo de intestino permeable).
- Análisis de sangre para detectar inmunoglobulinas.
- Niveles de lactoferrina.
- Análisis de aliento para detectar manitol y lactulosa.
- Análisis de sangre para detectar marcadores de inflamación VSG (velocidad de sedimentación globular), PCR (proteína C reactiva) y homocisteína.

Si todos los caminos apuntan a un intestino permeable, el Reinicio hormonal de 30 días (capítulo 9) te ayudará a que tu tracto digestivo vuelva a funcionar de manera correcta.

Por qué el microbioma es importante

El tracto digestivo tiene una inmensa comunidad de *100 billones* de microbios. Son bacterias diminutas que viven en el tracto digestivo y realizan el trabajo de asimilar, digerir, absorber y transportar nutrientes.

Más o menos hay la misma cantidad de bacterias en un mililitro de heces que estrellas en la Vía Láctea. Sorprendente, ¿verdad?

Aún más asombroso, una mujer que pesa 68 kilos tendrá ¡un kilo de microbioma! Son muchos bichos, pero todos son necesarios para mantenernos saludables y equilibrar las hormonas. De hecho, tu microbioma debe:

- Hacer y procesar tus hormonas.
- Producir ácidos para ayudar a digerir los alimentos.
- Ayudar a metabolizar ciertas vitaminas B.
- Reducir la inflamación en tu tracto digestivo.
- Ayudar a estimular tu sistema inmunitario.
- Acelerar tu metabolismo.

Y cuando enfocamos la atención en las hormonas, observa la conexión entre las bacterias gastrointestinales y las hormonas que se muestra en la siguiente tabla:

Bacterias gastrointestinales	Conexión hormonal
Estroboloma	Las bacterias gastrointestinales responsables de metabolizar el estrógeno y evitar que recircule en el torrente sanguíneo
Tiroides y el microbioma	Convertir T4 en T3, la forma más activa biológicamente de la hormona tiroidea, y absorber selenio y zinc de los alimentos (todas actividades de las bacterias gastrointestinales)
Progesterona y el microbioma	Parte del microbioma incluye *Candida*, una forma de levadura que crece en exceso cuando los niveles de progesterona son bajos
Insulina y el microbioma	Las bacterias gastrointestinales equilibran el azúcar en la sangre, manteniendo también equilibrados los niveles de insulina

Según el Instituto Nacional de Salud en Estados Unidos (NIH): "El microbioma básico de una persona se forma en los primeros años de vida, pero puede cambiar con el tiempo en respuesta a diferentes factores incluyendo dieta, medicamentos y exposiciones ambientales". Es bueno saber sobre esa mutabilidad, porque quienes comen una dieta saludable suelen tener un microbioma gastrointestinal que se transforma de manera continua conforme envejecen (un sello distintivo del envejecimiento saludable). Los que llevan una dieta no tan buena, tienen menor diversidad microbiana general, lo que desencadena más inflamación, desequilibrios hormonales y envejecimiento acelerado.

Tu microbioma también afecta la *circulación* de tus hormonas. Algunas bacterias son responsables de hacer recircular el estrógeno en tu sistema, mientras que otras son responsables de consumir el estrógeno "sucio", o los metabolitos tóxicos del estrógeno que nos enferman. El término "estrógeno sucio" se refiere a los niveles crecientes de estrona, un subproducto del estrógeno en nuestros cuerpos, junto con xenoestrógenos (compuestos sintéticos o naturales que imitan al estrógeno) del medio ambiente. Las bacterias gastrointestinales son responsables de eliminar esos metabolitos del cuerpo. Ese proceso previene las afecciones y los patrones que hemos mencionado, como la dominancia estrogénica, la resistencia a la insulina, el síndrome de ovario poliquístico, la endometriosis, los trastornos de la tiroides y la infertilidad.

Pienso en el microbioma como una enorme fábrica, rebosante de actividad. Las hormonas entran en el tracto digestivo, el microbioma se activa, las desmenuza (bueno, ¡no de forma literal!) y las envía a los lugares correctos en el cuerpo; luego, tus órganos hacen lo necesario para recibirlas y asegurarse de que todo funcione como debe. Todos están felices.

Pero si tu tracto digestivo no funciona bien, por cualquier razón (por ejemplo, una ingesta alta de alimentos procesados, colorantes o aditivos alimentarios, medicamentos o sobreexposición a toxinas ambientales), entonces tu microbioma cambia de marcha de manera negativa. Esto se llama *disbiosis*. Los metabolitos tóxicos y las hormonas se acumulan, lo que desencadena el intestino permeable, la inflamación y los desequilibrios hormonales. Si no se detiene, ese proceso lleva a la manifestación completa de la enfermedad.

Por cierto, esa relación entre las hormonas y el tracto digestivo es mutuamente beneficiosa. No sólo tu tracto digestivo trabaja para tus hormonas; también tus hormonas influyen en la salud de tu tracto digestivo. Es un ir y venir constante. Entonces, cuando las mujeres pierden progesterona por cualquier razón, retienen estrógeno o pasan por la menopausia, vemos cambios en el microbioma, que causan todo tipo de problemas digestivos. *Por eso* las mujeres embarazadas tienen reflujo, las mujeres perimenopáusicas sufren hinchazón o las mujeres menopáusicas están estreñidas. Por ejemplo, la caída de progesterona provoca más *Candida*, o sobrecrecimiento de levadura; el descenso de estrógeno genera una mala motilidad intestinal o estreñimiento.

He aquí otra cosa súper importante que debes saber: un microbioma gastrointestinal equilibrado significa menos inflamación sistémica. La disbiosis provoca muchos problemas de salud, incluida obesidad, diabetes tipo 2, cánceres de colon e hígado, enfermedad inflamatoria intestinal, enfermedad celíaca, enfermedad hepática y enfermedades neurológicas como alzhéimer y párkinson.

Malabsorción de grasas: ¿la nueva epidemia?

Una y otra vez, descubro que todos, desde bebés y niños pequeños hasta adultos, están derramando una tonelada de grasa en sus heces. Y ese problema, con el que por desgracia me encuentro de manera continua, está relacionado con temas de conducta, problemas sensoriales, trastornos hormonales y enfermedades autoinmunes (y eso sólo es una lista de inicio). He aquí qué pasa cuando pierdes grasa.

Primero, la grasa se necesita para producir colesterol, el componente básico de las hormonas. Por lo tanto, si pierdes grasa, ya estás en desventaja cuando se trata del equilibrio hormonal. No puedes estabilizar la insulina o el azúcar en la sangre porque necesitas cierta cantidad de grasa para hacerlo. Esos niveles se disparan por todos lados y, antes de que te des cuenta, eres resistente a la insulina. Por eso (entre otras razones) las mujeres con problemas de peso suelen lidiar con problemas hormonales. Incluso si tienes sobrepeso puedes perder grasa, y si eres muy delgada también puedes perder la escasa cantidad de grasa que estás comiendo.

Cuando explico esa situación a mis pacientes con bajo peso que luchan por una idea anormal de súper delgadez, se *sorprenden*. Protestan diciendo que no tienen un problema de peso cuando en realidad sí lo tienen. Es una lástima que en este país tener un "problema de peso" signifique tener sobrepeso. Tener un peso inferior al promedio también causa estragos en todas las hormonas. Si tu IMC (índice de masa corporal) o porcentaje de grasa corporal cae debajo de 19 o 20%, vas a tener momentos muy difíciles en la perimenopausia y la menopausia, ya que no tendrás la reserva de grasa corporal para soportar las fluctuaciones hormonales.

La grasa es necesaria para el desarrollo cerebral y la función cognitiva. A menudo me pregunto si la creciente prevalencia de trastornos neurocognitivos y neuroinflamatorios (incluidos el trastorno del procesamiento sensorial, el TDAH, la ansiedad, la depresión y la confusión mental global) estará relacionada con los niveles bajos de colesterol en la sangre derivados de la malabsorción de grasas, lo cual a su vez conduce a niveles bajos de hormonas, lo que luego afecta la capacidad cerebral.

Además, el microbioma en sí no puede ser estable porque hay una mayor respuesta de histamina en respuesta a la pérdida de grasa. Esa respuesta conduce a intolerancias alimentarias crónicas, alergias y respuestas inmunitarias. Por suerte, las muestras de heces pueden detectar la malabsorción de grasas y ayudar a orientar las recomendaciones para el tratamiento.

Esa respuesta de histamina le ocurrió a mi hija. Hace algún tiempo tuvo una reacción alérgica a una picadura de abeja y seis meses después ya no toleró los camarones: su tracto digestivo no está sano porque la respuesta del cuerpo a la picadura de abeja cambió el microbioma.

Cuando logremos que el tracto digestivo vuelva a funcionar, sus reacciones alérgicas deberían disminuir.

Las grasas saludables son las mejores amigas del tracto digestivo

¿Sabías que el componente básico de las hormonas del cuerpo es esa sustancia grasa conocida como colesterol? Así es, la misma sustancia de la que escuchas cosas aterradoras, en realidad, ayuda a producir tus hormonas.

Hay dos tipos de colesterol, lipoproteína de alta densidad (HDL, por sus siglas en inglés) y lipoproteína de baja densidad (LDL, por sus siglas en inglés), junto con los triglicéridos. El HDL se considera el colesterol "bueno" porque los niveles saludables protegen contra ataques cardiacos y accidentes cerebrovasculares. El HDL también es responsable de transportar el LDL fuera de las arterias y de regreso al hígado, donde se descompone para que pueda ser excretado. El colesterol LDL se considera el colesterol "malo" ya que obstruye las arterias y provoca enfermedades cardiacas o accidentes cerebrovasculares.

El *colesterol* se ha convertido en una de esas palabras aterradoras en las noticias de salud porque demasiado LDL provoca enfermedades cardiacas. Pero reducir los niveles de colesterol debajo de 130 mg/dl conduce al agotamiento hormonal. Sin los niveles adecuados, no puedes generar las hormonas ni los neurotransmisores que mantienen el cerebro y el cuerpo sanos.

Al igual que en muchas áreas de la salud y la nutrición, no se trata de todo o nada; debemos aspirar al equilibrio ideal. Las mujeres que tienen un peso corporal bajo o un porcentaje de grasa corporal bajo suelen tener niveles bajos de hormonas femeninas (estrógeno y progesterona) que, a su vez, afectan la fertilidad, los ciclos menstruales, los niveles de azúcar en la sangre y la energía en general.

Cómo el páncreas y la vesícula biliar afectan a las hormonas

Noticia de última hora: el páncreas y la vesícula biliar forman parte del sistema digestivo en general. En la medicina occidental, estos órganos se tratan por separado, pero en la medicina oriental se consideran parte importante de la salud gastrointestinal. Y sí, también afectan los niveles hormonales, al influir en el metabolismo de la grasa alimentaria y la regulación del azúcar en la sangre.

Sobre el páncreas

El páncreas es un órgano súper importante, pero la mayoría de la gente no piensa mucho en él, a menos que sea diabética o tenga cáncer. El páncreas, ubicado en la parte media del abdomen, ligeramente bajo la caja torácica, tiene varias funciones.

En primer lugar, secreta enzimas digestivas que intervienen en el proceso digestivo y permiten la descomposición de los alimentos que hemos ingerido. Eso es fundamental para la digestión de grasas, proteínas y carbohidratos. Una lesión pancreática puede provocar malabsorción de grasas.

Además, el páncreas es responsable de la producción y regulación de la hormona insulina, la que controla la cantidad de azúcar o glucosa en la sangre. La diabetes tipo 1 es una enfermedad genética en la que no se produce insulina; quienes padecen diabetes tipo 1 deben regular los niveles por sí mismos, con inyecciones regulares de insulina. Eso es un mal funcionamiento del páncreas en su peor forma. La diabetes tipo 2 no es genética, es más común y se produce cuando el cuerpo produce insulina, pero no la utiliza de manera adecuada. Eso suele ser el resultado de un microbioma gastrointestinal poco saludable, intestino permeable o malabsorción de grasas (cuando el cuerpo no puede digerir las grasas de manera eficaz).

El páncreas, junto con el proceso digestivo, determina los niveles de insulina del cuerpo. La insulina, a su vez, influye en muchas funciones del cuerpo: el peso, el nivel de inflamación y los niveles de estrógeno, hormonas tiroideas y andrógenos.

Sobre la vesícula biliar

La vesícula biliar es un órgano muy pequeño, con forma de pera, ubicado debajo del hígado. Es responsable del almacenamiento y liberación de un líquido llamado *bilis* (que se produce en el hígado cada vez que comemos). La bilis se mueve hacia los conductos y luego descompone las grasas en una sustancia llamada *quimo* para que el cuerpo pueda digerirla de manera adecuada en el intestino delgado. Es un órgano fundamental para la digestión y el transporte de las grasas.

Respuesta hormonal al páncreas y vesícula biliar perezosos

La vesícula biliar y el páncreas trabajan en conjunto. Primero, se libera bilis para metabolizar las grasas en quimo, y el páncreas ayuda proporcionando las enzimas adecuadas para metabolizar el quimo y llevarlo a donde necesita ir. Pero si esos dos órganos se vuelven perezosos o están sobrecargados debido a una mala alimentación, estrés, falta de sueño o toxinas ambientales, el proceso no se puede realizar. En cambio, se produce una malabsorción de grasas, o la grasa se derrama en las heces en lugar de metabolizarse y ayudar a crear hormonas. Esto, a su vez, genera un bajo nivel de *qi*, como dirían en la medicina china, o una deficiencia en el meridiano de los riñones y la vesícula biliar, como en el ayurveda. Y acorde con la medicina oriental-occidental, los resultados de laboratorio de las pacientes con esa afección muestran altas cantidades de grasa en los cultivos de heces.

¡Oh, esa temida hinchazón!

La hinchazón es una de las quejas más comunes. Mis pacientes dicen: "Dios mío, desperté y parezco embarazada. No hice nada. ¡Ni siquiera puedo ponerme mis jeans favoritos!". Conozco esa sensación porque sufrí periodos de hinchazón severa y tuve que hacer algunos cambios en mi dieta.

La hinchazón hace que te sientas gorda e incómoda, pero no es lo mismo que aumentar de peso. Hay varias razones por las que se produce la hinchazón:

- No estás consumiendo suficiente fibra dietética. Necesitas al menos 40 gramos de fibra cada día, que es mucho más de lo que crees. Una taza de lentejas o frijoles negros son 15 gramos, y ¿quién come tres o cuatro tazas de frijoles durante el día? ¡Yo no! Una taza de coles de Bruselas tiene sólo 4 gramos, lo mismo que una papa al horno. Sin suficiente fibra, tu tracto digestivo no puede mover los alimentos a través del proceso conocido como peristalsis y puedes retener más agua.
- Estás comiendo demasiados alimentos difíciles de digerir, como carnes rojas, frutas y verduras crudas, azúcar, alimentos grasosos o fritos y comida rápida procesada.
- Tu producción de enzimas digestivas está disminuyendo, lo cual es una parte normal del proceso de envejecimiento. Tomar un suplemento con tu comida debería ayudar mucho.
- Tienes intestino permeable, lo que lleva a una malabsorción de nutrientes.
- Tienes disbiosis o desequilibrio microbiano, lo que desencadena el crecimiento excesivo de *Candida*.
- Tienes fibromas o problemas ováricos no diagnosticados. En cada revisión, siempre solicita un ultrasonido vaginal para una evaluación ovárica completa para asegurarte de que no haya una causa física de la hinchazón.

- Tienes hinchazón hormonal. Esto, por supuesto, es lo más importante que a menudo se pasa por alto. Los niveles elevados de estrógeno provocan hinchazón, ya que el estrógeno influye en la retención de agua, y el exceso de estrógeno puede ralentizar la velocidad con la que el tracto digestivo procesa los nutrientes.

Equilibrar las hormonas y el sistema digestivo es fundamental para deshincharse. Mientras tanto, un tratamiento tradicional que resulta reconfortante y reduce la hinchazón es frotar una capa gruesa de aceite de ricino en el abdomen, cubrirlo con una franela de algodón y luego colocar una almohadilla térmica encima. Acuéstate y deja que el calor penetre en el abdomen durante, al menos, 30 minutos.

Suplementos para la salud gastrointestinal y hormonal

Hay varios suplementos que recomiendo para favorecer la salud gastrointestinal, en especial si tienes antecedentes de problemas digestivos, hinchazón y desequilibrio hormonal. En el capítulo 9 encontrarás más detalles sobre cómo elegir los mejores suplementos.

Enzimas digestivas

Las enzimas digestivas son un suplemento súper útil que les doy a casi todas mis pacientes. Un suplemento de alta calidad funcionará de maravilla, en especial para las que necesitan un poco de apoyo: una pastilla al día, por lo general con la comida más pesada. Las que tienen problemas digestivos más graves deben tomar una pastilla con cada comida.

¿Por qué tomar enzimas digestivas? Las enzimas digestivas son proteínas que estimulan la digestión. Hay tres tipos producidos por el páncreas: proteasas (para digerir proteínas), lipasas (para metabolizar las grasas) y amilasas (para metabolizar los carbohidratos en azúcares simples). Si la malabsorción de grasas es el problema, busca un suplemento con bilis de buey y lipasa para metabolizar las grasas de manera efectiva.

Probióticos

La Organización Mundial de la Salud describe los probióticos como "microorganismos vivos que, cuando se administran en cantidades adecuadas, confieren un beneficio para la salud al huésped". En otras palabras, un probiótico es un microbio terapéutico de alguna manera. Un suplemento probiótico tiene una o más cepas de las bacterias beneficiosas que viven en el tracto digestivo y ayuda a regular la digestión y mejorar el microbioma gastrointestinal.

Soy una gran defensora de los probióticos, pero hay mucho debate sobre su eficacia. Algunos afirman que no se puede transformar el microbioma de forma fundamental porque de alguna manera está genéticamente programado. Además, existe una gran variabilidad en la calidad de los probióticos; los suplementos *no* están regulados por la Administración de Alimentos y Medicamentos de Estados Unidos, por lo que los consumidores dependen de que la marca o la empresa realice su diligencia debida, verificando la calidad a través de varias certificaciones, incluido el sello GMP (Good Manufacturing Products) y un sello NSF International o USP (US Pharmacopeia).

Lo mejor es obtener la mayoría de los probióticos de los alimentos, ya que cada alimento tiene su propio microbioma. Los suplementos son útiles porque la mayoría no variamos nuestros alimentos y su calidad puede ser un problema. Por ejemplo, los alimentos procesados y envasados no tienen una rica huella microbiana que ayude al tracto digestivo, comparados con los alimentos frescos preparados en casa y variados según la estación. Cuando compres un suplemento probiótico, busca probióticos encapsulados con un historial comprobado de viabilidad. La pastilla debe tener al menos 50 000 millones de UFC (unidades formadoras de colonias), con una etiqueta clara de las cepas de bacterias y sus cantidades. Toma una pastilla cada mañana con el desayuno. A menudo recomiendo rotar los probióticos cada pocos meses para mantener la diversidad del microbioma.

Prebióticos

Un prebiótico es el alimento que usan los probióticos para hacer su trabajo. Los prebióticos se derivan de las fibras vegetales y se encuentran en muchas frutas, verduras y cereales integrales diferentes. Algunos de mis alimentos prebióticos favoritos son la raíz de achicoria, las hojas de alcachofa y las de diente de león.

Algunas pacientes no toleran los probióticos porque ya tienen un sobrecrecimiento bacteriano, pero les va mejor con prebióticos que equilibran el microbioma de manera indirecta. La inulina, por ejemplo, es un suplemento prebiótico de uso común.

Glutamina

Éste es uno de mis suplementos favoritos de todos los tiempos para una buena salud gastrointestinal. La glutamina es un aminoácido que ayuda a proteger el revestimiento del tracto gastrointestinal (la mucosa), sanando y sellando un intestino permeable. Muchas de nuestras pacientes en CentreSpringMD tuvieron mucho éxito con la glutamina en pocas semanas. Recomiendo tomarla en forma de polvo, ya que es más fácil de absorber. Empieza con 500 miligramos y aumenta a 1 o 2 gramos tras dos semanas.

Jugo de aloe vera

El jugo de la planta suculenta aloe vera es muy conocido por ayudar a equilibrar las bacterias gastrointestinales y mejorar el revestimiento gastrointestinal. Sólo debes beber de 30 a 60 gramos (2 a 4 cucharadas) todos los días. Asegúrate de consumir sólo jugo puro, ya que muchas bebidas de aloe vera tienen un alto contenido de azúcar.

Salud gastrointestinal = Salud ósea

La salud gastrointestinal se relaciona con la osteopenia y la osteoporosis. A medida que los niveles hormonales disminuyen en la menopausia prematura, la perimenopausia y la menopausia, la salud ósea comienza a declinar. Las hormonas son necesarias para desarrollar huesos sanos, pero cuando aplicamos el enfoque integrador o funcional a la salud ósea, el tracto digestivo se convierte en la zona cero.

Después de todo, el tracto digestivo determina cómo absorbemos los nutrientes necesarios para desarrollar huesos sanos y cuánta inflamación soporta nuestro cuerpo. Esos factores se vuelven aún más importantes ante la disminución de los niveles hormonales. Producir menos estrógeno significa que hay menos deposición ósea, por lo que tendemos a tener huesos más frágiles y delgados.

Desarrolla tu inteligencia gastrointestinal

Sí, ya te graduaste de la Universidad de las Hormonas y empezaste a adquirir inteligencia gastrointestinal, que puede ser aún más importante para tu salud. Si no estás segura por dónde empezar en tu búsqueda del poder hormonal, recuerda que inicia con el tracto digestivo. Y cuando tu tracto digestivo prospera, de verdad puedes confiar en que te proporcionará buena salud.

En el Reinicio hormonal de 30 días (que te presento en el capítulo 9), el paso 1 trata de recuperar la salud gastrointestinal. Pero primero, tómate unos minutos para digerir (¡lo siento, tuve que hacerlo!) la información presentada en este capítulo y evalúa tu salud gastrointestinal en este punto.

Capítulo 7

Hormonas y nutrición

Si el tracto digestivo es la zona cero de la salud hormonal, entonces la nutrición es lo segundo más importante. ¿Conducirías un auto sin gasolina en el tanque? Estoy segura de que la respuesta es no. Entonces, ¿por qué haces que tu cuerpo funcione sin combustible? Pasa todos los días.

El equilibrio hormonal es una sinfonía cuyo desempeño depende de que los instrumentos de la feliz orquesta del cuerpo interpreten sus respectivas partes. El tracto digestivo necesita hacer su trabajo gastrointestinal, pero incluso cuando está activado y listo, sin los alimentos adecuados para proporcionar nutrientes, no puede trabajar para equilibrar las hormonas del cuerpo.

En la práctica médica, observo de primera mano cómo impacta la falta de nutrientes esenciales (incluidas las vitaminas B, el hierro, la vitamina D, las grasas omega-3 y omega-9, el selenio, el zinc… bueno, ¡basta!). Todos estos nutrientes afectan la salud hormonal. ¿Cómo? Es simple. Cada vía hormonal del cuerpo depende de la recepción de nutrientes clave. Y si tu dieta no los proporciona, regresas al Infierno Hormonal.

La vía hormonal

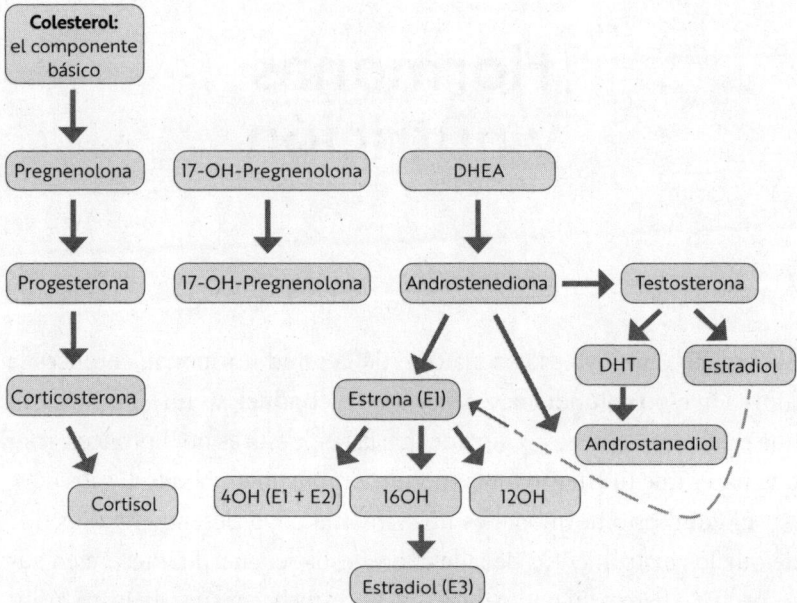

Colesterol: el componente básico

Pregnenolona → Progesterona → Corticosterona → Cortisol

17-OH-Pregnenolona → 17-OH-Pregnenolona

DHEA → Androstenediona → Testosterona

Testosterona → DHT, Estradiol

DHT → Androstanediol

Androstenediona → Estrona (E1)

Estrona (E1) → 4OH (E1 + E2), 16OH, 12OH

16OH → Estradiol (E3)

Los 10 nutrientes principales que necesitas

Vitaminas y minerales

Vitaminas B

Las vitaminas B son micronutrientes clave que intervienen en la regulación de las vías hormonales y los neurotransmisores. De forma más específica, las vitaminas B intervienen en la metabolización del estrógeno, el equilibrio de la función tiroidea y el apoyo a la producción de cortisol y progesterona. Todas son piezas fundamentales del rompecabezas hormonal. Pero veamos cuáles son las vitaminas B esenciales:

- B1 (tiamina): activa las vías de desintoxicación en el hígado, en específico la fase 1, permitiendo que los metabolitos hormonales se descompongan.
- B2 (riboflavina): favorece la desintoxicación, la producción de energía, los perfiles de ácidos grasos y la tiroides.
- B3 (niacina): regula el colesterol, el componente básico de las hormonas, así como la producción de la hormona del crecimiento y el metabolismo del estrógeno.
- B5 (ácido pantoténico): favorece la producción de estrógeno y progesterona, mejora la fatiga y alivia los dolores de cabeza.
- B6 (piridoxal 5' fosfato [P5P]): favorece la función hepática; también se une al estrógeno, la progesterona y la testosterona, ayudando a unir y metabolizar los niveles excesivos de esas hormonas. De hecho, esta vitamina reduce el riesgo de cánceres relacionados con las hormonas.
- B7 (biotina): mejora la ovulación y la producción de óvulos; actúa para fortalecer y engrosar el cabello y las uñas.
- B9 (folato): descompone los niveles de homocisteína, un marcador de inflamación, al mismo tiempo que reduce la ACTH, la hormona que provoca hipertensión arterial; también reduce el riesgo de defectos de nacimiento y protege contra la anemia.
- B12 (cobalamina): actúa para mejorar la energía, la desintoxicación, la producción de melatonina y la memoria.

Sobre la metilación

Lo ideal es que tomes suplementos de vitamina B metilados, eso significa que tienen un grupo de carbono adicional que permite una absorción más fácil.

La metilación es una vía fisiológica que debes conocer si tienes la mutación genética MTHFR (metilentetrahidrofolato reductasa), que puede afectar ciertos procesos químicos del cuerpo. La principal función de la enzima MTHFR es ayudar al cuerpo a producir el folato (vitamina B) necesario para crear ADN, desintoxicar y equilibrar las hormonas y los neurotransmisores. Si el gen MTHFR muta, aparecen diversos problemas de salud.

Se trata de una mutación común: 30 o 40% de la población. Si tienes la mutación MTHFR, es difícil absorber y utilizar de manera eficiente los nutrientes, las hormonas y otras sustancias diferentes. Eso provoca una deficiencia de vitamina B dentro de las células, lo que genera alteraciones hormonales, problemas de estado de ánimo y concentración y un aumento de la carga tóxica. La forma más sencilla de controlar esa situación es con suplementos metilados.

La metilación añade grupos metilo a los suplementos para que el cuerpo pueda absorberlos mejor. Recomiendo que todo el mundo se haga una prueba de detección de esa mutación, ya sea con un simple análisis de sangre o de saliva. Puedes tomar suplementos metilados que no causan daño. No estoy segura de por qué esta mutación se está volviendo más frecuente; quizá se deba a una mayor toxicidad ambiental general, que fomenta las mutaciones y los cambios celulares.

Vitamina D

Es común tener una deficiencia de vitamina D. Si tu cuerpo no tiene los niveles adecuados, aparecen muchos síntomas mediados por hormonas. Por ejemplo, los niveles bajos de vitamina D se han relacionado con lo siguiente:

- Niveles bajos de estrógeno
- Niveles más bajos de andrógenos
- Resistencia a la insulina
- Osteopenia y osteoporosis
- Función inmunológica deficiente

Necesitamos la luz del sol para activar el metabolismo de la vitamina D en la piel, por lo que, si siempre usas protector solar o tienes un tono de piel más oscuro, puedes afectar tu producción de vitamina D. Además, la vitamina D es liposoluble; por eso la salud gastrointestinal débil y los problemas con la malabsorción de grasas pueden causar una deficiencia crónica de vitamina D, incluso con suplementos.

Hierro

El hierro es necesario para una función tiroidea óptima y para los glóbulos rojos sanos. Los niveles bajos de glóbulos rojos causan anemia. Los fibromas, el flujo menstrual abundante y la baja ingesta de hierro en las dietas veganas y vegetarianas son razones frecuentes por las que encuentro anemia o niveles bajos de ferritina (la proteína que almacena el hierro) entre las mujeres que acuden a mi consultorio. Los niveles bajos de hierro pueden desencadenar lo siguiente:

- Dificultad para respirar
- Fatiga
- Alto nivel de cortisol/fatiga suprarrenal
- Resistencia a la insulina
- Presión arterial baja
- Niveles bajos de progesterona
- Función tiroidea deficiente

Muchas veces necesitas agregar alimentos ricos en hierro a la dieta o complementar con hierro si experimentas alguno de esos síntomas.

Magnesio

El magnesio, el "micronutriente milagroso", como yo lo llamo, es un cofactor de las hormonas y los neurotransmisores. Interviene en cientos de vías del organismo y las deficiencias de magnesio suelen ser la raíz de muchos síntomas de origen hormonal. Los niveles bajos de magnesio se han relacionado con lo siguiente:

- Diabetes
- Niveles altos de estrógeno
- Síndrome de intestino irritable (sii)
- Resistencia a la insulina
- Insomnio
- Bajos niveles de progesterona
- Síndrome premenstrual
- Función tiroidea deficiente
- Trastornos tiroideos

Existen muchas formas diferentes de magnesio, pero una forma quelada combinada aborda la mayoría de las afecciones de esa lista. En el magnesio quelado se mezclan varias formas de magnesio; por ejemplo, puede ser un compuesto de treonato de magnesio, glicinato y citrato.

Selenio

El selenio es un elemento imprescindible para la glándula tiroides, ya que es necesario para convertir la T4 en T3, que es más activa de forma metabólica. Este poderoso mineral está directamente involucrado en la producción de las hormonas tiroideas. Ayuda a prevenir el daño oxidativo a la tiroides y fortalece el sistema inmunitario.

Vitamina E

Esta vitamina liposoluble es famosa por promover una piel y un cabello saludables, y también mejora la función hormonal. La vitamina E ayuda al cuerpo de las siguientes maneras:

- Mejora los perfiles de colesterol, impulsando los niveles de HDL
- Mejora la resistencia a la insulina
- Aumenta los niveles de progesterona
- Reduce los niveles de colesterol LDL
- Reduce los niveles de testosterona

Como la vitamina E es liposoluble, muchas de mis pacientes con malabsorción de grasas sufren una deficiencia de esta vitamina.

Zinc

El zinc es un micronutriente importante para el equilibrio hormonal, la función inmunológica y el metabolismo. El zinc también es un cofactor en la producción de testosterona, ayuda a impulsar la producción de la hormona del crecimiento y apoya la producción de cortisol. Los niveles bajos de zinc pueden causar lo siguiente:

- Alto nivel de cortisol
- Alto nivel de estrógeno
- Infertilidad
- Libido baja
- Progesterona baja
- Síndrome premenstrual

Las deficiencias de zinc se deben a varias razones, por ejemplo, la terapia de reemplazo hormonal, anticonceptivos, medicamentos o una ingesta dietética baja.

Grasas saludables

Omega-3

Las grasas omega-3 nutren el cerebro y contienen el colesterol que el cuerpo necesita para la producción de hormonas, además de ayudar a reducir la inflamación en el cuerpo y aliviar los síntomas de ansiedad y depresión. Los niveles bajos de omega-3 están relacionados con lo siguiente:

- Alto nivel de andrógenos
- Infertilidad
- Inflamación

- Resistencia a la insulina
- Bajo nivel de estrógeno
- Bajo nivel de progesterona
- Bajo nivel de testosterona

Se ha descubierto que aumentar la ingesta de grasas omega-3 es útil para el apoyo hormonal general.

Omega-9

Las grasas omega-9 se producen en el cuerpo y se encuentran de forma natural en algunos alimentos, como los aguacates, el aceite de oliva y las almendras. Pueden reducir la inflamación y permitir una mejor sensibilidad a la insulina. Las grasas omega-9 también participan en el metabolismo del estrógeno, mejorando la descomposición y desintoxicación del estrógeno.

Probióticos

Hablé de los probióticos en el capítulo 6, pero lograr el equilibrio adecuado de bacterias buenas en el tracto digestivo es la razón por la que los probióticos están en mi lista de los 10 nutrientes principales. Los probióticos se relacionan con el equilibrio hormonal de varias maneras, por ejemplo:

- Niveles equilibrados de cortisol
- Mejora del metabolismo del estrógeno
- Mejora de la resistencia a la insulina
- Mejora del equilibrio de la progesterona
- Menor cantidad de *Candida*
- Menor cantidad de andrógenos
- Menor cantidad de colesterol LDL

La investigación sobre los probióticos es fascinante, con cepas microbianas específicas relacionadas con afecciones específicas; por ejemplo, un crecimiento excesivo de la bacteria *Clostridia* se vincula con el síndrome de ovario poliquístico, mientras que otras bacterias, conocidas de manera colectiva como *estroboloma*, son necesarias para mejorar la absorción del estrógeno y prevenir su recirculación en el torrente sanguíneo.

Alimentos buenos para las hormonas

¿De dónde debería provenir la mayoría de los nutrientes que necesita el cuerpo? De la comida. Los alimentos son nuestra primera medicina y sin ellos (o si los descuidamos) el equilibrio hormonal y la vitalidad se vuelven objetivos lejanos. No debería ser difícil alcanzar nuestros objetivos alimentarios, nutrirnos a nosotras y a nuestras familias con éxito, o incluso encontrar un plan de alimentación que nos funcione… Pero lo es.

Resulta que, en cierto modo, los alimentos se consideran nuestros enemigos. Esto se debe a que hay alimentos buenos y malos, hay demasiada comida, hay modas alimentarias y, en general, hay una confusión general sobre los alimentos. Todos los días mis pacientes se quejan de esto.

No tiene por qué ser así. Obtener los nutrientes que necesitan las hormonas puede ocurrir de forma natural (siempre y cuando tu tracto digestivo funcione de manera correcta) si te limitas a consumir alimentos integrales y muy poco procesados. Sé que ahora mismo estás poniendo los ojos en blanco porque ya has oído esto varias veces y sabes que es más fácil decirlo que hacerlo. Todas las Supermujeres que conozco están demasiado ocupadas para cocinar, les da miedo la cocina o están tan estresadas que planificar comidas es lo último que tienen en su lista de cosas por hacer.

En el Reinicio hormonal de 30 días (capítulo 9) te aconsejo cómo volver a la cocina, cómo amar y ver la comida como tu superpoder y cómo dejar atrás los hábitos poco saludables para adoptar unos buenos. Pero antes de empezar, hablemos de las trampas hormonales que se interponen en tu camino.

Cinco trampas hormonales

Trampa hormonal #1: alimentos inflamatorios

Está por todas partes. Inflamación: tu cuerpo en llamas. ¿Y de dónde proviene esa inflamación? Casi el 75 u 80% de las veces... del tracto digestivo.

La inflamación afecta directamente a las hormonas, altera los niveles de insulina, aumenta los niveles de andrógenos y agota los nutrientes. Al trabajar con las pacientes, reducir la inflamación siempre es mi primer objetivo.

Los principales alimentos inflamatorios (los principales infractores)

He aquí los principales culpables: los alimentos que con mayor frecuencia causan inflamación y que desgastan la función gastrointestinal. Apuesto a que algunos te resultarán familiares.

Alcohol

Está comprobado que el alcohol aumenta los niveles de insulina, causa un crecimiento excesivo de levadura, empeora la dominancia estrogénica y reduce la testosterona. Lo ideal es que el alcohol se consuma en cantidades limitadas: menos de cuatro tragos por semana.

Edulcorantes artificiales

Los edulcorantes artificiales, como el aspartamo y la sucralosa, alteran el microbioma y desencadenan la resistencia a la insulina y la dominancia estrogénica. Las primeras investigaciones sugieren que también contribuyen a la disfunción tiroidea.

Aditivos alimentarios y químicos

Los conservadores, conservantes, colorantes, aglutinantes y rellenos afectan la salud hormonal al alterar el microbioma, provocando niveles elevados de cortisol y resistencia a la insulina. Muchos de esos aditivos alimentarios y químicos son disruptores endocrinos y afectan los niveles de estrógeno, lo que aumenta el riesgo de cánceres de origen hormonal (incluido el cáncer de mama). Estos conservantes incluyen los siguientes:

- BHT (Butilhidroxitolueno)
- BPA (Bisfenol A)
- DHT (dihidrotestosterona)
- Colorantes alimentarios
- Parabenos
- PFOA (ácido perfluorooctanoico)

Productos lácteos

Una intolerancia o alergia a la caseína (la proteína de los lácteos) o a la lactosa (el azúcar de los lácteos) afecta la salud digestiva, empeora la resistencia a la insulina, el crecimiento excesivo de *Candida* y los niveles alterados de estrógeno y progesterona, ya que la mayoría de los productos lácteos contienen hormonas.

Gluten

El gluten es la proteína que se encuentra en el trigo y otros cereales. La intolerancia al gluten y la enfermedad celíaca provocan una reacción inmunitaria en el tracto digestivo, lo que genera intestino permeable, niveles altos de cortisol, función tiroidea deficiente, niveles bajos de progesterona y dominancia estrogénica.

Carnes

El consumo excesivo de carne en cualquier forma ralentiza la digestión, aumenta la resistencia a la insulina y afecta los niveles de estrógenos tanto en hombres como en mujeres. La carne de granjas industriales (a la que a menudo se le añaden hormonas) afecta aún más el perfil hormonal del cuerpo, lo que aumenta los niveles de estrógenos y empeora la dominancia estrogénica.

Grasas saturadas y grasas trans

Las grasas saturadas y las trans, que se encuentran en las carnes, los productos lácteos y los alimentos envasados y procesados, afectan los niveles de azúcar en la sangre, el tracto digestivo y el metabolismo de los estrógenos (niveles más altos). En estudios recientes, descubrieron que las grasas trans (aceites vegetales hidrogenados) reducen los niveles de testosterona en hombres y mujeres, mientras que los niveles altos de grasas saturadas afectan el microbioma gastrointestinal y los niveles de colesterol, lo que contribuye a la resistencia a la insulina y a la dominancia estrogénica.

Soya

Con la abundancia de productos elaborados con soya, usados como sustituto de la proteína de la carne, tengo que incluirla en esa lista de culpables. Aunque los productos de soya promueven la producción de estrógeno a través de las isoflavonas, demasiada soya, en especial la altamente procesada, puede afectar la fertilidad, provocar una pubertad temprana e interferir con la producción de hormonas tiroideas. Por un lado, la soya altamente procesada tiene un impacto negativo en las hormonas; pero, por otro lado, la fermentada puede beneficiar el metabolismo del estrógeno gracias a las isoflavonas.

Azúcar

Es un disruptor directo de la insulina porque desencadena los altibajos que nos hacen resistentes a ella. También aumenta los niveles de andrógenos, estrógenos y testosterona. Y sí, esto aplica para todos los azúcares. Incluso los azúcares naturales que se encuentran en las frutas pueden ser un problema para quienes tienen sensibilidad a la insulina.

Snacks: carbohidratos simples y refinados

Son deliciosos y fáciles de tomar, pero los *snacks* no ayudan a las hormonas. Toda la familia de carbohidratos simples y refinados (papas fritas, galletas, etc.) provoca resistencia a la insulina, niveles altos de cortisol y una función tiroidea lenta.

Si descubres que tienes inflamación sistémica, es fundamental eliminar esos alimentos proinflamatorios. Es probable que ese paso no sea para siempre, pero es necesario durante un periodo para reducir la inflamación y para que el tracto digestivo vuelva a funcionar de manera correcta. El tema de la inflamación se trata más adelante, en relación con el Reinicio hormonal de 30 días (capítulo 9).

Los carbohidratos refinados, el azúcar y tus hormonas

Conforme envejecemos, nos volvemos menos tolerantes al azúcar en todas sus formas, desde los carbohidratos simples como el azúcar de mesa, los productos horneados, el pan blanco y la pasta, hasta el arroz blanco y los alimentos envasados. El azúcar aumenta la insulina, provocando que los niveles de azúcar en la sangre se descontrolen y luego se desencadene el almacenamiento de grasa. Los picos de los niveles de azúcar e insulina… bueno, eso es el Infierno Hormonal.

El azúcar es una droga y debería etiquetarse como tal. Nuestras papilas gustativas cambian a medida que consumimos más azúcar, lo que hace que deseemos aún más. Es adictiva. Usamos azúcar en la comida porque sabe bien y, cuando tenemos un mal día, algo dulce puede hacernos sentir mejor en el momento. También utilizamos el azúcar como un estimulante instantáneo cuando estamos cansadas, pero luego nos volvemos a desplomar y queremos más. Y el ciclo continúa.

En Estados Unidos, tenemos una cultura de endulzar en exceso casi todo, por lo que las papilas gustativas se han adaptado a esa mayor carga de azúcar. Su fácil disponibilidad y bajo costo son bastante recientes en el largo periodo de la historia humana, ya que el azúcar solía ser un artículo de lujo. Nuestros cuerpos no están diseñados para procesar una gran cantidad de azúcar, por lo que debe usarse en porciones limitadas.

Muchos consumidores desconocen los azúcares agregados en los alimentos que compran. Los fabricantes la introducen de manera clandestina porque saben que hará que sus productos tengan "mejor sabor" y te dejarán con ganas de más. Por ejemplo, ¿por qué hay azúcar en la cátsup si los tomates son naturalmente dulces? Una paciente dijo que compró un poco de sal condimentada sin revisar la etiqueta (en serio, ¿quién hace eso?) y cuando la miró por casualidad se sorprendió de que el segundo ingrediente era azúcar. ¡En una mezcla de sal!

El mejor consejo: siempre lee las etiquetas de los alimentos envasados o preparados. Es un hábito que no sólo te ahorrará dinero, también mejorará tus hábitos alimentarios. La información debe incluir una lista de la grasa, el azúcar, las proteínas, la fibra, las calorías y los enriquecimientos incluidos, de modo que si sabes cuáles son tus necesidades diarias, puedas juzgar en consecuencia. En ese sentido, uno de los errores más fáciles de cometer es pasar por alto el tamaño de la porción. Si tienes prisa y no miras con atención, es fácil pasar por alto que la información nutricional se basa en una porción pequeña (más diminuta de lo que crees).

Un problema menos reconocido en el control del azúcar ocurre cuando el azúcar está en forma líquida. Hace tiempo publiqué un video en YouTube sobre algunos mitos de la alimentación en el que mencioné que algunos batidos o licuados preparados contienen ¡de 40 a 50 gramos de azúcar! Por eso es mejor evitar los licuados de frutas, para reducir la carga de azúcar y los picos de insulina resultantes.

Sí, los batidos verdes a base de vegetales son buenos para ti, pero si vas a beber todas tus comidas o refrigerios, debes asegurarte de que la bebida esté equilibrada con proteínas y fibra. Es mucho mejor comer media toronja que tomar un vaso de jugo de toronja. La fruta tiene mucha más fibra, tardas más en comerla y no provoca el pico de insulina que causa el jugo.

También toma en cuenta que el alcohol se procesa en el cuerpo como azúcar. Si evitas el azúcar todo el día, pero luego tomas dos copas de vino todas las noches… eso es mucha azúcar para procesar.

Los sustitutos del azúcar no son una solución. Beber refrescos dietéticos y comer caramelos o productos horneados sin azúcar seguirá provocando un pico de insulina, porque tu cuerpo percibe el azúcar falso como real y el microbioma se altera, lo que conduce a niveles más altos de estrógeno e insulina y te lleva al Infierno Hormonal.

Por suerte, puedes volver a entrenar tu gusto por lo dulce. Honestamente, perderás el gusto por el azúcar agregado cuando comiences a reducirlo y, de verdad, no necesitarás mucho para obtener el dulzor deseado. Reducir tu consumo hasta el punto de no desearlo es un objetivo hormonal primordial. Y, con el tiempo, podrás satisfacer cualquier antojo de azúcar con una pequeña porción de fruta, que contiene azúcares naturales y fibra, lo que tiene un efecto menor en tus niveles de insulina y azúcar en la sangre.

Tu objetivo hormonal: azúcar total debajo de los 25 gramos por día, o de tres a cuatro cucharaditas como máximo.

Cuidado con los azúcares ocultos

¡Un azúcar con cualquier otro nombre sigue siendo igual de dulce! Cualquiera de los siguientes elementos todavía se procesa en tu cuerpo como azúcar: jarabe de agave, malta de cebada, edulcorante de maíz, dextrosa, fructosa, concentrado de jugo de fruta, galactosa, glucosa, sirope dorado, jarabe de maíz con alto contenido de fructosa, miel, lactosa, jarabe de malta, maltosa, fruto del monje, azúcar pura de caña, azúcar sin refinar, jarabe de arroz, stevia, sacarosa, melaza…

Trampa hormonal #2: la cafeína

Cuando era niña, no había cafeterías como Starbucks en cada esquina. En la actualidad, la fácil disponibilidad de bebidas de café para llevar hace que todos tengamos un exceso de cafeína. Si a eso le sumamos bebidas energéticas y algunos refrescos, nuestra carga de cafeína se dispara.

He aquí qué hace la cafeína a las hormonas: exagera la producción de hormonas del estrés, en específico cortisol, y puede aumentar los niveles de estrógeno. Los estudios demuestran que, en las mujeres, el aumento de la ingesta de cafeína se asocia con una disminución de la testosterona.

Por lo tanto, la cafeína afecta a las hormonas, pero hay un punto óptimo. Un café limpio y orgánico mejora la salud cardiovascular, despeja la confusión mental y agrega energía; siempre y cuando su consumo se mantenga debajo de 120 a 180 mililitros (½ a ¾ de taza) por día.

Si cambias al café descafeinado, debes mantenerte, de igual forma, entre 120 a 180 mililitros, ya que el proceso de descafeinado puede crear un café más "tóxico", con mayor contenido de una sustancia química llamada cloruro de metileno, a menos que esté etiquetado como descafeinado a través de un proceso de agua suizo (swp, por sus siglas en inglés) que sólo usa agua para eliminar la cafeína.

Trampa hormonal #3: libre de gluten y lácteos

El gluten es una proteína que se encuentra en el trigo, la cebada y el centeno. Si sufres sensibilidad, alergia o si padeces enfermedad celíaca (la incapacidad genética para procesar el gluten), el consumo de alimentos con gluten provoca inflamación que, como comenté, puede ser responsable del daño a las vellosidades del intestino, intensificando los problemas de un intestino permeable. Los productos lácteos contienen hormonas y, como mencioné, la proteína y el azúcar en esos alimentos son problemáticos para muchas personas que ya tienen un intestino permeable o un crecimiento excesivo de *Candida*.

Pero una vez que eliminas los productos lácteos y el gluten de tu dieta, puedes caer en otra trampa hormonal: alimentos con un alto contenido en carbohidratos simples o azúcar añadidos para mejorar el sabor. Es decir, dejar de consumir gluten y productos lácteos significa seguir practicando la elección consciente de alimentos reales, sin procesar, y guardar los sustitutos para algún capricho ocasional.

Trampa hormonal #4: el ayuno

Se ha escrito y debatido mucho sobre el papel del ayuno en la salud general. De hecho, el ayuno intermitente se recomienda en especial para perder peso. Pero ¿qué impacto tiene el ayuno en las hormonas del cuerpo y el equilibrio hormonal?

El ayuno ha sido un pilar de muchas culturas y tradiciones a lo largo del tiempo. Todas las religiones importantes tienen algún elemento de ayuno como parte de sus rituales y prácticas. Eso no es casualidad. El ayuno tiene muchos beneficios, sin importar el intervalo entre las comidas (8 horas, 12 horas, 24 horas, etcétera).

Nuestra comprensión general del ayuno ha demostrado que logra lo siguiente:

Mejora el equilibrio del azúcar en la sangre y la resistencia a la insulina. El mecanismo de acción en este caso es el descanso gastrointestinal general y la reducción de la ingesta calórica. El descanso gastrointestinal es un concepto oriental muy importante; tanto la medicina china como la ayurvédica lo destacan para una salud digestiva y metabólica óptima. Aunque las recomendaciones varían según la paciente, se considera ideal un descanso gastrointestinal de 12 horas, con intervalos claros de tres a cuatro horas entre las comidas a lo largo del día, lo que permite una digestión adecuada. Este intervalo de ayuno se incluye en el Reinicio hormonal de 30 días (capítulo 9).

Mejora la presión arterial, reduce los triglicéridos y el colesterol malo. El mecanismo de acción con respecto a la presión arterial y los triglicéridos es similar al del azúcar en la sangre: el descanso gastrointestinal y la reducción de la ingesta calórica desencadenan la *autofagia*: la limpieza o reinicio ordenado de las células tras un periodo de descanso y privación. Es como limpiar el armario: una vez que te deshaces del desorden, puedes pensar y ver con más claridad. Así, con la autofagia, el ayuno estimula la desintoxicación y la eliminación de células viejas, células muertas o partículas que no necesitamos, restableciendo nuestra salud celular.

Reduce la inflamación. Se ha demostrado que el ayuno produce una reducción general de los síntomas inflamatorios, incluidos el dolor en las articulaciones, las erupciones cutáneas, la confusión mental y los riesgos de enfermedades inflamatorias, como las enfermedades cardiacas, el cáncer y las enfermedades autoinmunes.

Pérdida de peso. Se ha demostrado que el ayuno a corto plazo (o ayuno intermitente) durante 12 a 15 horas al día (y sí, aquí está el truco) ayuda a perder peso, siempre que se limite a unos pocos meses. Pero cuando el ayuno continúa más allá de este tiempo, hay una reducción gradual de la tasa metabólica, que en realidad puede provocar un aumento de peso y una alteración hormonal.

Y luego, en lo que respecta al ayuno, está el debate sobre las mujeres y sus hormonas. No estoy segura de que vayas a recibir con agrado mi postura al respecto, pero veamos el ayuno desde una perspectiva oriental-occidental. Eso significa que, como con todas las cosas, hay un punto óptimo.

El ayuno intermitente o de corta duración sí activa el metabolismo, reduce la ingesta calórica, mejora la resistencia a la insulina y aumenta los niveles de la hormona del crecimiento, la cual es la hormona antienvejecimiento que regula la masa muscular, los niveles de testosterona y la calidad del sueño. Pero cuando se realiza durante un tiempo prolongado (más de tres meses o de forma continua sin descansos), el ayuno puede provocar una disminución de la producción de estrógeno y progesterona. También hay investigaciones preliminares que demuestran que el ayuno prolongado altera el eje tiroideo-suprarrenal, creando un estado de fatiga suprarrenal y cortisol alto, lo que agota la función tiroidea y empeora ese desequilibrio hormonal.

Entonces, ¿dónde está el punto óptimo? En el ayuno intermitente; por ejemplo, cinco días y dos de descanso, o dos días a la semana para restablecer el metabolismo y estimular la autofagia. Eso funciona para la mayoría de las mujeres, pero si estás muy estresada, no duermes, ya estás lidiando con fluctuaciones o disminución de los niveles de estrógeno, progesterona o tiroides, el ayuno no debe durar más de 12 horas y, en definitiva, no es un punto de partida para lograr el equilibrio hormonal.

Trampa hormonal #5: la dieta cetogénica

Otra moda. Muchas pacientes me preguntan por esta moda de la dieta cetogénica, incluso algunas que la usaron tuvieron cierto éxito y adelgazaron, aclararon la confusión mental y rompieron su adicción al azúcar. La dieta cetogénica nos ayuda con las trampas hormonales 1, 2 y 3, ya que elimina los carbohidratos refinados y los azúcares, y aumenta las grasas saludables que, como sabemos, son los componentes básicos de las hormonas.

Una verdadera dieta cetogénica se define como una dieta alta en grasas y baja en carbohidratos y azúcares, lo que permite que el cuerpo descomponga la grasa en cetonas como fuente de energía. El pescado, los aguacates, aves, carnes, huevos y verduras bajas en carbohidratos son ejemplos de comidas "permitidas" en la dieta cetogénica. Todos estos alimentos ayudan a combatir la resistencia a la insulina y reducir la inflamación.

Pero la dieta cetogénica puede elevar los niveles de colesterol, incluido el colesterol LDL (malo), lo que aumenta la preocupación de quienes padecen enfermedades cardiovasculares. Muchos planes de alimentación cetogénica permiten hasta 75 gramos de grasa, incluidas las saturadas, para ayudar al cuerpo a llegar a la "cetosis": la etapa de quema de grasa. La carga de carbohidratos llega a ser súper baja, con frecuencia tan baja como 25 gramos, lo que provoca cambios del estado de ánimo, problemas para dormir y más alteraciones hormonales.

Toda esa grasa añadida puede aumentar los niveles de estrógeno, empeorando la dominancia estrogénica o el almacenamiento de estrógeno en todo el cuerpo. La dominancia estrogénica, a su vez, empeora la resistencia a la insulina y, en conjunto, ese patrón desgasta la función tiroidea.

Aquí estamos de nuevo, tratando de encontrar el punto óptimo, aceptando la idea de que la grasa es buena y necesaria, pero sabiendo que su exceso conlleva un riesgo para las hormonas y otros indicadores de salud. En el Reinicio hormonal de 30 días (capítulo 9), moderaremos muchas de esas ideas de una manera que funcionen para el equilibrio hormonal, buenos niveles de energía, estado de ánimo, salud y vitalidad en general.

Superalimentos para la salud hormonal

Los alimentos de la siguiente lista son buenos para el tracto digestivo, eso significa que mejorarán la producción y desintoxicación de las hormonas. Tienen un alto contenido de fibra, proteínas, grasas saludables o antioxidantes; por ese motivo, hay cierta superposición en las categorías enumeradas. El objetivo nutricional es incluir estos alimentos en la dieta diaria o, cuando se presente la oportunidad, elegir estos alimentos en lugar de otras opciones.

Alimentos ricos en fibra

La fibra es esencial para el equilibrio hormonal porque participa en la metabolización del estrógeno, en el control del azúcar en la sangre y la resistencia a la insulina. La fibra también favorece la motilidad intestinal y nos mantiene llenas y satisfechas.

La fibra se presenta en dos formas: soluble e insoluble. La *fibra soluble* es digestiva; es decir, se disuelve en agua y forma una sustancia gelatinosa para ralentizar la digestión. La *fibra insoluble* no se disuelve en líquidos, por lo que ayuda a acelerar la digestión. Permite que los alimentos formen heces más blandas y voluminosas para una eliminación más regular.

El objetivo es obtener un mínimo de 40 gramos de fibra total al día, para apoyar la producción de hormonas y la desintoxicación. Los niveles más altos de fibra se encuentran en las semillas de chía y avena.

Alimento	Gramos de fibra
Aguacate, 1 taza	10.0
Alcachofa, 1 mediana	6.2
Almendras, 28 gramos	3.5
Avena, 1 taza (sin cocer)	16.5
Betabel o remolacha (cocido), 1 taza	3.8
Brócoli (cocido), 1 taza	5.0
Calabaza, ½ taza, enlatada	5.0
Chícharos secos (cocidos), 1 taza	16.0
Ciruelas pasas, 10 secas	6.0
Frambuesas, 1 taza	8.0
Frijoles (cocidos), 1 taza	12.2
Garbanzos (cocidos), 1 taza	12.5
Guayaba, 1 taza	9.0
Lentejas (cocidas), 1 taza	15.5
Manzana, 1 mediana, con piel	4.5
Pera, 1 mediana, con piel	5.5
Semillas de chía, 28 gramos	10.0
Zanahoria (cocida), 1 mediana	1.5

Grasas saludables

Las grasas saludables son los componentes básicos de las hormonas; también reducen la inflamación y favorecen el metabolismo del estrógeno. El objetivo es consumir entre 30 y 40 gramos al día.

Alimento	Tipo de grasa	Gramos de grasa
Aceite de oliva, 1 cucharada	omega-9	914.0
Aguacate, ½ pieza	omega-9 + MCT*	914.7
Almendras, 28 gramos	omega-3 + 9	314.0
Atún, 170 gramos (cocido)	omega-3	31.0
Nueces de macadamia, ¼ de taza	MCT*	25.2
Salmón, 170 gramos (cocido)	omega-3	318.5
Semillas de chía, 28 gramos	omega-3	38.5
Semillas de lino, 1 cucharada	omega-3	32.95

*Los triglicéridos de cadena media (MCT, por sus siglas en inglés) son ácidos grasos de longitud media que se usan como fuente de energía en el cuerpo. Debido a que se metabolizan de manera diferente y se convierten en cetonas, favorecen la salud metabólica y la digestión.

Proteínas limpias

La proteína como nutriente preserva la masa muscular, mantiene estables los niveles de azúcar en la sangre y evita el consumo de carbohidratos refinados y azúcares. Trata de consumir de 85 a 115 gramos de proteína de origen animal por día, o 225 a 285 gramos de proteína de origen vegetal. El objetivo es tener 80 gramos diarios de proteína.

Si comes carne, trata de consumir sólo de animales alimentados y finalizados con pastos o pasturas naturales (sistema de pastoreo), si puedes permitírtelo. Los animales de pastoreo deben alimentarse a base de hierbas, pero aquellos animales procesados en masa son alimentados con enormes cantidades de granos para engordarlos antes de sacrificarlos (sistema estabulado). Eso significa que, si comes carne de esos animales, también consumes los antibióticos y otras sustancias agregadas en su alimento. Hay animales alimentados con pasto que también fueron alimentados con granos (si no están etiquetados como finalizados con pasto), así que siempre revisa la etiqueta.

Guía de proteínas

Gramos de proteína por porción (cocida a menos que se indique lo contrario)
115 gramos = ½ taza
225 gramos = 1 taza

Alimento	Tamaño de la porción	Cantidad de proteína
Carnes		
Carne de res		
Bistecs	115 gramos	25 gramos
Hamburguesa (medallón de res grande)	1 pieza	26 gramos
Molida	115 gramos	28 gramos
Cordero	85 gramos	21 gramos
Fiambres (pavo, pollo)	2 rebanadas gruesas	24 gramos
Huevo	2 (de mediano a grande)	14-20 gramos
Pavo, molido	115 gramos	21 gramos
Pescado	100 gramos	25-30 gramos
Pollo	115 gramos	28-30 gramos
Lácteos		
Kéfir	225 gramos	9 gramos
Leche entera	240 mililitros	8 gramos
Queso		
Parmesano	28 gramos	10 gramos
Otros	28 gramos	7 gramos
Yogur griego	240 mililitros	22 gramos
Alternativas lácteas		
Leche de almendras	240 mililitros	1 gramo
Leche de arroz	240 mililitros	0.7 gramos
Leche de cáñamo	240 mililitros	3 gramos
Leche de coco	240 mililitros	4 gramos
Leche de soya	240 mililitros	8 gramos

Fuentes vegetales		
Frijoles (negros, blancos, pintos, rojos, alubias, garbanzos)	225 gramos	15 gramos
Frijoles de soya	225 gramos	30 gramos
Lentejas	225 gramos	18 gramos
Tempeh	225 gramos	42 gramos
Tofu	225 gramos	14 gramos
Nueces/semillas		
Almendras	10	2.5 gramos
Cacahuates	10	5-7 gramos
Crema de almendras	1 cucharada	3.4 gramos
Crema de cacahuate	1 cucharada	4 gramos
Nueces	10	12 gramos
Nueces de la India	10	5 gramos
Verduras con alto contenido proteico		
Alcachofas	225 gramos	4-5 gramos
Chícharos (verdes)	225 gramos	8 gramos
Col rizada (kale)	225 gramos	3.5 gramos
Coles de Bruselas	225 gramos	4 gramos
Espárragos	225 gramos	4 gramos
Hongos	225 gramos	4 gramos
Maíz dulce	225 gramos	4 gramos

Apoyo gastrointestinal

Los alimentos fermentados son parte de un plan de equilibrio hormonal oriental-occidental. El proceso de fermentación mejora la diversidad bacteriana de los alimentos, lo que permite que crezcan más bacterias buenas. He aquí mis alimentos fermentados favoritos.

Alimentos fermentados
- Chucrut
- Kéfir, de preferencia elaborado con leche de coco
- Kimchi

- Kombucha
- Pasta de miso
- Pepinillos
- Tempeh
- Yogur con cultivos activos

Para apoyo nutricional y grasas buenas
- Aceite de coco
- Caldo de huesos
- *Ghee* (mantequilla clarificada)

Limpiadores hepáticos

Los depurativos hepáticos son alimentos que favorecen y desintoxican el hígado, ayudan al equilibrio hormonal, en especial, a la dominancia estrogénica y la resistencia a la insulina. He aquí algunos de mis favoritos:

- Agua
- Ajo
- Brotes de brócoli
- Cilantro (fresco)
- Hojas de betabel o remolacha
- Hojas de diente de león
- Jengibre (fresco)
- Limones
- Pepinos
- Perejil (fresco)
- Té verde

Apoyo a la tiroides

Los nutrientes para una función tiroidea óptima incluyen hierro, selenio, magnesio y yodo, que se encuentran en los siguientes alimentos:

- Almendras
- Carne roja (alimentada y finalizada con pastos o pasturas naturales)
- Chocolate negro (¡no más de un cuadrito por día!)
- Nueces de Brasil
- Sal yodada
- Verduras de hoja verde
- Verduras marinas, como nori o algas marinas

Alimentos para combatir la dominancia estrogénica

La dominancia estrogénica es un patrón hormonal común en cada fase y ciclo de la vida de una mujer. A continuación, enlisto algunos alimentos que ayudan a metabolizar el estrógeno, evitando que se almacene en el cuerpo:

- Aceite de oliva
- Alholva o fenogreco
- Brócoli
- Brotes de brócoli
- Col rizada (*kale*)
- Coles de Bruselas
- Coliflor
- Cúrcuma (en polvo y raíz)
- Hongos (frescos)
- Salmón
- Semillas de linaza

Alimentos para aumentar la progesterona

Los niveles de progesterona disminuyen con la edad, las deficiencias de ácidos grasos y el estrés elevado. Equilibrar y aumentar los niveles de progesterona me salvó cuando tenía 20 años. Hay alimentos que ayudan a aumentar de forma natural la progesterona, al proporcionar los fitonutrientes necesarios para el *qi* y para el equilibrio hormonal general. Algunos de esos alimentos son:

- Aguacate
- Camarones
- Carne de res
- Chocolate negro (28 gramos)
- Nueces
- Pavo
- Pollo
- Semillas de calabaza

Superestrellas hormonales

Si observas con atención las listas anteriores, verás que algunos alimentos se repiten varias veces, en diferentes categorías… son verdaderas superestrellas hormonales. Mi lista corta de alimentos que favorecen el buen funcionamiento de las hormonas incluye:

- Aceite de oliva
- Aguacate
- Carne orgánica y de animales alimentados con pasto (pollo, ternera, pavo)
- Hojas de diente de león
- Limón fresco exprimido en agua
- Nueces
- Salmón

- Semillas (chía, linaza, calabaza)
- Té verde
- Verduras crucíferas
- Verduras de hoja verde

Con esas listas de superalimentos, y ahora que conoces las cinco trampas hormonales, te puedes dar una idea de cómo será el Reinicio hormonal de 30 días (capítulo 9). Ya casi llegamos.

Mitos comunes sobre nutrición

¿Ya los habías escuchado? He aquí algunos mitos comunes que, de verdad, debemos desterrar.

Mito #1: una copa de vino tinto al día es buena.

El vino es azúcar. Punto. Disfrutar una copa de vino o tu bebida favorita de vez en cuando no es un problema cuando se trata de equilibrar las hormonas; pero el consumo diario y excesivo de alcohol crea caos hormonal. Muchas mujeres tienen la falsa excusa de que una copa de vino al día es "buena" para ellas.

Mito #2: las ensaladas siempre son nutritivas.

No. No si le agregas un aderezo cremoso (que por lo general se traduce en alto contenido de grasa) o dulce (alto contenido de azúcar); si no varías los ingredientes, o si dependes de las ensaladas como tu única fuente de fibra. He aquí una sorpresa: la ensalada promedio no tiene más de 5 a 10 gramos de fibra. Y si tienes un tracto digestivo débil, toda esa comida cruda es difícil de digerir. En vez de eso, elige verduras al vapor o alimentos ligeramente salteados.

Mito #3: los licuados y batidos verdes siempre son buenos.

Me encantan los licuados verdes, pero si no tienes cuidado, puedes obtener un aumento de azúcar en lugar de una explosión de fibra o antioxidantes. El batido verde promedio (comprado en la tienda) puede tener hasta 40 gramos de azúcar y menos de cinco gramos de fibra. Eso no te ayuda en absoluto a alcanzar los objetivos hormonales.

Si preparas tus licuados, usa agua como base (no jugo de fruta) y asegúrate de que la cantidad de verduras sea igual o mayor que la cantidad de fruta, para que obtengas suficiente fibra. Eso ayudará a que el batido verde trabaje para ti, no en tu contra.

Mito #4: la grasa engorda.
Como ya aprendiste, las grasas saludables no engordan; en cambio, ayudan a generar hormonas y mantener el equilibrio hormonal.

Mito #5: los azúcares falsos te ayudan a controlar el peso.
Falso: en realidad, todos los sustitutos del azúcar sólo alteran las bacterias gastrointestinales y empeoran la inflamación.

Suplementos básicos para la salud hormonal

"Si te alimentas bien, no necesitas tomar ningún suplemento". Ya perdí la cuenta de cuántas pacientes me contaron que su doctor les dijo eso, restándole importancia a la necesidad de ayuda no sólo para las hormonas sino para otros problemas. Eso es frustrante, ya que es un hecho indiscutible que el contenido nutricional de los alimentos ha disminuido porque la salud del suelo de la tierra está empeorando. Los alimentos ya no contienen la calidad de nutrientes que tenían hace 25 años, y están empeorando. La erosión, la capa superficial del suelo despojada y los nutrientes agotados son realidades de nuestra era agrícola.

Incluso si tienes cuidado de comer alimentos orgánicos, no son necesariamente más nutritivos, sólo están libres de pesticidas y químicos.

Eso ayuda a tu hígado y reduce tu carga tóxica, pero no garantiza que tu tanque de nutrientes esté lleno.

Cuando el cuerpo se estresa de forma crónica y se agotan los nutrientes, entra en emergencia y decide qué conservar y qué sacrificar. En la parte superior de la lista de sacrificios se encuentran las hormonas, en particular el estrógeno y la progesterona. Por eso, los suplementos pueden hacer que te sientas mejor, pues ayudan al cuerpo a recuperar lo agotado y a reconstruir el *qi* y el *prana*, tu fuerza vital.

Es por esto que uno de los pilares del ayurveda y la medicina tradicional china es el uso de hierbas, plantas y otras sustancias para tratar todo tipo de dolencias, incluso las hormonales. Utilizo un enfoque combinado, que mezcla las necesidades de nutrientes con las hierbas y los suplementos que lograrán los objetivos establecidos —basándome en los principios de la medicina oriental y occidental—, para devolvernos el equilibrio hormonal natural.

Cómo ser una consumidora inteligente de suplementos

Existen innumerables anuncios y sitios web que promocionan los beneficios de varios suplementos, y las afirmaciones hacen parecer que todos curarán lo que te aflige. Hay tan poca regulación de esa industria que la gente está confundida sobre qué marcas son buenas, qué tomar y qué cantidad tomar. Además, los fabricantes pagan sus pruebas, así que, a menudo, pocas empresas de verdad las realizan. Descubrí esa situación cuando no pude encontrar fórmulas para mis pacientes que combinaran lo mejor de la medicina oriental y occidental. Como resultado, lancé mi propia línea oriental-occidental de suplementos.

Para ser inteligente con los suplementos, debes conocer tu química. Leer algunos artículos, blogs, tomar el frasco que se promociona como el próximo gran éxito o lo que usan tus amigas... no es una buena idea. Muchas de las ventas en esa enorme industria (el mercado estadounidense alcanzó los 35 600 millones de dólares en 2022) son de productos completamente ineficaces. En general, hay muchas opciones que se consideran seguras, pero tomar demasiado de algo (incluso si es bueno) no es útil: puede ser perjudicial para el hígado y el tracto digestivo. Además, como quizá ya sabes, el hecho de que un suplemento esté disponible sin receta no significa que no tenga efectos secundarios, en especial cuando se combina con otros productos de venta libre o medicamentos recetados. No es que necesariamente vayas a hacerte daño, sino que estás siendo ineficiente, evitando un problema en lugar de abordarlo.

Ser inteligente con los suplementos significa aprender a leer las etiquetas. Observa el origen de los ingredientes. ¿Son orgánicos? (para saber que habrá una contaminación química mínima). ¿Dónde se fabricó el producto? Además, ¿existen sellos de certificación? Toma en cuenta que las organizaciones certificadoras como GMP, US Pharmacopeia, NSF International y ConsumerLab.com realizan pruebas de buenas prácticas de fabricación, verificando que los productos contengan lo que dicen y que no estén contaminados con nada peligroso, como bacterias o plomo. Busca esos sellos en tus suplementos favoritos.

También asegúrate de comprobar la dosis. Algunas marcas son un poco engañosas; es posible que tengas que tomar tres o cuatro cápsulas para obtener la dosis diaria, aunque hayas comprado el producto pensando que sólo necesitarías una.

Cuando hayas investigado y encontrado una marca de confianza, prioriza tus necesidades. ¿Cuál es tu principal queja? ¿La falta de energía, la interrupción del sueño o el mal humor? Concentra tu elección de suplementos en un problema a la vez, en lugar de elegirlos al azar. De esa manera, tendrás una mejor idea de si el suplemento te será útil o no. Usamos ese método en nuestras clínicas; es un enfoque específico, que suplementa las deficiencias clave de una paciente después de hacerlas coincidir con sus problemas principales y, después, registra su progreso a lo largo del tiempo y le hace estudios periódicos. Ese enfoque ha funcionado y continúa funcionando, una paciente a la vez.

¿Cuánto tiempo tardan en hacer efecto los suplementos?

Cuando mis pacientes hablan sobre los suplementos que toman, una de las quejas más comunes es que no han visto ningún resultado. Eso puede deberse a que el producto no es bueno, la dosis no es terapéutica o no se adapta a la necesidad primaria. También existe la expectativa de que un suplemento funcione tan rápido como un medicamento y, bueno, eso no es así.

Para juzgar el éxito de un suplemento, mínimo debes usarlo tres semanas, en especial si estás lidiando con un problema como la energía, el sueño o el estado de ánimo. Si vas en el camino correcto, los resultados son lentos, pero irán mejorando en intervalos de tres semanas, seis semanas o tres meses.

Si tomas suplementos para equilibrar hormonas específicas, tardarás más en notar una mejora. Las mujeres que menstrúan necesitan al menos 90 días para notar algún cambio, porque las hormonas tardan unos cuantos ciclos mensuales en ajustarse y modificar lo que está sucediendo.

El problema del autodiagnóstico con suplementos

¿Tienes la BOLSA?

Sabes de qué hablo: la bolsa en la que echas todos tus suplementos. Imagina esto: me estoy preparando para una cita y entra una paciente con la bolsa. Sé lo que va a pasar: me coloca frasco tras frasco sobre la mesa y, ansiosa, me pregunta lo que pienso. ¿Ésta fue la elección correcta? ¿O ésta? Allá vamos...

No recomiendo el autodiagnóstico o el autotratamiento por varias razones. En primer lugar, es difícil ser objetiva y es mejor guiarse por los datos. He cometido errores sobre mi salud porque no tuve la distancia y la perspectiva. En segundo lugar, es necesario que un profesional autorizado te escuche, dé un paso atrás y junte todas las piezas del rompecabezas, priorizando tus necesidades más importantes.

Si vas a experimentar con suplementos por tu cuenta, sin apoyo profesional, limítate a no más de cinco suplementos diferentes. Eso puede ser, por ejemplo, uno con vitaminas y minerales, magnesio y un probiótico. Siempre lee las etiquetas para determinar la dosis adecuada y nunca excedas la dosis diaria. Y, como indiqué antes, investiga las marcas con la debida diligencia.

Los suplementos más eficaces para la salud hormonal

Antes de tomar cualquier suplemento, hazte un análisis de vitaminas, minerales y hormonas. No querrás gastar dinero ni arriesgarte a sufrir efectos secundarios si crees que tienes deficiencia de algo cuando en realidad no la tienes. También es una buena idea volver a hacerte el análisis si estás siguiendo algún tipo de dieta restrictiva, te has sometido a alguna cirugía reciente, estás embarazada, en el posparto o lidiando con más estrés de lo habitual. Si alguna de esas situaciones es tu caso, deberás aumentar tu régimen de suplementos.

Los suplementos son más eficaces cuando se atienden problemas específicos, por eso no soy muy fanática de los multivitamínicos/minerales. Pero son útiles si ése es el único suplemento que quieres tomar. Si es así, busca uno que contenga al menos el requerimiento diario mínimo de vitaminas B, con antioxidantes y hierro, porque son las deficiencias más frecuentes en las mujeres. Si eres sensible al hierro, busca un suplemento líquido aparte, así habrá menos probabilidades de dolor de estómago.

Ahora, veamos las distintas formas de suplementos.

Suplementos de vitaminas y minerales

Vitaminas B

Busca un suplemento de complejo B metilado que contenga todo lo que se indica en la siguiente lista. Si no puedes encontrar uno, cómpralos por separado.

- B1: 25 mg (tiamina)
- B2: 25 mg (riboflavina)
- B5: 50 mg (ácido pantoténico)
- B6: 50 mg (P5P)
- B12: 1000 mcg
- Ácido fólico: 800 mcg
- Biotina: 2500 mcg

Vitamina D

Toma 1000 UI (unidades internacionales) de vitamina D3 al día. (La vitamina D2 no se absorbe bien). Una fórmula liposomal (envuelta en una partícula similar a la grasa, lo que facilita la absorción) con al menos 100 microgramos de vitamina K ayudará a la eficacia y la absorción.

Calcio

Es necesario para mantener los huesos fuertes, pero varios estudios han demostrado que los suplementos no reducen el riesgo de fracturas a medida que envejeces. De hecho, tomar suplementos en exceso conlleva un riesgo de cálculos renales y calcificación de los vasos sanguíneos; es mejor obtener el calcio diario de alimentos como pescado, verduras, productos lácteos o alimentos fortificados. Si quieres tomar suplementos, no ingieras más de 1000 miligramos por día. La combinación de calcio con magnesio también mejora la absorción. El quelato de calcio es la mejor forma de tomarlo.

Magnesio

La dosis diaria típica es de 200 a 400 miligramos de magnesio quelado. Descubrí que es útil tomarlo antes de acostarse, ya que facilita el sueño.

Sumergirse en un baño con sales de Epsom también es una excelente forma de utilizar el magnesio... y relajar los músculos.

Otros suplementos y potenciadores hormonales

Probióticos

Como aprendiste en el capítulo 6, los probióticos son una ayuda importante para reequilibrar tu microbioma. Busca uno con al menos cinco cepas diferentes de bacterias beneficiosas y que tenga, mínimo, 50 000 millones de UFC (unidades formadoras de colonias). Varía el suplemento cada seis semanas para obtener un refuerzo adicional.

Enzimas digestivas

Como también aprendiste en el capítulo 6, divide tu comida en trozos más pequeños para que los nutrientes se absorban mejor. Tu suplemento debe contener amilasa (para metabolizar el almidón), lipasa (para metabolizar la grasa) y proteasa (para metabolizar la proteína). También debe tener bilis de buey para metabolizar mejor las grasas. Como cada enzima se dosifica de manera diferente, empieza con una cápsula en la comida más pesada del día. Si tienes muchos gases o malestar, prueba con media cápsula.

Grasas omega-3

Son antiinflamatorias, nutren el cerebro y las hormonas. Se encuentran en alimentos como el salmón, las cremas de nueces y las semillas de chía, pero obtener una dosis de suplemento alta lo suficiente puede ser difícil. Elige un suplemento de omega-3 con al menos 2 gramos de EPA (ácido eicosapentaenoico) y DHA (ácido docosahexaenoico) cada uno.

Adaptógenos suprarrenales

Son hierbas que ayudan a equilibrar las glándulas suprarrenales y a minimizar la respuesta al estrés. Tómalos antes de las 3 p. m. para ayudar a combatir las caídas de cortisol que muchas mujeres experimentan por la tarde. Elige entre una dosis diaria de *ashwagandha* (1 gramo), ginseng (500 miligramos), astrágalo (500 miligramos) o raíz de regaliz (1 gramo).

L-teanina

Es un aminoácido que reduce la ansiedad, y mejora la cognición y la concentración al aumentar la producción del neurotransmisor GABA (ácido gamma-aminobutírico). Un suplemento de 200 miligramos diarios es útil. La ansiedad es una queja principal de las mujeres que atraviesan cambios hormonales, por lo que agregar esto a tu lista puede ser útil.

Colina

Es un fosfolípido que ayuda a metabolizar la grasa y regular la insulina, lo que mejorará la producción de hormonas en el tracto digestivo. Aunque se encuentra en los huevos y en vísceras como el hígado, un suplemento de 1 gramo diario ayudará al hígado, mejorará la resistencia a la insulina y frenará la sobreproducción de andrógenos como se observa en el síndrome de ovario poliquístico, la perimenopausia y la menopausia.

Caldo de huesos

Este líquido simple se ha vuelto cada vez más popular como remedio para curar y reconfortar, aunque la medicina tradicional china y el ayurveda lo han recetado durante siglos. Mi madre lo preparaba todo el tiempo cuando yo era pequeña y lo comía a regañadientes, pero ahora estoy agradecida de haber recibido esa bondad con tanta regularidad, y hago lo mismo con mis hijos. A medida que los huesos hierven a fuego lento, liberan nutrientes, colágeno y bacterias buenas, que ayudan a restablecer un tracto digestivo sano. Usa los huesos de res o pollo de la mejor calidad que puedas encontrar. Sabrás que ya herviste los huesos el tiempo suficiente, a fuego lento, cuando el agua se reduzca y el caldo se gelifique al enfriar. Trata de beber al menos 1 taza (240 mililitros) todos los días.

Suplementos que debes evitar

Odio decir que un suplemento es por completo ineficaz, porque a veces puede ser efectivo para la persona adecuada. Pero ten cuidado con las modas y tendencias que de pronto hacen que aparezca un montón de gente en línea promocionando algún producto.

Veo anuncios de suplementos para quemar grasa más que de cualquier otro tipo. Esos productos suelen contener cafeína u otros ingredientes para estimular el metabolismo, pero no son la respuesta. La quema de grasa se basa en el control de la insulina, por lo que no hay ninguna pastilla que se pueda tomar ni ningún té que se pueda beber que de verdad queme la grasa. Si existiera una píldora quemagrasas, el control del peso sería pan comido, ¿no?

En resumen: todas queremos una solución rápida, pero ninguna pastilla va a cambiar tu vida. Es la combinación de tu alimentación y un tracto digestivo sano lo que proporciona el poder nutritivo que tu cuerpo necesita para tener hormonas saludables. Debes saber que tu química es tuya y hacer el debido esfuerzo para comprenderla, en especial en tu Viaje hacia ARRIBA y mientras navegas por los cambios hormonales.

Capítulo 8

La lavandería hormonal

El entorno tóxico, las hormonas sucias y el hígado

Hormonas sucias. Sí, todas las tenemos.

El entorno (alimentos, aire, suelo, agua, productos para el cuidado de la piel, el cuerpo y el hogar) es cada vez más tóxico. Nos enfrentamos a desafíos que la gente no encaraba hace una generación, y ese entorno hace que el hígado trabaje en exceso. El hígado es la lavandería del cuerpo, absorbe cosas, las metaboliza y las lleva a los sistemas de eliminación (piel, tracto digestivo, riñones, sistema linfático y, sí, el hígado) para que los niveles de lo que hayamos ingerido no se acumulen en el cuerpo. Eso incluye los metabolitos hormonales, también conocidos como *hormonas sucias*. Esas hormonas sucias en realidad trabajan en nuestra contra y pueden alterar el equilibrio hormonal general. Los niveles altos de insulina, la dominancia estrogénica, la testosterona alta, la DHT alta… muchos son causados por hormonas sucias, que desencadenan los síntomas y las afecciones hormonales que mencioné antes. La realidad: los tóxicos productos químicos ahora son parte de nuestra vida cotidiana. Las toxinas que ponemos en el cuerpo o sobre él incluyen alcohol, alimentos, medicamentos, cosméticos y productos para el cuidado corporal, y luego están las toxinas que inhalamos de los productos químicos en nuestro hogar, limpiadores, fragancias y más. Estamos descubriendo que hay sustancias químicas no deseadas escondidas en productos que siempre consideramos seguros, como la leche de fórmula para bebés, el agua... De hecho, un estudio reciente descubrió que los contaminantes del agua que antes se consideraban seguros ahora se consideran inseguros. ¡Qué horror!

Por suerte, *puedes* desintoxicar tu cuerpo y *puedes* hacer que tu entorno y todo lo que hay en él sea más limpio. Sí, tenemos el control, incluso cuando nuestro entorno cambia. Y ésa es la buena noticia. Reducir nuestra carga tóxica y su impacto en el hígado es parte del plan oriental-occidental para equilibrar las hormonas. Y el Reinicio hormonal de 30 días (capítulo 9) aborda esa importante parte del equilibrio hormonal.

El foco en tu hígado

Por fin este órgano recibe la atención que merece. Piensa en el hígado como la lavadora del cuerpo; es así de importante para la salud hormonal.

El hígado es el órgano interno más grande del cuerpo. Tiene que ser grande por una razón: es responsable del equilibrio hormonal, la salud inmunológica y la desintoxicación. En otras palabras, el hígado es la zona cero de tu salud. Junto al tracto digestivo, como mencioné antes, es la lavandería del cuerpo. Recoge las toxinas, las metaboliza y luego las expulsa para que puedan desecharse.

Si el hígado y el tracto digestivo no hacen su trabajo porque están sobrecargados, empezarás a sentirlo. Ese malestar empeora si tienes enfermedad por hígado graso, donde el exceso de peso corporal genera resistencia a la insulina y desencadena la acumulación de depósitos grasos que impiden la capacidad del hígado para funcionar de manera correcta. Si no lo atiendes, producirá inflamación y más problemas de regulación de insulina y desequilibrio hormonal.

Las vías de desintoxicación del hígado

Exposición
Ftalatos, BPA, COV, micotoxinas, metales pesados, endotoxinas/LPS, pesticidas y muchos más

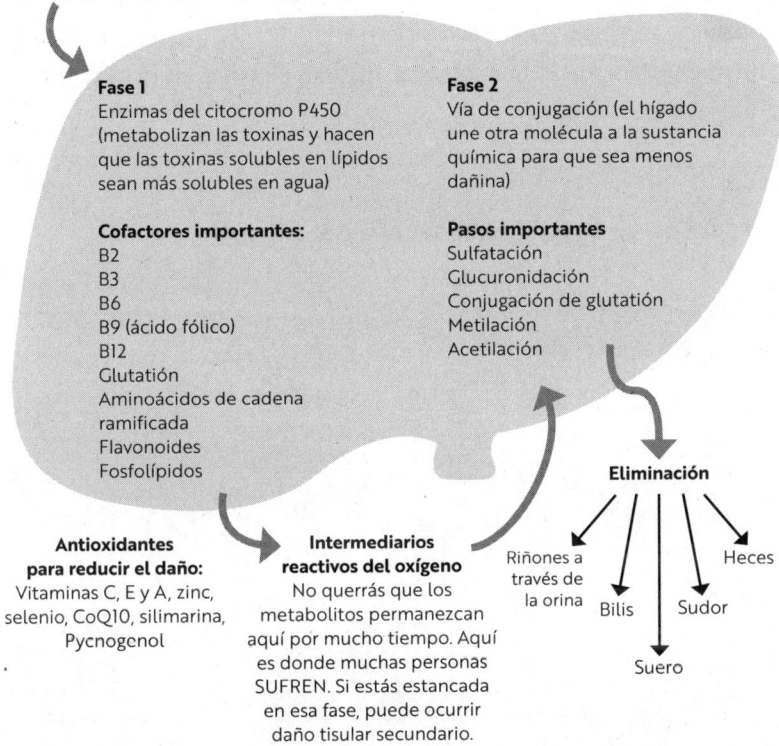

Fase 1
Enzimas del citocromo P450 (metabolizan las toxinas y hacen que las toxinas solubles en lípidos sean más solubles en agua)

Cofactores importantes:
B2
B3
B6
B9 (ácido fólico)
B12
Glutatión
Aminoácidos de cadena ramificada
Flavonoides
Fosfolípidos

Fase 2
Vía de conjugación (el hígado une otra molécula a la sustancia química para que sea menos dañina)

Pasos importantes
Sulfatación
Glucuronidación
Conjugación de glutatión
Metilación
Acetilación

Eliminación

Antioxidantes para reducir el daño:
Vitaminas C, E y A, zinc, selenio, CoQ10, silimarina, Pycnogenol

Intermediarios reactivos del oxígeno
No querrás que los metabolitos permanezcan aquí por mucho tiempo. Aquí es donde muchas personas SUFREN. Si estás estancada en esa fase, puede ocurrir daño tisular secundario.

Riñones a través de la orina

Bilis

Sudor

Suero

Heces

Las cosas no hormonales que agobian al hígado provienen de las toxinas ambientales que te bombardean a través de los alimentos que comes, el aire que respiras, el agua que bebes y otros aspectos de tu estilo de vida. Puede haber niveles impactantes de químicos ocultos en los productos de limpieza, los productos que nos ponemos en la piel y el cabello, y los alimentos que comemos, ¡ah! y en el envase que los contienen. Además, cientos de personas mueren cada año, y miles más van a la sala de urgencias, debido a la toxicidad del paracetamol. No se dieron cuenta de lo peligroso que puede ser un simple analgésico de venta libre para el hígado, en especial si bebieron alcohol al mismo tiempo.

Si estás súper estresada; si tomas muchos medicamentos occidentales convencionales que se metabolizan en el hígado; si bebes alcohol de manera regular o comes mucha azúcar... bueno, todo el impacto acumulativo de esa carga ambiental es lo que la medicina tradicional china llama *estasis sanguínea hepática* o *exceso de yang hepático*. El hígado simplemente no puede funcionar de manera efectiva. Es hora de hacer algunos cambios.

Las fases de la desintoxicación del hígado

A quienes les gusta aprender y saber cosas nuevas, déjenme explicarles las dos vías esenciales para la desintoxicación que ocurren en el hígado.

Fase I de desintoxicación hepática. El hígado descompone las toxinas en partículas que pueden eliminarse del cuerpo. Los nutrientes clave involucrados en la fase 1 son:

Aminoácidos

Vitaminas B

Vitamina A

Vitamina C

Zinc

Fase II de desintoxicación hepática. El hígado hace que las toxinas sean solubles en agua para que puedan enviarse a los riñones y al tracto digestivo, para al fin ser eliminadas. Los nutrientes clave que intervienen en la fase 2 son:

Aminoácidos

Glutatión

Molibdeno

Azufre

Vitamina B12

Fase III de desintoxicación hepática. Se lleva a cabo en las células, donde las toxinas se transportan hacia el hígado y los riñones (como ya habrás adivinado).

Más información
sobre las hormonas sucias

Necesito explicarte sobre las *hormonas sucias* (un término que acuñé) porque, si no las limpias, es como si estuvieras lavando ropa con agua sucia, una y otra vez.

Las hormonas sucias son los metabolitos y subproductos hormonales que se acumulan en tu sistema como resultado del estilo de vida y genética, y causan más daño que beneficio. Hablé de ellas en el capítulo 3, e incluyen estrona, 17-hidroxiprogesterona, DHT, derivados de la insulina como la fructosamina y el péptido C alto, y la androstenediona.

Si te sientes mal (con síntomas como hinchazón, dolor en los senos, erupciones extrañas, caída del cabello o acné), es muy probable que tengas hormonas sucias. Con frecuencia, cuando estos metabolitos se acumulan, los resultados son toxicidad hepática y aumento de peso. Una acumulación de hormonas sucias activa la genética de las enfermedades. Por ejemplo, una acumulación de metabolitos de estrógeno puede provocar cosas como fibromas, cáncer de mama, cáncer de endometrio, hiperplasia endometrial y endometriosis. Los metabolitos de testosterona o progesterona pueden actuar como andrógenos, empeorando la caída del cabello y el acné. De hecho, creo que la función hepática deteriorada es en parte responsable del aumento de los casos de pubertad precoz, disminución de la fertilidad y síntomas cruzados como pérdida de cabello, voz grave y vello facial en las mujeres, o ginecomastia y otros rasgos más parecidos a los del estrógeno en los hombres.

Lo más importante que debemos entender es que las hormonas sucias tienen más que ver con el *metabolismo* hormonal que con los *niveles* hormonales. Por desgracia, muchos médicos se obsesionan con los niveles hormonales. Digamos que vas al doctor, describes tus síntomas y te receta un tratamiento de reemplazo hormonal en forma de estrógeno y testosterona. Tus niveles hormonales se corregirán y te sentirás como tú otra vez (pero esa estrategia sólo aborda los *síntomas*). No se trata de decir: "Bien, tus niveles de estrógeno y testosterona están mucho mejor", sino de preguntar: "*¿Qué está haciendo tu cuerpo con ellos? ¿Los está metabolizando? Y si es así, ¿los está eliminando?*".

Por eso, una de las primeras cosas que controlo en todas mis pacientes son sus metabolitos hormonales, como la estrona, porque la mayoría de los doctores occidentales no los buscan. Éste ha sido un marcador maravilloso y muy confiable para las evaluaciones, y ha ayudado a innumerables mujeres a ver dónde están sus desequilibrios hormonales para que por fin puedan solucionarse. Por suerte, ya que empiezas a abordar las necesidades de tu hígado y a fortalecer tu función gastrointestinal (como verás en la sección sobre desintoxicación del hígado, página 263), también puedes limpiar tus hormonas sucias.

Cuestionario: ¿cuál es tu carga tóxica?

Con el siguiente cuestionario comprenderás mejor tu carga tóxica. Date un momento para leer las siguientes afirmaciones, te ayudarán a enfocarte en las toxinas a las que estás expuesta. Encierra en un círculo la respuesta apropiada para cada frase y suma el total de tus puntos.

1. Salgo/Salimos a comer más de dos veces por semana.
   Nunca (+1) A veces (+3) Siempre (+5)
2. Compro/compramos productos no orgánicos.
   Nunca (+1) A veces (+3) Siempre (+5)
3. Compro/compramos carne o productos lácteos no orgánicos.
   Nunca (+1) A veces (+3) Siempre (+5)
4. Utilizo/utilizamos limpiadores domésticos convencionales de forma semanal.
   Nunca (+1) A veces (+3) Siempre (+5)
5. Llevo/llevamos la ropa a la lavandería o tintorería cada semana o uso/usamos detergentes.
   Nunca (+1) A veces (+3) Siempre (+5)

6. Uso/usamos insecticidas estándar en nuestra casa o en el trabajo.
   Nunca (+1) A veces (+3) Siempre (+5)
7. Utilizo/utilizamos productos de plástico para envasar la comida o las sobras.
   Nunca (+1) A veces (+3) Siempre (+5)
8. Uso/usamos la parrilla más de una vez a la semana.
   Nunca (+1) A veces (+3) Siempre (+5)
9. Cocino/cocinamos con utensilios antiadherentes convencionales.
   Nunca (+1) A veces (+3) Siempre (+5)
10. Uso/usamos productos de baño o belleza estándar.
    Nunca (+1) A veces (+3) Siempre (+5)
11. Como/comemos carnes curadas o queso procesado.
    Nunca (+1) A veces (+3) Siempre (+5)
12. Bebo/bebemos alcohol más de tres veces por semana.
    Nunca (+1) A veces (+3) Siempre (+5)
13. Tengo amalgamas de mercurio (empastes).
    Nunca (+1) A veces (+3) Siempre (+5)
14. Veo televisión de plasma o uso un teléfono celular o inalámbrico todos los días.
    Nunca (+1) A veces (+3) Siempre (+5)
15. Tomo más de tres o cuatro bebidas alcohólicas por semana.
    Nunca (+1) A veces (+3) Siempre (+5)

Explicación de tus resultados:

0-31

Riesgo bajo de toxicidad. ¡Tu puntuación de toxicidad es baja! ¡Felicidades! Sigue así.

32-50

Riesgo medio de toxicidad. Tienes factores de riesgo medios con la toxicidad. Es hora de poner manos a la obra.

51-70

Riesgo alto de toxicidad. Si obtuviste una puntuación alta, sigue los consejos de este capítulo lo antes posible.

De qué manera determinadas toxinas afectan tu hígado

Toxinas ambientales

Según la Escuela de Salud Pública de la Universidad de Tulane:

> Las toxinas ambientales son sustancias y organismos que afectan a la salud de manera negativa. Incluyen sustancias químicas, compuestos tóxicos, materiales físicos que alteran los procesos biológicos y organismos que causan enfermedades. Los efectos de la exposición a toxinas ambientales son innumerables. Las principales amenazas incluyen cancerígenos, así como sustancias que afectan las funciones cardiovascular, endocrina y respiratoria.
>
> La ubicuidad de los plásticos y otros materiales sintéticos, la aplicación a gran escala de fertilizantes y pesticidas necesarios para la agricultura industrializada, la industria farmacéutica tal como la conocemos, todo eso es bastante nuevo. Esos productos han introducido una multitud de sustancias químicas en el medio ambiente, y sus efectos sobre los seres humanos son muy complejos y en gran medida desconocidos.

Esas toxinas incluyen pesticidas, herbicidas y sustancias que se encuentran de forma natural como las algas verdeazuladas, el arsénico, el moho y los hongos. Los pesticidas como el glifosato y otros organofosforados han sido muy estudiados y se ha demostrado que afectan el desarrollo hormonal, además de causar cánceres y afecciones neurológicas. Los disruptores endocrinos (EDC, por sus siglas en inglés) son sustancias químicas exógenas que contribuyen a la infertilidad y a un mayor riesgo de desarrollar otras enfermedades de origen hormonal, como la obesidad, diabetes y cánceres endocrinos.

Además de la contaminación del aire exterior, muchas personas deben trabajar en edificios tóxicos. Se trata de edificios con ventanas que no se abren o que se construyeron con materiales tóxicos como el amianto, el formaldehído y ciertos plásticos. Esos entornos sellados hacen recircular el mismo aire día tras día. Esa situación se vuelve más grave por la exposición a frecuencias electromagnéticas (CEM) que afectan la inflamación general. Eso significa que tu computadora, teléfono celular y todos los demás dispositivos pueden afectar la toxicidad con el tiempo.

Quizá tampoco sabes sobre las toxinas ambientales en los productos de limpieza y otros artículos domésticos que tienes en casa. Por ejemplo, el triclosán se suele añadir a jabones y limpiadores para que sean antibacterianos o "antiolores", pero se ha relacionado con toxicidad por inhalación y hepática, incluso en niveles bajos puede alterar la función tiroidea.

Y no me hagas hablar del humo del cigarrillo.

Sobre los xenoestrógenos

Los xenoestrógenos son estrógenos sintéticos que se encuentran en el medio ambiente (aire, agua, suelo, alimentos) y en los productos que compramos (cuidado personal, limpieza, envases, píldoras anticonceptivas). Como son sintéticos, pueden alterar las funciones endocrinas normales, generando hormonas sucias.

No pensarías que productos como suavizantes de telas, collares antipulgas, repelentes de insectos, detergentes, productos de higiene femenina, talco para bebés, edulcorantes artificiales y protector solar pueden ser dañinos. Los plásticos son uno de los peores culpables; debes evitar usar recipientes de plástico siempre que sea posible. Nunca calientes ningún alimento en un recipiente de plástico, incluso si está marcado como apto para microondas.

Productos para el cuidado de la piel y cuidado corporal

¿A quién no le encanta el olor, la sensación y el placer que se obtiene al usar productos de belleza? Es difícil de creer que esos productos que se usan para hidratar la piel y lavar el cabello puedan dañar tu salud… pero lo hacen. Todas las cosas para el cabello, maquillaje, lociones corporales y limpiadoras se absorben en tu cuero cabelludo y en la piel: el órgano más grande del cuerpo. Entonces ¿cómo saber qué elegir?

La verdad, no entiendo por qué la Administración de Alimentos y Medicamentos de Estados Unidos (FDA) es tan laxa a la hora de regular las toxinas de los productos que nos ponemos en el cuerpo todos los días. En los países de la Unión Europea se han prohibido o restringido más de 1 300 sustancias químicas sólo en cosméticos. ¿Cuál es la cifra de sustancias químicas prohibidas en Estados Unidos? *¡Once!*

Las empresas de cosméticos no tienen ninguna obligación legal de analizar sus productos antes de comercializarlos. En 2022, por ejemplo, una prueba independiente del laboratorio Valisure encontró benceno, una sustancia química muy cancerígena, en cientos de desinfectantes para manos, protectores solares, champús secos, acondicionadores para el cabello, antitranspirantes y desodorantes, aerosoles corporales y tratamientos antimicóticos. La Administración de Alimentos y Medicamentos de Estados Unidos emitió un retiro del mercado de algunos de los productos en aerosol; productos tan contaminados con benceno que los niveles se consideraron "potencialmente mortales".

Las consumidoras debemos hacer nuestra debida diligencia o nos arriesgamos a muchos de los posibles efectos secundarios, desde irritaciones menores como sarpullidos hasta riesgos graves para la salud como alteraciones endocrinas y cánceres. El Environmental Working Group (EWG) ayuda. Tiene una excelente y enorme base de datos que enumera las toxinas en los productos de uso diario; la puedes encontrar en www.ewg.org/skindeep/. Además, hay aplicaciones útiles, como Think Dirty, GoodGuide o Redify de Apple, que escanean los códigos de barras de tus productos favoritos para obtener la puntuación de toxicidad.

Las 10 toxinas principales que causan hormonas sucias

¿Cómo controlar y reducir tu carga tóxica sin volverte loca? Aquí tienes una lista de los principales culpables. Lee las etiquetas, busca esos ingredientes y corre en la dirección opuesta.

Avobenzona. Se encuentra en algunos protectores solares químicos, pero aunque bloquea de manera eficaz la radiación UV dañina, paradójicamente se degrada con el calor de la luz solar, liberando radicales libres que no sólo causan envejecimiento sino que aumentan el riesgo de cáncer. También es un disruptor endocrino conocido y su venta está prohibida en Europa y Hawái (porque también daña los arrecifes de coral). Por cierto, todos los protectores solares se degradan con el calor, así que nunca los guardes en el baño, fuera de casa o en el automóvil. Una opción mejor es utilizar protectores solares minerales.

BPA o bisfenol A. Compuesto químico que se encuentra en el revestimiento de las latas de aluminio para alimentos; en botellas de plástico, piezas de automóviles, juguetes, incluso en los recibos de papel que te entregan al pagar en una tienda. Es un disruptor endocrino bien conocido, en especial como estrógeno sintético, y se ha relacionado con irregularidades hormonales durante la pubertad, enfermedades cardiacas, obesidad, diabetes y cáncer.

Formaldehído o formalina. Ingrediente clave en la mayoría de los esmaltes y productos para uñas, así como en los tratamientos capilares brasileños o de queratina. Esos productos químicos son altamente tóxicos y pueden causar cáncer de nariz, cavidad nasal y garganta. Se han relacionado con cánceres, alergias, irritación de la piel y el cuero cabelludo, daño capilar y caída del cabello. Si decides que necesitas una manicura o un tratamiento capilar, asegúrate de que el salón esté bien ventilado. ¡Puedes comprar tu esmalte de uñas no tóxico y llevarlo al salón!

Hidroquinona. Se utiliza para aclarar la piel y, como es citotóxica o dañina para las células, puede dañar el hígado o provocar cáncer.

Parabenos. Conservantes químicos usados de manera habitual en muchos cosméticos y productos de cuidado personal. Debido a que imitan el estrógeno en el cuerpo, son un disruptor endocrino relacionado con el cáncer de mama.

PCB. Sustancias químicas altamente tóxicas (cancerígenas, disruptoras endocrinas y dañinas para el sistema inmunitario), prohibidas en Estados Unidos desde 1979, pero que aún se encuentran en muchas áreas. Se utilizaban en productos industriales y en electrodomésticos como refrigeradores y televisiones, y se absorbían en nuestro medio ambiente (aire, agua y suelo) durante la fabricación y la eliminación de desechos, lo que provocó una contaminación generalizada, sobre todo en vertederos, basureros y sedimentos en fuentes de agua. Los PCB tardan muchos años en degradarse por completo y, debido a su persistencia, se pueden encontrar en pescados y mariscos, así como en carnes, aves, huevos y productos lácteos.

PFAS. A menudo, los contenedores de papel/cartón de alimentos para llevar contienen altos niveles de flúor, derivado de PFAS, un conjunto de más de 9 000 sustancias químicas utilizadas para la resistencia a las manchas, grasa, agua, y en botellas de plástico. También se encuentran en repelentes de manchas y agua utilizados en alfombras, tapicería y ropa; en productos de limpieza; en utensilios de cocina antiadherentes, y en pinturas, barnices y selladores. Los PFAS son muy peligrosos porque no se descomponen en el medio ambiente y se acumulan en el cuerpo. Su presencia puede afectar las hormonas reproductivas, la tiroides, causar problemas hepáticos, renales y de desarrollo.

Ftalatos. Sustancias químicas industriales que se utilizan para hacer que los plásticos sean más duraderos o suaves. Se encuentran en cosméticos, productos para uñas, champús y acondicionadores, otros productos para el cabello como laca y jabones, así como en envases de plástico, mangueras de jardín, pisos de vinilo, juguetes para niños y más. Los Centros para el Control y la Prevención de Enfermedades (CDC, por sus siglas en inglés) han encontrado niveles mensurables de muchos metabolitos de ftalatos en la población general, lo que significa que la exposición a los ftalatos está muy extendida entre la población estadounidense. Esto es algo aterrador, ya que los ftalatos se han relacionado con alergias, asma, infertilidad, alteración endocrina y resistencia a la insulina.

Fitoestrógenos. Moléculas bioactivas naturales que se encuentran en las plantas, en particular la soya, que imitan el estrógeno en el cuerpo. Esto los convierte en un factor de riesgo particular para cualquier mujer con un cáncer receptivo al estrógeno.

Triclosán. Es uno de los agentes antibacterianos más comúnmente añadido a los jabones y limpiadores (de forma innecesaria, por cierto), además se ha relacionado con toxicidad por inhalación y hepática, incluso niveles bajos pueden alterar la función tiroidea.

Alcohol y toxinas

Muchas personas no se dan cuenta de la intrincada relación entre la insulina y el hígado.

Todos los alcoholes se metabolizan en el cuerpo como azúcar. Incluso una copa de vino provocará un pico de insulina y afectará tu nivel de azúcar en la sangre. Si tomas mucho alcohol, el hígado se acelera para procesarlo todo, de ahí la resaca. Con el tiempo, mientras más bebes, el exceso de azúcar se convierte en grasa, que luego se almacena en el hígado (lo que lo vuelve graso y menos productivo), en el tracto digestivo (creando grasa visceral, también conocida como panza cervecera) o en otras partes del cuerpo. Ninguna de esas grasas es buena para ti, para tu salud general y para tus hormonas.

Las mujeres tienden a subestimar cuánto pueden beber de manera segura. Los Centros para el Control y la Prevención de Enfermedades (CDC) recomiendan que los adultos mayores de edad opten por no beber o beber con moderación; eso significa una bebida o menos para las mujeres al día, o dos bebidas o menos para los hombres. (Una bebida equivale a 150 mililitros [²/₃ de taza] de vino, 45 mililitros [3 cucharadas] de licor o 360 mililitros [1 ½ tazas] de cerveza). Las investigaciones más recientes recomiendan que tanto hombres como mujeres limiten sus bebidas totales a menos de cuatro por semana, porque los efectos tóxicos del alcohol se están volviendo más evidentes. Y creo que, incluso una bebida o menos por día para las mujeres sigue siendo demasiado cuando se trata del equilibrio hormonal. Si consideras el azúcar que se encuentra en los mezcladores o jugos, no es de extrañar que los hígados se estresen.

Para la salud y prevención a largo plazo, beber alcohol debe ser un placer, no un hábito diario. Sí, el vino tinto contiene el antioxidante resveratrol y se ha afirmado que es bueno para la salud cardiovascular. Pero un estudio publicado por el *Journal of the American Medical Association* Network, en marzo de 2022, concluyó que no existe ningún nivel de consumo de alcohol que no confiera riesgo de enfermedad cardiaca. Otro estudio realizado en la Facultad de Medicina de la Universidad de Pensilvania, incluido en *Nature Communications*, en abril de 2022, informó que "a medida que el consumo de alcohol aumentaba de una unidad de alcohol (aproximadamente media cerveza) al día a dos unidades (una "pinta" de cerveza o una copa de vino) en personas de 50 años, los cambios cerebrales eran equivalentes al efecto de envejecer dos años. Un aumento de dos a tres unidades de alcohol mostró cambios equivalentes a envejecer 3.5 años". Se trata de una información impactante; significa que el volumen cerebral se reduce y, con él, por supuesto, la función cerebral y hormonal.

Además, un estudio del Instituto Nacional sobre el Abuso del Alcohol y el Alcoholismo mostró que debido al aumento del consumo de alcohol durante el aislamiento de la pandemia de covid-19, hubo un incremento de 25.5% de muertes relacionadas con el alcohol en 2020 con respecto al año anterior. En 2020 murieron más adultos menores de 65 años por factores relacionados con el alcohol que por covid-19.

Cómo desintoxicarte para ayudar a las hormonas

Espero que leer las secciones anteriores de este capítulo haga que te decidas más que nunca a reducir tu carga tóxica y darle un descanso al hígado. Pero ésa puede ser una tarea abrumadora, ya que parece algo sobre lo que no tenemos control. Por suerte, sí lo tenemos.

Apoyar al hígado de dentro hacia fuera te ayudará a lograr los objetivos de hormonas equilibradas y buena salud general. Primero, debes arreglar tus circuitos internos, luego controlar los circuitos externos: tu entorno, estilo de vida y relaciones.

Por fortuna, el hígado, como el resto del cuerpo, se *puede* regenerar a un nivel saludable. El cuerpo siempre está luchando por alcanzar el equilibrio, un concepto oriental fundamental que también reconoce la capacidad del cuerpo para sanar. Ésa es una de las muchas razones por las que no deberías rendirte ni decir que nunca te vas a sentir mejor. Incluso cuando se ha producido un daño, en definitiva puedes cambiar las cosas y sanar con el tiempo, aunque no sea al cien por ciento.

¿Cómo funciona la desintoxicación? El hígado, tracto digestivo, riñones, sistema linfático y piel trabajan juntos como agentes desintoxicantes. Piensa en ellos como una estrella de cinco puntas. La desintoxicación está en medio de esa estrella, con todo lo demás interconectado y actuando a su alrededor.

Las funciones desintoxicantes de tus riñones, sistema linfático, tracto digestivo y piel

Tu hígado no es el único órgano desintoxicante de tu cuerpo. Consideremos los otros cuatro:

Los riñones todo el tiempo están procesando toxinas y hormonas, pero lo hacen a través de la filtración y la hidratación. Tu objetivo debe ser beber 3 litros (12 ½ tazas) de agua limpia y filtrada por día.

El sistema linfático está vinculado tanto al sistema inmunitario como a las vías de desintoxicación, actuando como un circuito interno para ayudar a mover y filtrar las toxinas en el cuerpo. Un estilo de vida sedentario, la deshidratación, el uso de ropa demasiado ajustada, el tiempo excesivo frente a la pantalla y la luz solar limitada ralentizan el drenaje linfático, lo que perjudica aún más tu sistema inmunitario y aumenta la carga sobre el hígado. Algunas formas de estimular tu sistema linfático son el ejercicio, la sudoración, los masajes y el cepillado en seco (*dry brushing*).

La piel es el órgano más grande del cuerpo y funciona como un órgano de desintoxicación. Las toxinas se absorben en la piel, pero también se excretan a través del sudor. De nuevo, el ejercicio, los jacuzzis y saunas ayudan a la desintoxicación, en parte debido al impacto que tienen en la piel.

El tracto digestivo, bueno, ¡esa respuesta ya te la sabes!

Curso básico de desintoxicación

¿Necesitas una guía para la desintoxicación? Aquí tienes.

Paso 1. Tus circuitos internos

Tu circuito interno (alias tu química) es donde empiezas a considerar la desintoxicación. Es el paisaje bajo tu control, el que te permite lograr el equilibrio hormonal y mover las toxinas a través del cuerpo. Tu hígado, tracto digestivo, riñones, sistema linfático y piel conforman ese sistema de circuitos, se comunican, se relacionan y hacen el trabajo necesario para la desintoxicación.

Paso 2. Tus circuitos externos

Después, conectas tus circuitos externos o las influencias que operan fuera de tu cuerpo físico. Comienza con tu hogar. ¿Qué hay en tus productos de limpieza? ¿Y en los productos de cuidado corporal que usas diario? ¿Hay largas listas de ingredientes que no reconoces? Consulta la página del Environmental Working Group (EWG) para elegir marcas de productos corporales y de limpieza que minimicen la carga química total y se centren en eliminar los ingredientes innecesarios.

A continuación, pasa al aire y al agua. Pregúntate: ¿cuál es la calidad del agua que bebes? ¿Proviene de un pozo o de tuberías de plomo? ¿Usas un filtro de agua? Si puedes, pide un análisis de agua o instala un sistema que filtre muchos de los químicos presentes en el agua potable. La contaminación del aire en interiores también es una preocupación creciente. Los primeros pasos para evaluar y corregir la calidad del aire en interiores son: abrir las ventanas cuando pintes o hagas limpieza profunda, revisar si hay moho o gases (químicos liberados de la pintura, los gabinetes, las alfombras, algunos muebles y los pisos de madera). También hay dispositivos para medir la calidad del aire y muchos filtros más nuevos y de última generación que ayudan a eliminar estos contaminantes.

Paso 3. Información sobre los alimentos

Comer alimentos orgánicos es la mejor forma de minimizar las toxinas que se encuentran en muchos productos alimentarios debido al uso excesivo de pesticidas y herbicidas, pero eso resulta un desafío financiero y, si vives en ciertas comunidades pequeñas, esos alimentos son difíciles de encontrar. Utiliza las siguientes listas del Environmental Working Group (EWG) como una guía práctica al hacer compras: "Los 12 sucios" son alimentos que deberías intentar comprar orgánicos y "Los 15 limpios" son alimentos con menos probabilidades de estar contaminados con pesticidas. Las listas y mucha más información están disponibles en su sitio web: ewg.org. Si compras artículos no orgánicos, asegúrate de lavarlos muy, muy bien.

LOS 12 SUCIOS DE EWG

- Apio
- Cerezas
- Col rizada (*kale*), berza y hojas de mostaza
- Duraznos
- Espinacas
- Fresas
- Manzanas
- Nectarinas
- Peras
- Pimientos morrones y chiles
- Tomates
- Uvas

LOS 15 LIMPIOS DE EWG

- Aguacate
- Camote
- Cebolla
- Chícharos (congelados)

- Col (repollo)
- Espárragos
- Hongos
- Kiwi
- Maíz dulce
- Mango

- Melón cantalupo
- Melón *honeydew*
- Papaya
- Piña
- Sandía

Mientras te familiarizas con estas listas, he aquí algunas formas sencillas de reducir tu carga tóxica todos los días:

- Reduce el consumo de alcohol. Objetivo: menos de cuatro bebidas por semana.
- Reduce el azúcar. Objetivo: menos de tres cucharaditas por día.
- Reduce los alimentos con alto contenido de grasas saturadas, los alimentos fritos y la comida rápida.
- Reduce las cosas con colorantes alimentarios, aditivos y conservantes.
- Lava todos los productos con un limpiador de alimentos (disponible en las tiendas de comestibles) para eliminar los pesticidas.
- Apoya a los agricultores comprando alimentos orgánicos frescos en el mercado local.
- Cultiva tus verduras. Incluso si vives en un departamento de ciudad, puedes cultivar algunas hierbas y plantas como lechuga en macetas en la ventana.
- Si tienes restos de verduras, incluso cáscaras de cebolla, guárdalas y luego pon todo en una olla grande para hacer caldo de verduras. Cuela los sólidos y listo. Haz composta con la basura orgánica.
- Crea un presupuesto de alimentos y apégate a él.

Vivimos en una cultura de consumo excesivo y desperdicio; comemos demasiado, compramos demasiado y luego desperdiciamos demasiado. Necesitamos cambiar la mentalidad de siempre comprar más de lo que creemos que necesitamos. Aprendí eso durante el único viaje que hice a la India, cuando tenía 10 años. Mi abuela, tía y tío se sentaban y charlaban. Todos los días era la misma historia: *¿Qué vamos a cocinar hoy?* Eso se convirtió en una pesadilla para mí, porque luego me llevaban a recorrer todas las tienditas para preparar la comida. Pensaba que era la cosa más tonta del mundo. ¿Por qué no compraban ingredientes para varios días, como hacía mi madre en casa?

Solía burlarme mucho de eso, pero en retrospectiva ellos tenían razón y yo estaba equivocada. Al comprar sólo lo necesario (lo que era fresco y saludable ese día), no consumían ni gastaban ni comían en exceso.

Paso 4. Desintoxicación del hogar

Sí, nuestro mundo se está volviendo más tóxico, pero al mismo tiempo hay mucha más conciencia de las toxinas que se encuentran en los productos de uso diario. Hace una década, pocos productos afirmaban estar libres de parabenos o ftalatos, y ahora esa mención en la etiqueta es bastante común. Sin duda, es un paso importante en la dirección correcta: hacia un hígado más sano y un mejor equilibrio hormonal.

Consulta la lista de las 10 principales toxinas en la página 251. Además, con un poco de investigación, puedes encontrar productos menos tóxicos que te ahorrarán dinero y evitarán el estrés hepático:

- Para el agua, siempre usa botellas de vidrio o acero inoxidable. Las de plástico son un gran desperdicio de dinero, además son terribles para el medio ambiente.
- Limita el uso de limpiadores "antibacterianos" con triclosán, suavizantes de telas, aromatizantes, limpiadores de desagües, limpiadores de hornos, amoniaco, blanqueador y bolas de naftalina.
- No uses utensilios de cocina antiadherentes convencionales, ya que los revestimientos a menudo contienen ácido perfluorooctanoico (PFOA), que se ha demostrado que altera la salud hormonal. Hay muchas marcas que ahora fabrican utensilios de cocina antiadherentes sin PFOA.
- Utiliza filtros de aire y agua en tu hogar.

- El detergente biodegradable para ropa en toallitas puede ser una mejor opción que los detergentes en enormes botellas de plástico no reciclables.
- Decora tu casa con plantas verdes. Ayudan a refrescar el aire interior.
- Evita el uso de "aromatizantes" químicos con fragancias sintéticas, ya que aumentan la exposición a compuestos orgánicos volátiles, como benceno, tolueno y ftalatos.
- Si trabajas en un edificio con problemas de salud, con potencial de moho, polvo o con demasiada emisión de gases (químicos que se desprenden de la pintura, pisos, accesorios o electrodomésticos), toma descansos frecuentes y usa un filtro de aire para escritorio.
- Usa pantallas azules y bloqueadores de luz azul en los dispositivos electrónicos.

Cómo la medicina tradicional china y el ayurveda abordan la desintoxicación

Terapias de desintoxicación en general

La desintoxicación es una práctica integral en la medicina china y ayurvédica, tanto que desarrollaron una letanía de rituales, tés, hierbas y prácticas para fomentarla. Esos sistemas también conectan la salud emocional con la toxicidad: la desintoxicación es esencial para la buena salud. Esto es muy diferente de la mirada de desaprobación que recibí de un doctor durante una aparición en televisión, quien afirmaba que la desintoxicación no es real.

Medicina tradicional china

El meridiano del hígado es un poderoso canal de energía que dicta todo, desde la desintoxicación hasta el equilibrio hormonal y el metabolismo. Ese sistema también cree que el calor creado por el estrés y la ira permanece en el hígado, por lo que, si mantienes muchos sentimientos negativos, desgastarás la energía del hígado porque se altera dicho meridiano.

En cambio, has un esfuerzo por calmarte y trabajar de forma activa para liberar esas emociones. Es más fácil decirlo que hacerlo, lo sé, pero este libro te brinda las herramientas para hacerlo. Tu rostro, lengua y pulso cuentan una historia emocional; aprenderás más sobre eso en el capítulo 9.

Al principio de mi formación en medicina tradicional china también aprendí que el sueño profundo e ininterrumpido es crucial para desintoxicar el hígado y reducir el "fuego" hepático, en particular entre la 1 a. m. y las 3 a. m. Ése es el periodo de descanso del meridiano del hígado y, si se interrumpe de manera repetida, el meridiano se desequilibra. Por lo tanto, el sueño es parte de la desintoxicación y es prescriptivo para la salud hormonal. Ése fue un momento revelador para mí, tras años de turnos de noche y horarios locos. ¡Con razón el Infierno Hormonal era mi realidad cuando tenía 20 años!

Ayurveda

El ayurveda es similar a la medicina tradicional china en el sentido de enfatizar la importancia de la salud gastrointestinal, la desintoxicación y el apoyo del hígado. Con frecuencia se prescriben hierbas y dietas específicas, y los tratamientos que destacan el cuidado corporal son esenciales. Los doctores usan aceite de mostaza o de sésamo para dar masajes vigorosos. Existen siete tipos diferentes de masajes, cada uno con una función principal específica, ya sea para estimular el drenaje linfático, mover los intestinos o calmar el sistema nervioso. Los siete tipos son los siguientes:

- Abhyangha: estimulación de los órganos internos, relajación profunda.
- Basti: rejuvenecimiento de las articulaciones.
- Pizichilli: eliminación de toxinas.
- Sundarya: masaje facial calmante.
- Udvartana: drenaje linfático, estimulación del metabolismo.
- Vishesh: liberación de impurezas profundas.

Y no olvides que el yoga está estrechamente relacionado con el ayurveda, así que, si practicas yoga todos los días, incluso si sólo son unos minutos, tu hígado y sistema linfático (y tu tracto digestivo y riñones) te lo agradecerán.

Colónicos

Cuando estás estreñida e hinchada, y sientes que hay lodo tóxico en tu intestino, puedes considerar un colónico (también llamado limpieza del colon, irrigación colónica o hidroterapias de colon). Es un tratamiento mediante el cual se dirige un gran volumen de agua al colon durante un periodo para eliminar lo que está atascado ahí. Se promocionan como una solución a los "residuos tóxicos" del cuerpo, pero eso es un poco exagerado, ya que no son la respuesta para eliminar todas las toxinas del cuerpo. En el mejor de los casos, es un medio para vaciar lo atascado al final del colon. Si quieres probar un colónico, limítalo a uno cada mes.

Mis 10 suplementos favoritos para desintoxicar el hígado

¡Sí, otra lista de los 10 mejores! Los siguientes productos son útiles para apoyar el importante trabajo del hígado:

- D-glucarato de calcio: limpia el hígado.
- Cardo mariano: apoya la función hepática.
- Suplemento DIM: descompone los metabolitos de estrógeno.
- Suplemento NAC: precursor del glutatión que apoya la salud del hígado y es un potente antioxidante.
- Aceite de sésamo y aceite de mostaza (el favorito de mi madre): para suavizar la piel, aliviar el dolor de las articulaciones y reducir la carga tóxica; excelente para usar después de bañarse.
- Suplemento de sulforafano: elaborado a partir de brotes de brócoli, mejora la desintoxicación de estrógenos.

- Polvo de cúrcuma: favorece la salud del hígado y reduce la inflamación.
- Tupinambo o alcachofa de Jerusalén: raíz que se usa para apoyar al hígado y la vesícula biliar.
- Raíz de diente de león: suplemento que sirve como limpiador del hígado.
- Suplemento de selenio: desintoxica el hígado.

¿Es seguro hacer una limpieza o desintoxicación del hígado?

Existen innumerables programas de desintoxicación del hígado para elegir, y la mayoría te ofrece un plan estructurado para tres, siete, diez días o más. Mi primer libro, *The 21-Day Belly Fix,* presenta un programa para restablecer el sistema digestivo e incluyo la desintoxicación hepática, ya que el hígado se considera un órgano digestivo en los sistemas de medicina oriental.

Una desintoxicación del hígado puede ser tan simple como beber un licuado verde a base de plantas durante tres días seguidos y luego agregar uno o dos suplementos, como cardo mariano o raíz de diente de león, a tu régimen diario. O puede ser tan complejo como seguir el consejo de un especialista médico para desintoxicarte de metales pesados o moho tras haber dado positivo en una prueba de exposición.

No empieces nada mayor a una desintoxicación simple de tres días por tu cuenta, en especial si tienes problemas médicos. Busca un buen consejo de un nutriólogo o doctor acreditado. Si no tienes un sistema fuerte, la desintoxicación puede causar reacciones, como sensibilidad a la luz, sarpullido, entumecimiento y hormigueo en las manos.

Recuerda, el propósito de una desintoxicación es deshacerte de las toxinas con suavidad y darle un descanso al hígado, así que, si tienes reacciones físicas, cualquier método que estés usando no es adecuado para TI. Busca un plan diferente que no estrese tu sistema.

La desintoxicación de tres días

Si quieres empezar con ventaja el Reinicio hormonal de 30 días (capítulo 9), esta sencilla desintoxicación de tres días te resultará útil tanto para el cuerpo como para la mente.

Tu ventana de alimentación

1. Crea una ventana de alimentación de 12 horas. Por ejemplo, come de 6 a. m. a 6 p. m. o de 8 a. m. a 8 p. m. Sigue así durante tres días.
2. Espera de tres a cuatro horas entre comidas.
3. Deja de comer a las 9 p. m. todas las noches.

Por la mañana (6 a. m. a 7 a. m.)

1. Al despertar, bebe un coctel de vinagre de sidra de manzana (1 cucharada de vinagre en 3 cucharadas de agua; nunca bebas vinagre sin diluir).
2. Bebe 1 taza de té de jengibre tibio.
3. Come una tostada de arroz integral con 1 cucharadita de aceite de coco y 1 cucharadita de aceite de oliva.

A media mañana (10 a. m.)

Toma un batido de proteínas o un licuado como refrigerio.

Hora de la comida (o almuerzo) (1 p. m.)

Disfruta un licuado verde fresco.

Media tarde (3 p. m.)

Si quieres, bebe otro licuado verde fresco a media tarde, como refrigerio.

Cena (5 a. m. a 6 p. m.)

Disfruta una cena de proteínas y verduras.

Refrigerio tras la cena (7 p.m.)

Toma otro batido de proteínas o licuado si te ejercitaste por la noche durante más de 30 minutos.

Básicos en la despensa para la desintoxicación

Ten estos artículos a la mano antes de comenzar la desintoxicación:

- Vinagre de sidra de manzana (orgánico sin filtrar, como Bragg Organic, Dynamic Health o Spectrum Naturals).
- Té de jengibre (elaborado 100% con jengibre, como Alvita o Triple Leaf Tea) o hecho en casa con jengibre seco o fresco.
- Tostadas de arroz integral (como Lundberg Family Farms o Quaker).
- Proteína en polvo (como Vega One, Metagenics UltraClear Sustain o Alive Ultra-Shake Pea Protein).
- Aceite de coco (virgen o sin refinar, como Spectrum, Dr. Bronner's o Nutiva).
- Aceite de oliva (extra virgen, prensado en frío, como Olave, Colavita o Spectrum).
- Arándanos congelados sin azúcar.
- Trozos de mango congelados.
- Manzanas frescas, aguacate, plátanos, limones, peras, piña; también dátiles secos.
- Verduras frescas como brócoli, zanahorias, coliflor, verduras de hoja verde, espinacas, calabazas, camote, calabacita (zucchini).
- Jengibre fresco.
- Hierbabuena fresca.

A estas alturas, ya sabes que el hígado desempeña un papel importante en la salud y el equilibrio hormonal. Durante mucho tiempo se ha ignorado en las conversaciones sobre hormonas. Pero cuando combinamos la medicina oriental y occidental, controlar la toxicidad evita las hormonas sucias, los hígados sucios y el Infierno Hormonal, logrando que los cambios hormonales sean suaves y continuos. Ahora, llegó el momento de poner la salud y la desintoxicación del hígado en primera fila porque comienza la Parte III, donde aprenderemos el Reinicio hormonal de 30 días. ¡Empecemos tu Viaje hacia ARRIBA!

PARTE III

El Viaje hacia ARRIBA.
Reinicia tus hormonas

Capítulo 9

El Reinicio hormonal de 30 días

¿Estás lista? ¿Lista para encontrar el equilibrio hormonal, la energía y, lo más importante, tu entusiasmo? Ya entendiste los múltiples matices del Infierno Hormonal y el cambio hormonal (natural en todas las mujeres), y estás lista para adueñarte de tu Viaje hacia ARRIBA.

Estoy encantada de impulsarte en tu camino hacia el éxito. Claro, se trata de lograr tu química adecuada y balanceada, pero también de alcanzar la máxima expresión de ti: tus dones, talentos y propósito, al fin revelados y trabajando en sinergia con el resto de tu ser. Abordaremos todo esto en este capítulo.

Trabajo de preparación

¿Por dónde empezar? El programa del Reinicio hormonal de 30 días comienza con un poco de trabajo de preparación para establecer una base sólida para los hábitos saludables en términos de hormonas. Como mujer ocupada, sabes que mantenerte organizada y con todo accesible de forma fácil, hace que tus objetivos sean más alcanzables. Así que, comencemos con algunas tareas sencillas.

Limpieza de la cocina

A menudo, pasamos la mayor parte del tiempo en la cocina. La comida es nuestra primera medicina, pero necesitas organizarte para que funcione en tu ajetreada vida. El programa del Reinicio hormonal de 30 días requiere un cambio en los patrones de alimentación y, para que ese cambio sea exitoso, debe ser fácil. Con el fin de simplificar todo, date un día para "tirar y guardar" los artículos de la cocina, siguiendo estas pautas:

SE VAN A LA BASURA	
Aceites vegetales (soya, maíz)	Mezclas en polvo para condimentar
Aderezos sin grasa	Postres
Alimentos envasados o de conveniencia (papas fritas, galletas saladas)	Productos lácteos sin grasa
Azúcar blanca (refinada y/o granulada)	Recubrimientos sazonados, pan molido y cualquier cosa para empanizar
Colorantes alimentarios (todos los colores)	Salchichas
Frutas enlatadas	Salsa *gravy* preparada
Harina blanca	Sopas enlatadas, caldos con alto contenido de sodio
Jarabe de maíz con alto contenido de fructosa (o productos que lo contengan, incluidas la cátsup y la "miel" de los *hotcakes*)	Sustitutos de azúcar, *Splenda*
Leche condensada	Tocino
Crema de cacahuate procesada	Verduras enlatadas
Margarina	Yogures saborizados

SE VAN A LA ALACENA	
Granos integrales	Amaranto, quinoa Arroz integral, arroz silvestre Avena cortada al acero Cebada Centeno Cuscús Espelta Kamut Mijo
Frutas y verduras frescas y congeladas	
Aceites y grasas saludables	Aceite de aguacate Aceite de cártamo Aceite de coco Aceite de girasol Aceite de oliva Aceite de semilla de uva *Ghee* (mantequilla clarificada)
Salsas y condimentos	Aminoácidos líquidos Cátsup, sin azúcar Hummus Jugo de limón Mostaza Pasta de tomate, salsa de tomate Pesto Salsa Salsa de aguacate, guacamole Salsa de barbacoa (*barbecue*), sin jarabe de maíz con alto contenido de fructosa Salsa de pimiento rojo Salsa de tomatillo Salsa para pasta, sin azúcar, baja en sodio Salsa picante Tamari Vinagre

SE VAN A LA ALACENA	
Lácteos y no lácteos	Kéfir Leche entera o de coco, de almendras, de avena Queso de granja Queso panir Queso ricotta Requesón Yogur, natural o griego
Especias y hierbas frescas	Ajo (fresco, en polvo, sal de ajo) Albahaca Cayena Cilantro Comino Cúrcuma (en polvo y raíz) Jengibre (molido y fresco) Orégano Perejil Pimentón Pimienta de limón Pimienta negra Sal
Bebidas	Agua (sin gas o con gas) Agua de frutas Infusiones de hierbas Jugos de verduras
Proteína	Cabra Carne magra de res o de cerdo Frijoles (bayos, blancos, azules, pintos, negros, rojos) Garbanzos Huevo Lentejas Cremas de frutos secos Pescado Pollo

SE VAN A LA ALACENA	
Panes y pastas	Pan de granos germinados (como el pan Ezekiel) Pan de masa madre, integral o sin gluten Pasta de arroz integral Pasta de garbanzo Pasta de lenteja Pasta de trigo sarraceno

Elementos básicos para el dormitorio

Un dormitorio desordenado, una televisión prendida todo el tiempo, computadoras encendidas y teléfonos celulares en uso: nada de eso promueve un sueño saludable o brindan un santuario donde la mente pueda descansar. Elimina el desorden innecesario en tu dormitorio, saca las computadoras, coloca el teléfono celular a dos metros de distancia de donde duermes y crea un pequeño espacio para meditar, escribir, orar o sólo inspirarte. Tu espacio debe reflejar quién eres, con los colores, texturas y tonos que te hacen feliz. Agrega tus aceites esenciales favoritos, tal vez bocinas para música relajante o un baño de sonido, y elige tus sábanas, mantas y almohadas favoritas. Ése es tu santuario, haz que parezca uno.

Reglas para el teléfono celular y el wifi

Es hora de ser disciplinada con los dispositivos electrónicos. Y sí, sueno como mamá, pero son las órdenes de tu doctora. La verdad, si soy honesta por completo, este asunto me cuesta mucho trabajo. He aquí las reglas:

1. No revises el correo electrónico ni las redes sociales justo antes de ir a dormir. En cambio, dirígete a tu santuario.

2. Por la noche, pon el teléfono en modo oscuro o escala de grises. Eso reduce la respuesta de dopamina que se produce cuando usas el teléfono de manera constante.

3. Coloca bloqueadores de luz azul en tus dispositivos para reducir la cantidad de frecuencia electromagnética a la que estás expuesta.

4. Guarda el teléfono 30 minutos antes de irte a dormir.

¿Qué tienen que ver esas reglas con tus hormonas? *Todo.* La calidad de tu sueño, tu alimentación y la cantidad de estrés que sientes controlan tus hormonas, tal vez manteniéndote en un estado hormonal tóxico que te hace sentir y lucir como una extraña en el espejo.

El cuerpo te habla durante mucho tiempo, pero no lo escuchas hasta que ocurre un accidente. ¿Por qué todas esperamos tanto? Ojalá pudiéramos usar un sensor que nos alertara cuando nuestros sistemas comienzan a fallar, como el indicador de gasolina de un automóvil o la alarma de humo de la casa. Eso nos haría más conscientes de nosotras, ¿verdad? Pero hasta que ese invento llegue al mercado, hay signos vitales que puedes revisar y registrar conforme avanzas en el Reinicio hormonal de 30 días, lo que te ayudará a comprender y descifrar el lenguaje de tu cuerpo.

Los signos vitales

La mayoría de la gente escucha las palabras *signos vitales* y asume que se trata de los que se toman en la sala de exploración o en el hospital: la medición de la temperatura, pulso, frecuencia cardiaca, nivel de oxígeno y presión arterial. Pero los signos vitales son evidentes todos los días (de hecho, en cada momento) y pueden informarnos sobre nuestro estado mental, físico y emocional.

Conforme avances en el Reinicio hormonal de 30 días, harás un seguimiento y registro de los siguientes signos vitales. Al hacerlo, empezarás a entender qué dice tu cuerpo y tendrás datos que te guiarán sobre lo que está funcionando y lo que necesita ajustes.

Signos vitales	Objetivos	Alta	Baja
Frecuencia cardiaca en reposo (FCR)	60-75 lpm	Cortisol alto, insulina alta	Hipotiroidismo, desnutrición
Variabilidad de la frecuencia cardiaca (VFC)	40-60 ms	Mejor equilibrio del cortisol, mejor respuesta general al estrés	Cortisol alto, estrés alto, insulina alta, enfermedad cardiovascular
Presión arterial (PA)	100/60-120/80	Cortisol alto, dominancia estrogénica, hipertiroidismo	Desnutrición, agotamiento
Temperatura corporal basal (TCB)	36-36.5 °C	Progesterona más alta, estrógeno bajo, ovulación, embarazo, hipertiroidismo, infección	Hipotiroidismo, fatiga, aumento de peso, exceso de estrógeno

El registro de esos resultados te ayuda a entender cómo estás respondiendo al plan o dónde estabas al empezar. Por ejemplo, si tu frecuencia cardiaca en reposo es alta y la variabilidad de la frecuencia cardiaca es baja, quizá te encuentras en un estado de mayor estrés. Una presión arterial baja de forma significativa y una temperatura corporal basal baja se asocian con una tiroides más lenta o con un bajo nivel de proteínas y nutrientes clave.

Muchas de mis pacientes también utilizan glucómetros para medir el azúcar en la sangre, así como anillos Oura o pulseras WHOOP para controlar la calidad del sueño. Muchos relojes Apple y rastreadores Fitbit también controlan los patrones de sueño; incluso es fácil registrar la frecuencia con la que despiertas por la noche y si te sientes renovada por la mañana. Ésos también son datos útiles y nos obligan a considerar los días cuando estamos súper estresadas, agotadas o tenemos niveles hormonales cambiantes.

Por último, no olvides que revisar la lengua, leer el rostro y evaluar dónde estás en el espectro emocional (como se describe en el capítulo 4) te brindan herramientas adicionales para evaluar tu estado general. Recomiendo realizar un seguimiento y registro de todos esos datos al menos una vez por semana y, luego, reflexionar sobre lo que quizá influyó en los resultados o las respuestas. El siguiente cuadro te ayudará a hacer un seguimiento de los datos:

Mis signos vitales

Mis resultados
 FCR:
 VFC:
 PA:
 TCB:
Emoción dominante:
Lengua:
Cara:

Controla el hambre: deseos *vs.* necesidades

Por último, pero no por ello menos importante, ¿cómo reconocer los signos del hambre real frente a los de comer por estrés? La mayoría ya no sentimos hambre de verdad y ni siquiera reconoceríamos el hambre real, porque tenemos muchas reservas de grasa que podemos utilizar si es necesario, en especial porque la gente se ha acostumbrado a comer porciones enormes. Cuando yo era pequeña, una taza de café no tenía más de 180 o 240 mililitros (¾ a 1 taza), una botella de vidrio de

Coca-Cola tenía apenas 200 mililitros (¾ de taza) y una ración de pasta no pesaba ni siquiera 55 gramos.

Comer por estrés es diferente; hemos sustituido lo que sentimos por la sensación de hambre. Estoy de acuerdo con los expertos que dicen que gran parte de lo que consideramos hambre no es un estado físico, sino *emocional*. Es una sensación de privación, de carencia, de deseo, pero no es una señal precisa de que necesitamos comer. Por lo tanto, depende de ti identificar tus sentimientos cuando crees que sientes punzadas de hambre y decidir si prestas atención a esa señal o no. Por eso cuando la gente come por estrés, tiende a querer alimentos reconfortantes. Para algunas personas, el alimento reconfortante es crujiente; para otras, dulce o masticable. Y algunos de esos antojos también se relacionan con desequilibrios hormonales.

Para que te resulte más fácil saber cuándo comer, ideé un sistema que llamo *alimentación biorrítmica*. Suena un poco como a baile, ¿no? En realidad, sí, es como una danza ya que nos movemos al ritmo de nuestras hormonas. La liberación de las hormonas no sigue una línea recta; todo el tiempo estamos en una línea curva.

Con la alimentación biorrítmica buscamos consciencia. La *atención plena* es consciencia. Muchos nutriólogos sugieren llevar un diario de alimentos a las mujeres que desean perder peso o ser más conscientes de sus hábitos alimentarios. No creo que sea la mejor sugerencia por dos razones. Una es la facilidad de olvidarlo si tienes un día ajetreado. La otra es que si comes alimentos no saludables, puede haber mucha vergüenza de por medio, así que puedes no apuntarlos en tu lista, y eso nunca es útil.

En vez de eso, sigue tu ritmo. Así como tenemos ritmos circadianos que regulan el ciclo de sueño/vigilia, cada una tiene un biorritmo hormonal único.

Una forma de verlo es que los cuerpos funcionan básicamente en un circuito químico integral e interconectado, que es nuestro biorritmo. Es difícil decir dónde está el punto de partida real de ese circuito porque el hipotálamo y la glándula pituitaria se ubican en el cerebro y envían señales a los diferentes órganos cuando deben liberar sus hormonas.

Al mismo tiempo, todos los órganos segregan algún tipo de hormona, como vimos en el capítulo 3. Desde los ovarios, el hígado, los riñones, el páncreas, los huesos, los tejidos, la piel y los músculos, todos son órganos endocrinos que deben funcionar y trabajar juntos en un ciclo interminable de liberación y síntesis de hormonas.

También hay otro circuito: el estilo de vida (ya sea la dieta, el estrés, el sueño, las toxinas, las relaciones, los traumas, todos los aspectos de la vida diaria). El biorritmo del estilo de vida influye en el componente químico de nuestro biorritmo hormonal. Cualquiera de los factores de nuestro estilo de vida puede bloquear el circuito. Esto es similar a la medicina tradicional china, donde el *qi* fluye a lo largo de un circuito invisible dentro de nuestro cuerpo y, cuando se queda atascado en ciertos meridianos, el uso de agujas de acupuntura puede desbloquearlo.

Cuando las hormonas están desequilibradas es como si estuvieras activando los circuitos en tu cuerpo, y eso influye en tu mapa corporal, o el lugar donde los cinco cuerpos (mental, físico, emocional, energético y social) se cruzan. Los síntomas del desequilibrio se han discutido en capítulos anteriores, por lo que ya sabes cómo impactan en tu salud mental, sueño, vida social y energía en general. Los circuitos se reinician cuando se restablece el equilibrio hormonal, devolviendo la salud y el bienestar a los cinco cuerpos. Este concepto central de biorritmos e interconexión es la razón por la que no puedes sólo usar un entrenamiento con pesas sin mejorar tu nutrición; y no puedes devorar suplementos, pero escatimar en sueño. No puedes mejorar tu salud general sin ir al origen de los problemas y tratar tu cuerpo como un todo.

Por eso es tan importante el componente alimentario del equilibrio hormonal. Tu biorritmo hormonal es una nueva forma de pensar sobre por qué y cuándo estás comiendo. Te ayudará a comer sólo cuando tengas hambre, a incorporar alimentos ricos en nutrientes al cuerpo y, al mismo tiempo, a minimizar los problemas hormonales.

Bien, el trabajo de preparación ha terminado. Es hora de ponerse manos a la obra para equilibrar las hormonas. Quizá te sea útil leer primero todo el plan para familiarizarte con el tema. Al final, hay un esquema de referencia rápida que puedes usar como guía. Allá vamos: durante los próximos 30 días, reiniciarás tus hormonas y a ti.

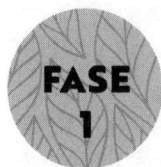

FASE 1

REINICIO HORMONAL
Días 1 a 7

Cuida tus mitocondrias y revierte el estrés oxidativo

¿Sabes qué me dicen las mujeres todos los días? Que están cansadas, agotadas por completo y que, simplemente, no logran superar su día. Esa fatiga puede ser emocional, cognitiva o física, pero en algún momento se vuelve debilitante.

Hay muchos lugares donde podemos comenzar el Reinicio hormonal de manera potencial, pero comencemos con el concepto oriental de generar *qi* o energía. En la medicina integradora y funcional, esto se traduce en cuidar las mitocondrias (la fuente de energía de la célula) y en reponer los nutrientes. A medida que las células se quedan sin nutrientes, se instala el estrés oxidativo, lo que significa que las células se ven privadas de oxígeno y mueren poco a poco, dejando al cuerpo agotado y cansado.

Sí, tenemos que volver a llenar el tanque, por así decirlo, para tener la energía incluso para llevar a cabo algún plan de cualquier tipo. Si te cansaste haciendo el trabajo de preparación, entonces esta primera fase del reinicio puede ser la más importante de todas. Sólo debes reconstruir tu *qi*.

De forma táctica, esto significa que necesitas nutrientes, agua, proteínas y sueño. En la medicina tradicional china, todos estos elementos proporcionan energía: caldos para curar el tracto digestivo y aumentar el hierro y las proteínas, hierbas para reducir el cortisol y mucho descanso. De hecho, el antiguo médico griego Hipócrates colocaba a los pacientes en una cámara de sueño subterránea para obligarlos a entrar en un estado de curación. Pero estamos viviendo en el tercer milenio, por lo que las cámaras de sueño y mucho caldo pueden estar fuera de consideración. En su lugar, busquemos una forma más realista de generar energía.

Paso 1. Agrega un batido o licuado verde de 180 mililitros al día

Los batidos verdes son una forma fácil de aumentar tus reservas de glutatión, un potente antioxidante que alimenta las mitocondrias, rejuvenece el hígado, el cerebro, el corazón y reduce la inflamación. Toma en cuenta que los batidos o licuados verdes son diferentes de los jugos verdes; quieres conservar la fibra para que no haya un aumento masivo en los niveles de azúcar en la sangre. Y se ha descubierto que los batidos verdes frescos tienen mucho glutatión y antioxidantes adicionales (vitaminas A, C y E, y CoQ10), todos necesarios para un equilibrio hormonal saludable.

Elige una de las recetas a continuación o diviértete por tu cuenta.

Batido verde básico

RINDE 1 PORCIÓN

> 1 taza de verduras de temporada picadas
> ¼ de taza de fruta congelada picada
> ⅔ a ¾ de taza de agua, jugo fresco o leche vegetal
> 1 plátano o aguacate

Coloca los ingredientes en una licuadora y procesa hasta que quede suave.

Batido para amantes del hígado

RINDE 1 PORCIÓN

> 1 taza de betabel o remolacha picada, cruda o al vapor
> 1 zanahoria mediana, picada en trozos grandes
> 1 tallo de apio, picado en trozos grandes

½ taza de hojas de diente de león

¼ de taza de perejil fresco

¼ de taza de cilantro fresco

¾ a 1 taza de agua (o hielo)

Coloca todos los ingredientes en una licuadora y procesa hasta que quede suave.

🌿 🌿 🌿

Licuado verde

RINDE 1 PORCIÓN

2 tazas de espinaca fresca

1 pera madura, sin corazón y picada

15 uvas sin semillas

1 yogur de coco (180 mililitros)

2 cucharadas de aguacate maduro picado

Un chorrito de jugo de limón

Coloca los ingredientes en una licuadora y procesa hasta que quede una mezcla homogénea.

🌿 🌿 🌿

Delicioso licuado afrutado

RINDE 1 PORCIÓN

1 taza de col rizada (*kale*) fresca y sin tallo, picada

½ taza de cerezas congeladas

¼ de taza de arándanos congelados

1 taza de agua

Coloca los ingredientes en una licuadora y procesa hasta que quede una mezcla homogénea.

🌿 🌿 🌿

Paso 2. Agrega alimentos con alto contenido de glutatión

Este paso consiste en aprender más sobre la sustitución de alimentos que potencian las hormonas. Cambiar algunos de los ingredientes de tus recetas favoritas por los ingredientes que se indican a continuación es otra forma de aumentar tus reservas internas de glutatión. Agregar más alimentos con alto contenido de glutatión a tu dieta ayuda a mantener la salud mitocondrial y a mejorar la energía en general. Intenta consumir dos porciones diarias (una porción equivale a ½ taza u 85 gramos para las carnes). Algunos ejemplos son:

Ajo	Espárragos
Arroz integral	Espinacas
Betabel o remolacha	Huevos
Brócoli	Lentejas
Carne de res	Pescado
Col rizada (*kale*)	Pollo
Coliflor	

Por ejemplo, si te encanta la lechuga en las ensaladas, cámbiala por col rizada (*kale*) o espinacas. Agrega ajo cuando puedas a los aderezos y marinadas. O cambia el arroz blanco por arroz integral. Sin importar cómo lo hagas, agregar a tu desayuno, comida o cena dos porciones diarias de cualquiera de los alimentos anteriores ayuda a fortalecer tu *qi*.

Paso 3. Aumenta la proteína

Descubrí que muchas mujeres están cansadas sólo porque no obtienen suficiente proteína: la proteína alimenta las mitocondrias, preserva la masa muscular y mantiene estable el nivel de azúcar en la sangre. La proteína proporciona los aminoácidos para alimentar las células y generar energía. Además, el equilibrio hormonal está relacionado con el equilibrio del azúcar en la sangre (recuerda la insulina) y, si consideramos la ciencia, de 20 a 30 gramos de proteína en cualquier forma, cada tres o cuatro horas, estabiliza el azúcar en la sangre. Eso se traduce en una o dos cucharadas de proteína en polvo (según la marca), de 85 a 115 gramos de carnes magras o pescado y 1 ⅓ tazas de la mayoría de las legumbres cocidas. (Revisa la tabla de guía de proteínas en la página 225). También puedes agregar algunas cucharadas de proteína en polvo a la avena o a los productos horneados, o sólo preparar tu batido favorito. Durante el Reinicio hormonal, puedes agregar la proteína al licuado verde o empezar el día con un batido de proteína y, luego, continuar con el licuado verde dos horas después para obtener un impulso de energía. Los polvos o suplementos de proteína incluyen los de arroz integral, huevos, cáñamo, plantas mixtas y chícharos.

He aquí algunos de mis desayunos favoritos que potencian la proteína:

RECETAS

Cuatro batidos de proteína

Batido de proteína de chocolate

RINDE 1 PORCIÓN

   1 plátano maduro (o congelado, para una textura más espesa)
   2 cucharadas (20 gramos) de proteína en polvo
   1 cucharada de crema de frutos secos de tu elección
   1 cucharada de chispas de chocolate semidulce (endulzados con stevia,
      si hay disponibles)
   1 taza de leche de almendras o coco sin azúcar

Coloca todos los ingredientes en una licuadora y procesa hasta que quede una mezcla homogénea.

Comienzo ligero de moca y plátano

RINDE 1 PORCIÓN

1 plátano congelado

½ taza de café frío (o 1 cucharadita de café instantáneo)

1 a 2 cucharadas (20 gramos) de proteína de chocolate en polvo (ver Nota)

1 taza de leche de arroz, nuez de la India o coco sin azúcar

Coloca todos los ingredientes en una licuadora y procesa hasta que quede una mezcla homogénea.

Nota: para obtener más proteínas, agrega cremas de frutos secos, semillas de linaza molidas o colágeno en polvo.

🌿 🌿 🌿

Batido de calabaza

RINDE 1 PORCIÓN

½ taza de puré de calabaza enlatado

1 manzana mediana, sin corazón y cortada en rodajas

1 taza de leche de tu elección

½ taza de cubitos de hielo (o más si quieres)

¼ de taza de yogur natural (vegetal, si quieres)

1 a 2 cucharadas (20 gramos) de proteína en polvo con sabor a vainilla

1 cucharadita de extracto de vainilla

1 cucharadita de especias para pay de calabaza (mezcla de canela, nuez moscada, jengibre, clavo de olor y pimienta gorda)

Coloca todos los ingredientes en una licuadora y procesa hasta que quede una mezcla homogénea.

Batido de menta y chispas

RINDE 1 PORCIÓN

¼ de taza de leche de coco sin azúcar

¼ de taza de yogur griego (o yogur de coco, si no quieres lácteos)

1 plátano congelado, picado

2 tazas de espinaca fresca

1 o 2 cucharadas (20 gramos) de proteína en polvo con sabor a vainilla

½ cucharadita de extracto de vainilla

½ cucharadita de extracto de menta, o al gusto

1 cucharada de chocolate amargo al 85%, picado (o chispas de chocolate
   endulzadas con stevia)

Agua, al gusto

Coloca todos los ingredientes en una licuadora y procesa hasta que quede una mezcla homogénea.

❧ ❧ ❧

Avena proteica reposada

RINDE 1 PORCIÓN

½ taza de avena tradicional sin gluten

¾ de taza de leche de almendras con sabor a vainilla sin azúcar

1 a 2 cucharadas (20 gramos) de proteína en polvo con sabor a vainilla

½ cucharada de semillas de chía

½ cucharadita de extracto de vainilla

¼ de cucharadita de canela molida

1 cucharada de crema de nueces

⅓ de taza de fruta fresca picada (como durazno, pera, arándanos,
   frambuesas, fresas)

Coloca la avena, la leche de almendras, la proteína en polvo, las semillas de chía, la vainilla y la canela en un recipiente de medio litro o frasco de vidrio; agita, cubre con una tapa y coloca en el refrigerador durante la noche.

A la mañana siguiente, retira el frasco del refrigerador y revuelve. Vierte la mezcla en un tazón.

(Nota: la avena y las semillas de chía estarán espesas, ya que habrán absorbido la mayor parte del líquido. Si prefieres una consistencia más líquida, agrega un poco de agua o leche de almendras para lograr la textura deseada).

Revuelve con la crema de nueces y esparce la fruta por encima.

🌿 🌿 🌿

Paso 4. Agrega suplementos que aumenten la energía

Esa semana sigues generando energía, por eso agregar algunos suplementos para estimular la función mitocondrial puede proporcionar energía a las células agotadas y prepararte para las próximas semanas del plan. Considera tomar los siguientes suplementos.

Vitaminas B metiladas

Una vitamina del complejo B que contiene metil B12, metilfolato y P5P (piridoxal-5-fosfato) es importante para el metabolismo y la desintoxicación de las hormonas, así como para la energía general. Ésa es una de las deficiencias más comunes que encuentro en las mujeres. Busca un suplemento con al menos 1 000 microgramos (µg) de metil B12, 800 microgramos (µg) de metilfolato y 25 miligramos (ml) de P5P.

NAC

La N-acetilcisteína es un intermediario del glutatión y se absorbe por vía oral. Considera tomar 500 miligramos por día para comenzar. Si eres alérgica al azufre, prueba los polvos de hierbas ayurvédicas *shatavari* y *amla* (1 gramo de cada una).

Paso 5. Mantén un ciclo de sueño constante y ayuna 12 horas durante la noche

El sueño es la base de la energía y no podemos avanzar en el plan sin evaluar la calidad del sueño. Es importante mantener un patrón de sueño constante. En la medicina china, lo ideal es que las mujeres duerman entre las 11 p. m. y las 5 a. m., ya que esa parte del ritmo circadiano determina el equilibrio hormonal. Quiero que intentes dormir al menos ocho horas. Establece tu horario, por ejemplo, de 11 p. m. a 7 a. m. o de 10 p. m. a 6 a. m. Intenta seguir ese patrón al menos cuatro noches por semana. Si trabajas por turnos, intenta dividirlos en turnos de tres días, con cuatro días a la semana para la recuperación.

Al mismo tiempo, vamos a prepararnos para empezar un plan de alimentación antiinflamatoria, que equilibre la insulina y que sea beneficiosa para todas. El primer paso es mantener un ayuno nocturno de 12 horas; es decir, si dejas de comer a las 8 p. m., no vuelvas a comer hasta las 8 a. m. Ese periodo de ayuno permite que el tracto digestivo descanse durante la noche y mejora la digestión.

Si tienes problemas para dormir, te recomiendo que añadas 200 miligramos de magnesio todas las noches o hierbas que te ayuden a conciliar el sueño, como cualquiera de las siguientes:

Albahaca sagrada: 500 miligramos
Ashwagandha: 500 miligramos
Corteza de magnolia: 500 miligramos

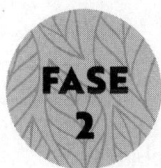

FASE 2   **REINICIO HORMONAL**
Días 8 a 15

Desintoxicación suave y reducción de la inflamación

En este punto, es probable que te sientas mejor. Tienes más ancho de banda y más energía. Es un buen momento para revisar tus signos vitales, echar un vistazo a tu lengua y considerar dónde te encuentras en el espectro emocional. En teoría, avanzaste un paso y ahora estás lista para una limpieza seria.

Los siguientes siete días del Reinicio hormonal de 30 días se centran en las fuentes de energía y el hogar del equilibrio hormonal: el tracto digestivo y el hígado. En los sistemas de medicina oriental, ambos forman parte del sistema digestivo y deben equilibrarse y limpiarse antes de pasar a la parte esencial de las hormonas. Un tracto digestivo y un hígado sanos reducen la inflamación y mejoran la capacidad de desintoxicación del cuerpo, lo que permite que las hormonas se usen de la manera correcta. Y como ya dijimos, no podemos realizar ningún tipo de reemplazo hormonal hasta que esos dos órganos funcionen bien.

El programa de rehabilitación del tracto digestivo y el hígado no tiene por qué ser doloroso ni requerir mucho mantenimiento, pero debe realizarse. Entonces, sigue con los pasos 1 a 5 de la Fase 1 (páginas 280 a 287).

Paso 6. Elimina todos los alimentos inflamatorios

Sí, ya nos estamos poniendo serias. Ahora que aumentaste tu nivel de energía, puedes ser más selectiva con los alimentos que comes y asegurarte de que tu dieta te sirva. Es posible que ya sepas que determinados alimentos desencadenan una respuesta inflamatoria, así que mantenlos fuera de la cocina o registra tus signos vitales después de comerlos. Durante las próximas tres semanas, eliminarás los alimentos inflamatorios que aparecen en la siguiente lista:

Alcohol	Lácteos
Azúcar	Pan blanco
Carnes procesadas	Pasta de harina blanca
Gluten	Productos de soya
Grasas trans (que se encuentran en productos envasados)	procesados
	Refrescos

En su lugar, agregarás alimentos saludables para las hormonas; es posible que reconozcas algunos de ellos en la lista de alimentos con glutatión.

Agua con gas

Carne de res magra

Frutas

Legumbres

Nueces

Pan integral, con semillas

o de granos germinados

Pescados y mariscos

Pollo o pavo

Semillas

Verduras frescas

Esta semana debes dedicarla a seguir analizando tus opciones alimentarias y cambiarlas por unas más saludables para las hormonas. Tal vez cambies el alcohol nocturno por agua con gas, los lácteos por cremas de frutos secos y las carnes procesadas por pollo a la parrilla, coliflor o carne de res alimentada con pasto. Las siguientes recetas eliminan los alimentos inflamatorios y, al mismo tiempo, brindan las proteínas y los alimentos mitocondriales que necesitamos para tener hormonas saludables. Puedes usar estas recetas tal como están o combinarlas para el desayuno, la comida o la cena.

RECETAS

Dos opciones de desayuno antiinflamatorio

Revuelto de tofu

RINDE 2 PORCIONES

1 cucharada de aceite de coco o *ghee* (mantequilla clarificada)

1 cucharada de cebolla morada picada

1 paquete (400 gramos) de tofu extra firme, cortado en cuadritos pequeños

1 taza de col rizada (*kale*), espinaca o acelga, fresca y picada

1 tomate maduro, picado

½ cucharadita de sal del Himalaya o sal de mesa

½ cucharadita de pimentón

Una pizca de pimienta negra molida

2 cucharadas de queso feta o de cabra desmenuzado

En una sartén, derrite el aceite a fuego medio-alto. Cocina la cebolla, revolviendo con frecuencia durante dos minutos, hasta que esté tierna. Añade el tofu y cocina, revolviendo con frecuencia, hasta que se dore ligeramente, unos tres minutos. Añade las verduras y el tomate y cocina, revolviendo, durante uno o dos minutos, hasta que las verduras y el tomate se ablanden. Incorpora la sal, el pimentón y la pimienta.

Divide la mezcla en dos platos. Espolvorea cada uno con queso y sirve.

❧ ❧ ❧

Wrap de huevo y verduras

RINDE 1 PORCIÓN

1 cucharadita de aceite de coco, *ghee* (mantequilla clarificada) o aceite de oliva

1 cucharada de cebolla cortada en cubitos

½ taza de espinaca o col rizada (*kale*) fresca y picada

2 huevos grandes

½ cucharadita de pimentón

Sal y pimienta negra

1 *wrap* sin gluten o tortilla de maíz

Calienta una sartén mediana a fuego medio. Añade el aceite y caliéntalo hasta que brille. Añade la cebolla y cocina hasta que esté traslúcida, unos tres minutos, luego añade la verdura de hoja verde y cocina hasta que se ablanden, de dos a tres minutos.

En un tazón pequeño, bate los huevos y luego añádelos a la sartén, revolviéndolos mientras se cocinan con la espinaca. Agrega el pimentón, sal y pimienta al gusto.

Coloca el *wrap* en un plato para servir. Pon la mezcla de huevo y espinaca encima y cierra el *wrap*.

❧ ❧ ❧

Tres ideas antiinflamatorias para la comida (o el almuerzo)

Ensalada de brócoli con salsa de tahini

RINDE 2 PORCIONES

- 6 tazas de brócoli finamente picado (de tres a cuatro cabezas grandes)
- ½ taza de cebolla morada picada
- 1 pepino mediano, picado
- ½ taza de perejil fresco, picado
- 2 cucharadas de semillas de cáñamo
- Jugo de 1 limón grande
- 5 cucharadas de pasta de tahini (sésamo)
- 3 cucharadas de agua
- 3 cucharadas de aceite de oliva
- 1 diente de ajo, picado
- Sal y pimienta negra

Blanquea y escurre el brócoli. Colócalo en un tazón grande y agrega la cebolla, el pepino, el perejil y las semillas de cáñamo.

En un tazón pequeño, combina el jugo de limón y la pasta de tahini y bate con un tenedor, agregando el agua poco a poco mientras mezclas. Cuando la pasta se disuelva, debe cubrir el dorso de una cuchara. Agrega el aceite de oliva y el ajo, luego sazona al gusto con sal y pimienta.

Vierte el aderezo sobre la mezcla de brócoli y revuelve bien. Deja reposar en el refrigerador entre 30 y 60 minutos antes de servir para que se desarrollen los sabores.

Para obtener más proteínas, agrega 1 huevo, 1 cucharada de crema de nueces o 200 gramos de tofu.

🌿 🌿 🌿

Zoodles salteados
con salsa cremosa de satay

RINDE 2 PORCIONES

3 calabacitas (zucchini) medianas

170 a 225 gramos de pollo, carne o camarones crudos cortados en cubitos (opcional)

1 cucharada de aceite (opcional; puede ser de oliva, aguacate o semilla de uva)

1 diente de ajo, picado

3 a 4 cucharadas de crema de nueces (la de nueces de la India o almendras funciona mejor)

2 cucharadas de tamari o salsa de soya sin gluten

1 cucharada de aceite de sésamo tostado

1 cucharadita de miel

½ cucharadita de hojuelas de pimiento rojo, o más si quieres

¼ de cucharadita de polvo chino de cinco especias (semillas de hinojo, granos de pimienta molidos, anís, clavo de olor y canela; opcional)

1 taza de col (repollo) china o morada picada

¼ de taza de cebolla morada picada o partes blancas de cebolleta

Rodajas de limón o cilantro picado, para servir

Si es posible, corta la calabacita (zucchini) en espiral o con una mandolina y exprime el exceso de agua con una toalla de papel. Apártala.

Calienta una sartén grande a fuego medio. Si usas pollo, carne de res o camarones, agrega el aceite a la sartén y luego añade la proteína, revolviendo y dando vuelta hasta que esté bien cocida, unos ocho minutos; los camarones tardarán menos tiempo. Retira de la sartén y aparta.

En la misma sartén, agrega el ajo, la crema de nueces, el tamari, el aceite de sésamo, la miel, las hojuelas de pimiento rojo y el polvo de cinco especias. Calienta, revolviendo, hasta que se combinen y queden cremosos, alrededor de tres minutos.

Agrega la col (repollo) y la cebolla y saltea durante dos minutos, hasta que ambos estén tiernos. Agrega la calabacita (zucchini) y la proteína. Saltea un minuto más, hasta que los fideos de calabacita (zucchini) estén cubiertos con salsa, pero aún firmes.

Sirve en platos y decora con limón o cilantro.

✦ ✦ ✦

Crea tu propio *Buddha Bowl*
RACIONES VARIABLES

He aquí los cuatro pasos para crear un tazón saludable. Puedes prepararlo y servirlo para cualquier cantidad de personas.

En un tazón grande, coloca capas de *carbohidratos saludables*: camote picado, quinoa cocida, arroz integral, cebada y fideos de arroz.

Añade las *verduras*: calabacita (zucchini) en rodajas o tiras, espinacas frescas, zanahorias ralladas, col (repollo) roja o verde en rodajas, pimientos morrones, pepino, aguacate, chícharos al vapor, col rizada (*kale*) picada, algunas hojas de lechuga romana, rodajas de rábano.

Incorpora las *proteínas*: nueces, semillas, lentejas o frijoles cocidos, tofu orgánico, camarones, pollo, carne de res alimentada con pasto.

Prepara la *salsa*: usa tu aderezo favorito o prueba algo nuevo, como una salsa alioli de aguacate o una de cilantro y limón. Vierte la salsa sobre los ingredientes en el tazón.

Si quieres agrega un poco de *decoración*: cilantro fresco picado, cebolla rallada, semillas de sésamo, nueces trituradas, semillas de cáñamo o de girasol.

Si no estás segura de las cantidades, consulta mi guía de proteínas en la página 225.

✦ ✦ ✦

Cuatro opciones
de cenas antiinflamatorias

Verduras frescas salteadas con camote y pavo

RINDE 3 O 4 PORCIONES

Aceite de oliva, para cocinar

½ kilo de pavo molido, desmenuzado

1 camote mediano, cortado en cubos de 2 cm

2 tazas de col rizada (*kale*), acelga, hojas de diente de león o espinaca fresca

1 cucharada de cebolla picada

1 diente de ajo, picado

Sal y pimienta negra

Calienta una sartén grande a fuego medio-alto, luego agrega un chorrito de aceite de oliva para cubrir la sartén. Cuando el aceite esté hirviendo a fuego lento, agrega el pavo molido y cocina hasta que esté ligeramente dorado y bien cocido, revolviendo para deshacer los grumos, unos 10 minutos. Pasa el pavo a un tazón y reserva.

Baja el fuego a medio-bajo y agrega otro chorrito de aceite. Añade el camote, las verduras, la cebolla y el ajo. Tapa la sartén y deja que las verduras y las papas se cocinen al vapor durante siete a 10 minutos, hasta que las papas estén blandas y las verduras marchitas.

Agrega el pavo a la sartén de nuevo y revuelve para combinar. Sazona al gusto con sal y pimienta. Luego, sirve de inmediato.

🌿 🌿 🌿

Ensalada secreta de col rizada (*kale*)

RINDE 2 PORCIONES

1 manojo de col rizada (*kale*) fresca, cortada en tiras pequeñas

Ralladura y jugo de 1 limón

¼ de taza de aceite de oliva o aceite de aguacate

1 diente de ajo, picado

1 pizca de sal celta, del Himalaya o marina

2 cucharaditas de miel

¼ de taza de arándanos secos sin azúcar

¼ de taza de piñones o semillas de girasol (o una combinación)

Coloca las tiras de col rizada (*kale*), la ralladura y el jugo de limón, el aceite, el ajo y la sal en un tazón grande. Con las manos, masajea las tiras de col rizada con los demás ingredientes durante dos minutos para ablandarlas (éste es el secreto detrás de las deliciosas ensaladas de col rizada).

Agrega la miel, los arándanos y las nueces. Revuelve bien. Deja reposar de 15 a 20 minutos para que se mezclen los sabores antes de servir.

Para obtener más ideas sobre cómo agregar proteínas, consulta la guía de proteínas en la página 225.

Salmón tandoori con salsa de yogur y pepino

RINDE 2 PORCIONES

SALMÓN

1 filete de salmón (de 115 a 170 gramos)

Aceite en aerosol

½ limón

½ taza de yogur griego natural

2 cucharaditas de mezcla de especias tandoori o pimienta roja molida

1 cucharadita de cúrcuma molida

1 cucharadita de curry en polvo

¼ de cucharadita de sal

4 dientes de ajo, machacados con un poco de agua para hacer una pasta

1 cucharadita de pasta de jengibre (o mezcla 1 cucharadita de jengibre fresco picado con agua y prénsalo con un tenedor hasta crear una pasta)

1 cucharada de aceite de oliva

SALSA DE YOGUR Y PEPINO

1 taza de yogur griego natural

1 pepino pequeño, picado finamente

½ cucharadita de perejil fresco picado

½ cucharadita de cilantro fresco picado

Precalienta el horno a 180 °C.

Prepara el salmón: enjuaga el pescado y sécalo con toallas de papel. Rocía una pequeña bandeja para hornear con aceite en aerosol y, luego, coloca el pescado en la bandeja. Exprime la mitad del limón sobre el pescado.

En un tazón pequeño, combina el yogur, las especias tandoori, la cúrcuma, el curry en polvo, la sal, la pasta de ajo y la pasta de jengibre. Mezcla bien hasta formar una pasta homogénea.

Pincela el salmón con el aceite de oliva. Unta la pasta generosamente en ambos lados del filete. Vuelve a colocarlo en la bandeja y cúbrelo con papel aluminio. Hornea durante 15 minutos.

Mientras tanto, prepara la salsa de yogur: en un tazón pequeño, combina el yogur, el pepino, el perejil y el cilantro. Mezcla bien hasta que quede homogéneo.

Termina de cocinar el salmón: retira el papel aluminio y enciende el horno para asar. Mete el pescado unos dos o tres minutos, hasta que esté ligeramente dorado por encima. Sirve con la salsa de yogur y pepino.

🌿 🌿 🌿

Pollo "frito" con coco y dip de mostaza dulce

RINDE 4 PORCIONES

POLLO

Aceite de coco o *ghee* (mantequilla clarificada)

1½ taza de harina de almendras

¼ de taza de polvo de arrurruz

½ taza de coco rallado sin azúcar

2 cucharaditas de ajo en polvo

2 cucharaditas de pimentón

1 cucharadita de sal de ajo

2 huevos grandes

4 muslos o piernas de pollo deshuesados y sin piel

DIP

¼ de taza de mostaza de Dijon

2 cucharadas de miel

Precalienta el horno a 200 °C. Cubre una bandeja con papel para hornear y pincela el papel con aceite de coco o *ghee*.

Prepara el pollo: en un recipiente poco profundo, combina la harina de almendras, el polvo de arrurruz, el coco, el ajo en polvo, el pimentón y la sal de ajo. Mezcla bien.

En otro recipiente poco profundo, bate los huevos.

Sumerge cada pieza de pollo en el huevo batido, luego empaniza de manera uniforme con la mezcla de harina. Colócalas en la bandeja y hornea de 14 a 20 minutos, dándole vuelta una vez, hasta que un termómetro de lectura instantánea insertado en la parte más gruesa registre 75 °C y los jugos salgan transparentes.

Mientras tanto, prepara el *dip*: en un tazón pequeño, mezcla la mostaza y la miel.

Cuando el pollo esté listo, sirve con el *dip*.

❧ ❧ ❧

Paso 7. Toma 1 cucharada de vinagre de sidra de manzana (diluido en 3 cucharadas de agua) o té de limón todos los días

Sí, esa locura tiene sentido. El vinagre de sidra de manzana, el jengibre fresco y el limón ayudan a corregir el pH, estimulando un estado más alcalino y la producción de bilis. Esto ayuda a la vesícula biliar y al hígado a metabolizar las grasas de manera efectiva, lo que reduce los niveles de azúcar en la sangre e insulina. De hecho, algunos estudios muestran que el vinagre de sidra de manzana y el agua en realidad revierten la EHGNA (enfermedad por hígado graso no alcohólico), común en las mujeres en la perimenopausia o la menopausia, y en todas las mujeres con resistencia a la insulina y obesidad. Esa bebida también influye en el microbioma, el mar de bacterias saludables en tu tracto digestivo, reduciendo la inflamación y teniendo un efecto positivo en los antojos de azúcar, sal y alimentos refinados.

Nota: nunca bebas vinagre sin diluir porque te puedes quemar la parte posterior de la garganta. Por eso aquí se indica que lo diluyas en agua. A veces, me gusta agregarle una pizca de miel al té de jengibre y limón para darle un toque dulce.

Té de jengibre y limón

RINDE 1 PORCIÓN

¾ de taza de agua

1 cucharadita de jengibre fresco rallado

½ limón, cortado por la mitad y exprimido para obtener su jugo

1 cucharadita de miel

Coloca el agua y el jengibre en una cacerola pequeña y ponlos a hervir. Vierte en una taza y agrega el jugo de limón y la miel. Revuelve y bebe.

Nota: a veces mezclo bastante jengibre rallado y jugo de limón, lo coloco en un frasco y lo guardo en el refrigerador. De esa manera puedo sacarlo y sólo agregar agua hirviendo y miel. Es delicioso de ambas maneras.

❧ ❧ ❧

Paso 8. Toma de 1 a 2 cucharaditas de aceite MCT al día

El aceite de triglicéridos de cadena media (MCT, por sus siglas en inglés) ayuda al equilibrio hormonal al fortalecer la conexión entre el tracto digestivo y las hormonas. Esa grasa saludable, que a menudo se pasa por alto, es un ácido graso de cadena media que equilibra el microbioma gastrointestinal (ahora sabes que son las bacterias buenas del tracto digestivo). Es difícil obtener ácidos grasos de cadena media y corta a través de la dieta; de hecho, esa deficiencia común está relacionada con la inflamación, el crecimiento excesivo de *Candida* y el aumento de peso. Los aceites MCT son más suaves para el sistema digestivo que la grasa de las carnes, los productos lácteos o la mantequilla; se procesan en el hígado y los ganglios linfáticos, y favorecen la distribución y eliminación de toxinas. Considera agregar aceite MCT a tus ensaladas o rociarlo sobre tus vegetales favoritos.

Fuentes de aceite MCT	Objetivo diario
Aceite de aguacate	¼-½ cucharadita
Aceite de coco	½ cucharadita
Aceite de oliva	1 cucharada
Ghee (mantequilla clarificada)	¼ de cucharadita

Paso 9. Agrega suplementos buenos para el tracto digestivo

Conforme vayas desarrollando un tracto digestivo saludable, descubrirás que el siguiente paso natural… son los suplementos buenos para el tracto digestivo. Curar un intestino permeable, equilibrar el microbioma y mejorar la digestión forman la base para un equilibrio óptimo entre el tracto digestivo, el hígado y las hormonas. Por lo tanto, echemos un vistazo a tres tipos de suplementos para el tracto digestivo.

Probióticos

Existe un debate sobre los beneficios de los probióticos, pero un probiótico de alta calidad y de múltiples cepas ha ayudado a muchas de mis pacientes, y la investigación continúa respaldando el papel de los probióticos en la salud gastrointestinal general y el metabolismo hormonal. ¿Recuerdas el estroboloma? ¿O la conexión entre el tracto digestivo y la tiroides? Esos temas se analizaron en la Parte I de este libro. Prefiero un producto que tenga al menos 50 000 millones de UFC (unidades formadoras de colonias) y que esté claramente etiquetado con cuatro o cinco cepas microbianas. La viabilidad de un probiótico disminuye con el tiempo, por lo que elegir cepas con mayor contenido que hayan sido bien probadas es clave para tener un producto que funcione para ti.

Lo ideal es que el probiótico contenga una mezcla de *Lactobacillus, Bifidobacterium* y *Saccharomyces boulardii*.

Enzimas digestivas

Las enzimas digestivas, entre ellas amilasa, lipasa y proteasa, ayudan a metabolizar los alimentos y a llevarlos a donde deben ir. Con el tiempo, conforme el tracto digestivo se vuelve más lento, el cuerpo empieza a producir menos enzimas digestivas lo que provoca hinchazón, estreñimiento, reflujo y otros síntomas. Esto agrava aún más la base gastrointestinal-hormonal, lo que conduce a trastornos hormonales que incluyen dominancia estrogénica, niveles bajos de progesterona y niveles altos de insulina.

Tengo muchas historias de pacientes, pero recuerdo con claridad una en la que mi paciente comenzó a tomar enzimas digestivas y, "de forma milagrosa", perdió el peso que había intentado bajar durante mucho tiempo. ¡Advertencia! Quizá su experiencia no se repita demasiado, pero ilustra que esas enzimas son pieza importante del rompecabezas hormonal.

Glutamina

La glutamina es un aminoácido que reconstruye el revestimiento gastrointestinal y es uno de mis suplementos favoritos para curar el intestino permeable. Este poderoso aminoácido también tiene muchas otras funciones, como ayudar a la recuperación muscular, la función inmunológica, incluso la función atlética. Como ya comentamos, el intestino permeable impide la absorción de nutrientes, fundamental para el equilibrio hormonal. La glutamina es una de las formas más eficaces de revertir el intestino permeable y restablecer un revestimiento gastrointestinal saludable.

Recomiendo 1 gramo de glutamina al día en agua, jugo o tu batido favorito. Prefiero la forma en polvo, en especial para un sistema digestivo débil.

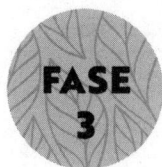

FASE 3 REINICIO HORMONAL
Días 16 a 23

Personalizar: encuentra tu patrón hormonal

Sin duda, ya estás construyendo una base sólida. Ahora, al entrar en la tercera semana del Reinicio hormonal de 30 días, es hora de adoptar un enfoque más personalizado. Identificarás tu patrón hormonal dominante para recibir algunas recomendaciones específicas para el cuerpo y, al mismo tiempo, aprovechar las últimas dos semanas.

Paso 10. Responde el cuestionario de las hormonas

Llegó el momento de desviarte un poco y personalizar tu plan basándote en tu patrón hormonal o en la hormona dominante (la principal responsable de tus síntomas del Infierno Hormonal). Como has aprendido, todas las hormonas trabajan juntas, pero, por lo general, hay un factor principal responsable del caos que sientes. Ahora, vas a identificar ese elemento clave respondiendo un cuestionario sencillo que, a menudo, confirmarán tus resultados de laboratorio. Como ya viste, hay mucha información sobre las hormonas, pero priorizar y concentrarte en el personaje principal (como lo llama mi hija) es lo que producirá resultados.

Al responder las siguientes preguntas, descubrirás el factor principal que aumenta tu Infierno Hormonal. Entonces tu plan personalizado lo abordará. Nota: una suposición que me atreveré a hacer es que todas estamos en algún estado de disfunción del cortisol o fatiga suprarrenal; después de todo, es una epidemia. Entonces, ya seas una Rock Star, una

Intrépida, una Superestrella, una Supermujer o una Comandante, es muy probable que la corriente subyacente de desregulación del cortisol sea una realidad. Por lo tanto, todos los planes hormonales suponen que estás en algún estado de fatiga suprarrenal y disfunción del cortisol; es la realidad que observo todos los días en la práctica médica.

	A	B	C
1. Me salen granitos en el mentón, la mandíbula o el cuello. Sí o No. Si la respuesta es sí a una o más, pon una marca en la columna A.			
2. A menudo tengo palpitaciones o me siento ansiosa en momentos aleatorios durante el mes. Sí o No. Si la respuesta es sí, pon una marca en la columna B.			
3. Tiendo a acumular peso alrededor de la zona media del cuerpo, en los brazos o en la espalda. Sí o No. Si la respuesta es sí, pon una marca en la columna C.			
4. Sufro de migrañas, tengo sensibilidad en los senos o me siento hinchada. Sí o No. Si la respuesta es sí, pon una marca en la columna A.			
5. Mis ciclos se están acortando y haciendo más frecuentes, o más abundantes, o simplemente no tengo un ciclo. Sí o No. Si la respuesta es sí, pon una marca en la columna B.			
6. Me siento fatigada tras comer carbohidratos o tengo niveles altos de colesterol y azúcar en la sangre. Sí o No. Si la respuesta es sí, pon una marca en la columna C.			
7. Tengo fibromas, quistes ováricos o endometriosis, o me hicieron una histerectomía por esos problemas. Sí o No. Si la respuesta es sí, pon una marca en la columna A.			

	A	B	C
8. Tengo antojos de azúcar y sal, siento frío con frecuencia o tengo cejas o pestañas ralas. Sí o No. Si la respuesta es sí, pon una marca en la columna B.			
9. Sin importar cuánto ejercicio haga o cuánto reduzca mis carbohidratos y azúcar, me resulta difícil perder centímetros o kilos. Sí o No. Si la respuesta es sí, pon una marca en la columna C.			
10. Tengo el cabello muy delgado en la parte superior del cuero cabelludo o en las sienes, y la textura de mi cabello también está cambiando. Sí o No. Si la respuesta es sí, pon una marca en la columna A.			

Cuenta la cantidad de veces que marcaste las columnas A, B o C. Luego, observa el patrón más común y enciérralo en un círculo:

Mayoría de columna A: Tipo 1
Mayoría de columna B: Tipo 2
Mayoría de columna C: Tipo 3

Patrones dominantes

¿Descubriste un patrón dominante? ¡Espero que sí! Si necesitas un respaldo para tu conclusión, usa las listas de estudios hormonales (consulta la página 129) para revisar tus niveles y confirmar tus sospechas.

Ahora, vamos a personalizar el plan. Según tu patrón dominante, elige un plan entre los siguientes:

Tipo 1: Dominancia estrogénica y androgénica (ve a la página siguiente)

Tipo 2: Bajo nivel de progesterona y desequilibrio tiroideo (ve a la página 306)

Tipo 3: Resistencia a la insulina (ve a la página 310)

Tipo 1: Dominancia estrogénica y androgénica

Este día 16 continúas con los pasos 1 a 9 del plan básico y agregas algunas tareas más para ayudar a metabolizar mejor los estrógenos y los andrógenos. Recuerda que los andrógenos también se producen cuando los niveles de testosterona o estrógeno aumentan demasiado, lo que provoca síntomas como acné, caída del cabello, hinchazón, fibromas, migrañas y sensibilidad en los senos. Tanto el estrógeno mal metabolizado (o la dominancia estrogénica) como los andrógenos elevados provocan trastornos del estado de ánimo, como ansiedad, depresión y fatiga general.

Para los próximos pasos, es momento de ampliar las opciones; pero recuerda, sólo puedes avanzar tras completar el cuestionario de las hormonas en el paso 10 (consulta la página 301, la que acabas de pasar).

Paso 11. Metabolizadores de hormonas: agrega cuatro porciones adicionales de vegetales crucíferos por semana

Una de las ideas fundamentales de la medicina oriental en torno a las hormonas es la importancia del metabolismo hormonal, es decir, no sólo importa la producción de hormonas, sino también la forma en que se procesan en el cuerpo. Los vegetales crucíferos contienen indol-3-carbinol y fibra insoluble, que ayuda a metabolizar el estrógeno. Agrega esos vegetales a tus salteados favoritos o cocínalos al vapor para que queden *al dente*. Me encanta cubrir las verduras con un poco de aceite de oliva, sal y pimienta con ajo, y luego asarlas en la freidora de aire. Ése es mi sustituto favorito cuando tengo antojo de papas fritas, palomitas de maíz o aperitivos salados.

Las verduras crucíferas incluyen las siguientes:

- Berros
- Brócoli
- Coles de Bruselas
- Coliflor
- Nabicoles

- Nabos
- Rábanos
- Verduras de hoja verde, como arúgula, berza, hojas de diente de león, col rizada (*kale*) y hojas de mostaza

Recuerda: una porción equivale a media taza de los productos antes mencionados.

Consejo: corta todas las verduras y guárdalas en bolsas con cierre hermético o recipientes de vidrio para que estén listas para saltearlas, freírlas con aire o asarlas cuando sea necesario.

Paso 12. Agrega 1 cucharada de aceite de oliva orgánico prensado en frío al día

El aceite de oliva no sólo tiene omega-6, también tiene grasas omega-9, que ayudan a metabolizar el estrógeno. Cada día, agrega 1 cucharada de aceite de oliva sin calentar a tus platos favoritos, panes, tostadas o recetas a fuego lento, ya que el aceite de oliva tiene un punto de humo bajo. (Ventaja adicional: el aceite de oliva también es excelente para el cabello y la piel).

Paso 13. Considera suplementos metabolizadores de hormonas: DIM, D-glucarato de calcio o palmito salvaje

En los días 1 a 14 de tu próximo ciclo (si estás menstruando normal) o tres días a la semana (si tus ciclos son irregulares, estás en la menopausia o tienes amenorrea), agrega uno de los siguientes suplementos que ayudan a metabolizar el estrógeno y los andrógenos. Nota: agrega sólo uno, no los tres:

DIM (diindolilmetano) si tus síntomas son específicos de sensibilidad en los senos, migrañas, sangrado abundante o hinchazón.

D-glucarato de calcio si no estás segura.

Palmito salvaje (400 mg) si tus síntomas son consistentes con el acné o la caída del cabello.

Paso 14. Agrega 1 cucharada de
cáscara de psyllium o semillas de linaza
todos los días

La cáscara de psyllium y las semillas de linaza (enteras o molidas) son fuentes de fibra que ayudan a metabolizar los estrógenos y los andrógenos. Mézclalas en agua o jugo, o agrega las semillas de linaza a tus licuados y batidos favoritos; no añadas la cáscara de psyllium porque se expandirá en líquido. Lo digo por experiencia.

Consejos para hacer ejercicio

La dominancia estrogénica y androgénica a menudo coexiste con la resistencia a la insulina, el patrón hormonal tipo 3 que hemos identificado. Considerando eso, el ejercicio y el movimiento son partes importantes de tu Reinicio hormonal. Muévete en intervalos de 20 minutos dos o tres veces al día, añadiendo cardio moderado y pesas ligeras para ayudar al metabolismo de los estrógenos y los andrógenos. Recuerda, los regímenes de ejercicio extremos añaden estrés y pueden aumentar los niveles de andrógenos, por lo que controlar tu frecuencia cardiaca y mantenerla a no más de 20 o 30 pulsaciones por encima de tu frecuencia cardiaca en reposo es un objetivo razonable para el Reinicio hormonal.

Pasa a la página 315 para continuar con el Reinicio hormonal de 30 días, o sigue leyendo para conocer los protocolos del tipo 2 y 3.

Tipo 2: Bajo nivel de progesterona y desequilibrio tiroideo

Si el cuestionario hormonal identificó los impulsores hormonales dominantes y llegaste aquí, entonces, como muchas mujeres, vives con los síntomas de la progesterona baja: ansiedad, palpitaciones cardiacas, antojos de azúcar y sal, ciclos menstruales más cortos o irregulares y abundantes. Pero quizá tu tiroides también está involucrada, contribuyendo a esos síntomas y añadiendo algunos más: sensación de frío y adelgazamiento del cabello (cejas y pestañas incluidas). Los estudios muestran que los niveles bajos de progesterona y de hormonas tiroideas están relacionados y, a medida que aumentan los niveles de progesterona, también mejoran los niveles de hormonas tiroideas.

Paso 11. Estimulantes hormonales: agrega progesterona y alimentos que estimulen la tiroides

Los alimentos ricos en magnesio, zinc y yodo ayudan a aumentar los niveles de progesterona y hormonas tiroideas. Agrega cinco porciones a la semana de los siguientes:

Frutos secos (almendras, nueces, nueces de Brasil, nueces de la India)

Mézclalos o cómelos solos, pero controla el tamaño de la porción. El objetivo es comer de 7 a 10 frutos secos al día máximo, como una forma de ayudar a aumentar el zinc y el magnesio para un equilibrio saludable de progesterona y tiroides. Las nueces de Brasil también tienen un alto contenido de selenio, pero sólo necesitas dos o tres para obtener la dosis diaria de selenio.

Semillas de calabaza

Altas en magnesio y zinc, las semillas de calabaza son unos súper estimulantes hormonales que mejoran los niveles de progesterona y tiroides. Recuerda, no más de 1 a 2 cucharadas al día.

Huevos y aves

Los huevos y las aves tienen mucho magnesio, zinc y proteínas para ayudar a aumentar los niveles de progesterona y tiroides. Trata de tomar tres o cuatro porciones por semana.

Muchas de las recetas que te muestro incluyen huevos, nueces y semillas. Sé creativa y agrega estos ingredientes en las demás o sólo inventa y divertirte por tu cuenta.

Paso 12. Agrega Vitex agnus-castus en polvo y aceite de onagra

Las bayas de *Vitex agnus-castus* (sauce gatillo o árbol casto) estimulan la progesterona y se han utilizado en la medicina oriental y herbal durante miles de años. A veces, esa hierba también puede aumentar los niveles de estrógeno, por lo que es fundamental controlarla. La dosis estándar para el polvo es de 500 miligramos por día. El aceite de onagra contiene GLA (ácido gamma linolénico), un ácido graso esencial que también aumenta los niveles de progesterona. Para esto, recomiendo 1 gramo por día para ayudar a las mujeres con niveles bajos de progesterona.

Paso 13. Equilibrio mineral para las hormonas

Los minerales tienen un papel importante en el aumento de las hormonas. El zinc, por ejemplo, es necesario para la testosterona, el magnesio para las vías hormonales y el sueño, y el calcio para el metabolismo del estrógeno. Aunque quizá algunas de ustedes ya empezaron con el magnesio en el paso 5 para ayudar con el sueño, a veces necesita más atención. En realidad, el magnesio es un mineral milagroso, más poderoso que sus contrapartes. El magnesio, que regula cientos de procesos bioquímicos del organismo, es fundamental para el equilibrio adecuado de la tiroides y la progesterona. Aunque los alimentos ricos en magnesio forman parte del proceso de Reinicio (frutos secos, semillas, verduras de hoja verde), añadir un suplemento de magnesio quelado con múltiples formas de magnesio promueve unos niveles saludables de progesterona y tiroides. Me gusta empezar con 200 miligramos de magnesio quelado y aumentar o disminuir la dosis a partir de ahí, según los efectos secundarios. La dosis ideal es de unos 400 miligramos al día, pero algunas personas experimentan cólicos estomacales y diarrea con esa dosis y pueden necesitar cantidades más pequeñas, a veces incluso tan bajas como 50 miligramos. Si ya comenzaste con esto en la Fase 1 para ayudarte a dormir, vas un paso adelante.

Paso 14. Hacer o no hacer: terapia de reemplazo hormonal

Este paso da inicio al mundo de la terapia de reemplazo hormonal. Recibo muchas preguntas sobre la TRH: qué pienso de ella y si es lo correcto. He aquí mi respuesta: la microdosificación de hormonas bioidénticas es beneficiosa para las pacientes que no responden al enfoque de la conexión entre el tracto digestivo y el hígado, los alimentos y suplementos/hierbas.

Muchas pacientes muy agotadas necesitan un tratamiento tiroideo o reemplazo de progesterona; de nuevo, no tienen el *qi* o el ancho de banda para generar hormonas de forma natural. Para esas pacientes, a menudo comienzo con 15 miligramos de progesterona bioidéntica en los días 16 a 28 del ciclo para mujeres que menstrúan, o tres días a la semana para mujeres que son más irregulares o no tienen sus periodos debido a la perimenopausia o la menopausia; luego, a menudo, aumento a partir de ahí. Prefiero cremas u óvulos vaginales a las píldoras, pero, de nuevo, esas decisiones se basan en cada individuo.

Las hormonas tiroideas también deben ajustarse para adaptarse a la paciente; esta área necesita mucho apoyo del proveedor. Cada paciente se beneficia de un tipo particular de hormona tiroidea, como se analiza en el capítulo 3, pero mi preferencia son las hormonas tiroideas bioidénticas como NP Thyroid o Nature Thyroid, o una combinación de Tirosint y Cytomel (T4 y T3) (libre de gluten).

A menudo, ese patrón hormonal es un estado de agotamiento, denominado estado de deficiencia de yin en la medicina china. Con frecuencia, el ejercicio extremo, las maratones, el entrenamiento en intervalos de alta intensidad (HIIT, por sus siglas en inglés), las clases y el uso de pesas no se recomiendan o deben limitarse. Un programa de ejercicios más equilibrado, uno que alterne cardio suave, pesas medias y ejercicios que reduzcan la adrenalina como yoga y pilates, suele ser lo mejor. Eso sí, ¡recuerda moverte todos los días!

Pasa a la página 315 para continuar con el Reinicio hormonal de 30 días, o sigue leyendo para obtener más información sobre el tipo 3.

Tipo 3: Resistencia a la insulina

Es una epidemia. Niveles de insulina persistentes, resultados elevados de glucosa, grasa abdominal, visceral, hepática… grasa que simplemente no se mueve. Las mujeres acuden a mí todos los días, deprimidas por su peso, en especial por su cantidad de grasa corporal, cansadas de intentar todo para perder peso, sólo para volver a decepcionarse.

¿Qué está pasando aquí? ¿Por qué la falta de movimiento?

Todo eso se relaciona con el concepto central de la resistencia a la insulina o la respuesta deficiente del cuerpo a la insulina, que da como resultado niveles cada vez más altos de glucosa flotando en el cuerpo, lo que obliga al páncreas a liberar más insulina, lo que lleva a un mayor almacenamiento de grasa. Engañar al cuerpo para que salga de esa situación es, bueno, complicado. El cuerpo está en una zona de confort; no quiere cambiar. Ese estado (Kapha dosha en la medicina ayurvédica) da como resultado un metabolismo lento y perezoso; necesitas un empujón.

Si el resultado de tu cuestionario mostró que eres tipo 3, tus niveles de insulina y azúcar en la sangre necesitan ayuda y es probable que estén causando que almacenes grasa. Sigue los pasos 1 a 10 durante las primeras dos semanas del plan y, luego, continúa con el plan personalizado, de la siguiente manera.

Paso 11. Ayuno cíclico y resistencia a la insulina

¡Sí, ahí vamos! Si llegaste aquí con la resistencia a la insulina como tu patrón hormonal dominante, entonces el ayuno cíclico es adecuado para ti; no sólo el ayuno nocturno de 12 horas del que todas se benefician, también uno más largo, hasta 16 horas. He aquí el truco: realiza ese ayuno más largo sólo dos días a la semana.

Este patrón significa que dos días a la semana comes de 12 p.m. a 8 p.m., seguido de 16 horas de ayuno o descanso gastrointestinal. Pero esto no significa que puedas comer lo que quieras durante esa ventana de alimentación de ocho horas. Más bien come para completar las siguientes cantidades de macronutrientes cada día:

Objetivos de macronutrientes
- Proteína: 80 gramos
- Grasa: 30-40 gramos
- Azúcar: menos de 25 gramos
- Carbohidratos: menos de 200 gramos
- Sal: menos de 1.5 gramos
- Fibra: 40 gramos

Cada uno de esos macronutrientes funciona para ayudar a reducir la resistencia a la insulina, lo que hace que el cuerpo sea más eficiente en el procesamiento del azúcar y la regulación de la insulina. Se ha demostrado que el ayuno y el descanso gastrointestinal reducen los lípidos, la HbA1c (marcadores de azúcar en la sangre) y la grasa visceral, siempre que no se realicen durante un periodo prolongado.

Por lo general, esa fórmula mágica de macronutrientes te ayuda a obtener las calorías correctas, pero requiere que seas estratégica en tu planificación de alimentos. Por cierto, odio el seguimiento y registro (hablo de sentirme privada y negativa), pero las aplicaciones para teléfonos inteligentes como My Fitness Pal pueden facilitarlo. No tienes que hacerlo para siempre, sólo unas pocas semanas suelen ser tiempo suficiente para acostumbrarte al tamaño de las porciones saludables, la calidad y la necesidad de nutrientes.

Paso 12. Agrega alimentos que vencen
la resistencia a la insulina

Los alimentos que vencerán la resistencia a la insulina son los que has visto a lo largo de este libro: todos tienen un valor nutricional específico y contribuyen al control de los niveles de azúcar en la sangre en el cuerpo, que es, como sabes, la fuente principal de inflamación y enfermedades crónicas. De hecho, vencer la resistencia a la insulina, en realidad se trata de adoptar una dieta antiinflamatoria de estilo mediterráneo.

Ya te deshiciste de los alimentos no nutritivos (revisa la página 270); ahora incorpora los siguientes alimentos a la dieta cuatro veces por semana para seguir viendo que la resistencia a la insulina desaparece:

Agua (¡sorpresa! Sí, esto
    equivale a 8 tazas al día)
Frijoles
Frutas frescas
Granos integrales
Huevos
Lentejas

Nueces
Pescados grasos (caballa,
    salmón, atún)
Semillas
Verduras
Verduras de hoja verde

Ésta es la semana para trabajar en cambios saludables que ayuden a vencer la resistencia a la insulina. Reemplaza un sándwich tradicional con una verdura de hoja verde y pescado graso. Aumenta el consumo de agua. Cambia el azúcar por fruta fresca. Trabaja para incorporar estos alimentos a tu rutina diaria y, de forma natural, ya no querrás toda la comida chatarra y procesada que empeora la resistencia a la insulina.

Paso 13. Suplementos y hierbas para vencer la resistencia a la insulina

A estas alturas ya sabes que mi preferencia es empezar por lo natural: primero la elección de alimentos y luego añadir algunos suplementos y hierbas con buenos antecedentes para reducir los niveles de insulina. Muchos de los suplementos presentados en la limpieza gastrointestinal y hepática (capítulo 6) también apuntan a la resistencia a la insulina, por lo que ya trabajaste en esto de forma indirecta durante las últimas dos semanas.

Toma las siguientes hierbas de manera progresiva mientras observas los signos de bajadas de azúcar en la sangre, como mareos o vértigo. Si eso pasa, reduce la dosis y concéntrate más en los alimentos súper poderosos. Comienza con una de las dos mezclas de hierbas que explico a continuación para mejorar tu control del azúcar en la sangre.

Berberina

Este químico presente en algunas plantas, como el agracejo (*Berberis vulgaris*) y el sello de oro (*Hydrastis canadensis*), actúa casi como una metformina natural (un fármaco utilizado para tratar la diabetes tipo 2), reduciendo los niveles de insulina y estabilizando el azúcar en la sangre. Me gusta usar este suplemento en dosis de seis semanas, ya que el uso prolongado puede afectar el hígado. La dosis estándar es de 500 miligramos para empezar y aumenta a 1 gramo por día.

Gymnema

Ésta es una hierba ayurvédica (*Gymnema sylvestre*) que también ayuda a regular el azúcar en la sangre. La dosis estándar es de 400 miligramos por día.

Paso 14. Momento de la decisión: medicamentos, péptidos e inyecciones

¡Dios mío!

Al igual que la terapia de reemplazo hormonal, hay momentos en los que los alimentos, los suplementos y el ejercicio simplemente no son suficientes. Para la resistencia a la insulina difícil, en Centre SpringMD a veces utilizamos metformina (un fármaco de venta con receta que regula la insulina) u otras terapias de control de peso según lo apropiado para cada paciente en particular. Todos estos ejercicios requieren la supervisión de un equipo médico y sólo deben introducirse tras haber seguido el sistema de Reinicio hormonal durante dos o tres semanas. Hemos visto que la resistencia a la insulina regresa si no se abordó el trabajo de generar *qi*, limpiar el hígado, el tracto digestivo y reducir la inflamación.

Ejercicio para mujeres con tipo 3

El ejercicio para tratar este patrón hormonal debe ser diario, vigoroso y desafiante. La insulina responde más a entrenamiento con pesas, así como a ejercicios cardiovasculares, cuando duplicas tu frecuencia cardiaca, pero, por supuesto, si estás agotada, ese objetivo no es realista. Justo por eso las primeras semanas del Reinicio hormonal se dedican a generar *qi* para impulsarte en el Viaje hacia ARRIBA.

Aumenta masa muscular entrenando con pesas (para TODAS las mujeres)

Conozco a muchas mujeres que caminan al menos un par de kilómetros todos los días, hacen yoga u otro ejercicio aeróbico con regularidad. Es maravilloso escuchar eso, ya que el ejercicio no sólo es fantástico y muy necesario para la salud cardiovascular y el bienestar general, también es una de las actividades que más alivian el estrés. Me encanta el yoga y lo hago todo el tiempo. Y aunque el cardio es genial, a medida que envejecemos es importante agregar ejercicios con pesas a las rutinas porque fortalecen los huesos.

Si de verdad estás tratando de vencer el reloj metabólico que avanza más lento con la edad, debes *entrenar con pesas*. El desarrollo muscular es clave. Quizá te preguntes qué tienen que ver la fortaleza ósea y el desarrollo muscular con la salud hormonal, pero a nivel metabólico el tejido muscular es más activo que cualquier otro tejido. Eso ayuda a mantener baja la resistencia a la insulina, lo que a su vez ayuda a mantener bajo el peso.

Y tampoco necesitas hacer mucho ejercicio. Según un estudio publicado en el *British Journal of Sports Medicine* en febrero de 2022, sólo 30 a 60 minutos de actividad de fortalecimiento muscular cada semana se ha relacionado con un riesgo entre 10 y 20% menor de muerte por todas las causas, incluidas las enfermedades cardiacas y el cáncer.

Si es posible, programa una sesión o dos con un entrenador personal que te ponga una rutina de entrenamiento con pesas que se adapte mejor a tu nivel de condición física actual. A menudo veo mujeres que usan pesas en el gimnasio, pero lo hacen mal, por lo que no sólo no obtienen buenos resultados, sino que pueden lesionarse. También hay innumerables videos de entrenamiento en YouTube, pero síguelos una vez que conozcas los conceptos básicos.

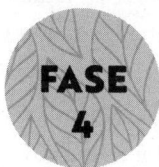

FASE 4

REINICIO HORMONAL
Días 24 a 30

Vencer la fatiga suprarrenal y la disfunción del cortisol: la caja de herramientas mente-cuerpo

Comencé el Reinicio hormonal de 30 días con la advertencia de que la mayoría tiene algún nivel de disfunción del cortisol y fatiga suprarrenal. Puedes estar en las primeras etapas, cuando te sientes estresada de forma crónica, o en las últimas, cuando estás "acelerada, pero cansada" de manera absoluta: despierta toda la noche y cansada todo el día. Ahora que ya generaste energía, limpiaste el hígado y el tracto digestivo, bajaste la inflamación y realizaste cambios saludables, estás en un mejor lugar para concentrarte y manejar tu cuerpo emocional y energético.

Si quieres comprobar cómo estás, revisa la escalera emocional en la página 149. ¿Has ascendido algún nivel? Veamos también cómo está tu cuerpo energético. En este momento, ¿cómo sientes el estrés, el miedo, la ansiedad? ¿Queda algún bloqueo? Consulta la página 167 para ayudar a identificar qué chakra o bloqueo energético sigue siendo un problema.

Combina esa información con los resultados registrados en las últimas semanas. Muchos de esos números pueden darte una pista sobre si te encuentras en un ciclo de estrés y, de ser así, en qué parte de ese ciclo estás. La frecuencia cardiaca rápida, la presión arterial alta y la variabilidad de la frecuencia cardiaca baja son signos físicos de que sufres *fatiga suprarrenal*. El cuerpo te está diciendo que algo no está bien, tanto emocional como energéticamente.

Esto conduce a trastornos más profundos en el cuerpo mental. La ansiedad, la depresión, el TOC y el TDAH son los signos mentales de la disfunción del cortisol y el estrés emocional y energético. Los análisis de laboratorio (consulta la página 129) confirman este diagnóstico.

Mientras todo ese cortisol se va en diferentes direcciones, tu estado emocional y mental sólo empeora; de hecho, tal vez debas detenerte un segundo para revisar tu rostro, lengua y pulso. Existe un plan programado y bien pensado que puede reducir esos niveles de cortisol, reparar tu cuerpo y ayudarte a pasar a un estado emocional más curativo y tranquilo. Nada mejora cuando el cuerpo está estresado de manera crónica. Cada factor del que hemos hablado (tracto digestivo, hígado, sueño, antojos de comida y hormonas) es afectado por cómo te sientes, con estrés y desregulación del cortisol saboteando tu progreso.

Paso 15. La alineación de los cinco cuerpos: agrega tus equilibradores de cortisol favoritos

Hemos dedicado mucho tiempo a trabajar en la química y física de los nutrientes, en el tracto digestivo, hígado, hormonas, inflamación, sueño, ejercicio y mucho más. El último paso se trata de llevar tus estados emocionales y energéticos a un nivel superior (recuerda: progreso, no perfección) para unirlo todo.

Para ayudar a reprogramar las respuestas emocionales y controlar el cortisol, elige la herramienta que te resulte más útil y que puedas usar 20 minutos al día; también selecciona una o dos herramientas que puedas utilizar durante una o dos horas a la semana (¡por orden del doctor!). No se permite avergonzarse ni pensar en todo ni en los demás. He aquí cómo empezar.

Estrategias para mitigar el estrés

A medida que me he hecho mayor, he añadido muchas más ideas a mi caja de herramientas para combatir el estrés, pero descubrí que la parte más difícil para la mayoría de las mujeres es realmente reservar el tiempo para *hacerlas*. Reconocer nuestras necesidades es fundamental (son importantes). La respuesta de cada persona a la caja de herramientas mente-cuerpo es diferente, pero el trabajo durante esa última semana de Reinicio hormonal es encontrar una estrategia para equilibrar el cortisol que funcione para TI. Es una parte fundamental del Viaje hacia ARRIBA.

Si por lo general recurres al ejercicio para aliviar el estrés, está muy bien, pero este paso del plan se *suma* a cualquier régimen de ejercicios que ya sigas. Aunque algunas formas de ejercicio equilibran el estrés, otras lo aumentan y empeoran la desregulación del cortisol. Ahí es donde entran en juego los equilibrantes del cortisol.

El reinicio emocional de 20 minutos

La mayoría de las mujeres que conozco están en mil cosas a lo largo del día, por lo que 20 minutos por la mañana suele ser el momento más factible, realista y oportuno para reiniciar el sistema nervioso. Eso significa que justo al despertar por la mañana no hay que revisar el correo electrónico ni las redes sociales. En cambio, hay que reservar ese momento primero del día para conectarse con el centro de energía, respirar desde el diafragma y centrar los pensamientos.

En lo personal, me encanta meditar por la mañana y, a menudo, alterno entre aplicaciones que me ayudan (Headspace, Calm) y baños de sonido en Spotify. Dada mi inquietud innata, puede que cambie y escriba un diario, y ése también es mi momento para orar y conectarme con mi espíritu. Pero ésa soy yo, ¿qué hay de ti?

Respiración

La incapacidad para respirar hasta el diafragma, expandiendo el abdomen y extendiendo el aire hacia la pelvis, es uno de los principales impulsores de la disfunción del cortisol. La respiración superficial aumenta la presión arterial y la frecuencia cardiaca, desencadena la ansiedad y, en última instancia, puede provocar una disfunción del suelo pélvico. Por lo tanto, asegúrate de respirar como lo hace un bebé, expandiendo el estómago al respirar en lugar de levantar los hombros.

Hay muchos tipos de respiración para probar; sólo elige uno y concéntrate.

Respiración 4:7:8

La respiración controlada contando cuatro, siete y ocho se basa en una antigua técnica yóguica llamada pranayama *y, a menudo, se realiza durante las sesiones de yoga. He aquí cómo hacerlo:*

1. Cierra los labios e inhala en silencio por la nariz contando hasta cuatro.
2. Aguanta la respiración contando hasta siete.
3. Exhala poco a poco por la boca, haciendo un sonido silbante, contando hasta ocho.

Repite

Respiración cuadrática

Ésta es una técnica de respiración simple en la que respiras contando hasta cuatro.

1. Inhala contando hasta cuatro.
2. Aguanta la respiración contando hasta cuatro.
3. Exhala poco a poco contando hasta cuatro.
4. Aguanta la respiración contando hasta cuatro.

Repite

Respiración con los labios fruncidos

Este tipo de respiración implica inhalar y exhalar a través de los labios fruncidos y un poco separados.

1. Inhala contando hasta dos.
2. Exhala poco a poco contando hasta cuatro.

Respiración por fosas nasales alternadas

Inhalar por la nariz mientras cierras una fosa nasal y luego alternas la otra ayuda a regular y calmar la respiración.

Diario de atención plena

Desde que leí el libro de Julia Cameron, *El camino del artista*, me inspiré para escribir un diario. Ese proceso y metodología de escribir un diario en páginas en blanco todas las mañanas marca el tono de mi día y creo que, en definitiva, ha cambiado mi vida.

Es un poco como sacar la bolsa llena y colocar una limpia en el bote de basura. Estás empezando de cero, ordenando tu mente ocupada y ayudándote a avanzar hacia el día que tienes por delante. Escribir un diario proporciona claridad y te obliga a sentir empatía por ti.

Para mí, las mañanas son las mejores horas para escribir un diario, ya que así establezco mis intenciones para el día. Escribo lo que espero lograr o lo que me puede estar molestando. Otra opción es escribir por la noche antes de acostarte, recordando los logros (o frustraciones) del día. De cualquier manera, escribir un diario con regularidad es relajante y productivo.

Si tienes hijos y escribes un diario por la noche, cuando todavía están despiertos, déjales en claro que no deben molestar a mamá durante ese tiempo. Y sugiéreles que lleven su diario, escriban historias o lean libros durante tu tiempo de tranquilidad.

Meditaciones guiadas

Si te resulta difícil meditar, las meditaciones guiadas son útiles, en especial para quienes tenemos la mente ocupada o el corazón apesadumbrado. Enfocarte en otra persona que está hablando puede calmarte y permite concentrarte en lo que está diciendo. Hay muchas aplicaciones y recursos de meditación guiada disponibles en línea; algunos son gratuitos, mientras que otros tienen un pequeño costo. Echa un vistazo a los siguientes:

Buddhify
Calm
Headspace: meditaciones y sueño (en español)
Insight Timer
Podcast Live Awake

Podcast Meditation Minis
Podcast Meditation Oasis
Programa Healthy Minds (en español)
Simple Habit
Unplug

Caminatas

Caminar es una forma de meditación. Mientras te rodeas de naturaleza y pasas tiempo con tus pensamientos, una caminata de 20 minutos en cualquier momento te ayudará a reducir el cortisol y la presión arterial, mejorando tu perfil hormonal general. Esa caminata debe ser *movimiento*, no ejercicio; la actividad es para tu mente y tu espíritu, no para quemar calorías.

Los laberintos, los círculos para caminar y los baños de bosque son formas de caminata meditativa. Y si tienes un trabajo de escritorio con computadora, éstos pueden ser tus 20 minutos favoritos de todo el día.

Yoga

El yoga es mi técnica favorita para eliminar el estrés. Tengo una caja de herramientas llena de métodos para eliminar el estrés (acupuntura, masajes, llevar un diario de atención plena, ver a mis amigas [¡no podría vivir sin ellas!] y otros), pero el yoga siempre será mi favorito. La belleza del yoga es que puede ser tan largo o corto, tan intenso o relajante como quieras. Puedes ser una practicante de yoga yin o más partidaria del *power flow*, pero a través de todo esto tu respiración se une a tu movimiento, liberando emociones almacenadas, estrés y ansiedad.

Algunos estiramientos de yoga pueden contar para tus 20 minutos de eliminación de cortisol o puedes probar una rutina más larga. A continuación, te muestro algunas de mis posturas favoritas por si quieres empezar ahora con este equilibrador de cortisol:

Postura de flexión hacia delante sentada
Postura de perro boca abajo
Postura de la montaña

Postura de oración
Postura del árbol
Postura del bebé feliz
Postura del cadáver
Postura del niño
Postura de torsión sentada

Respira de siete a diez veces en cada una de esas posturas durante tres a cinco ciclos por la mañana. ¡Es un cambio radical!

Recableado energético semanal

Además de los 20 minutos de reinicio emocional, necesitamos un descanso semanal de una a dos horas. El recableado energético es el periodo de descanso que te asignas sólo para ti. No sé lo que te ocurre a ti, pero yo espero con ansias este momento especial y, cuando no lo consigo, me siento fuera de forma. Tú eliges tu periodo de descanso según tus necesidades, pero aquí tienes una lista de actividades para equilibrar el cortisol que puedes añadir al calendario, algo esencial para tu lista de tareas pendientes. Cualquiera de esas actividades puede llenar tu franja semanal de dos horas de autocuidado, ya sea que las hagas durante dos horas seguidas o las dividas para que se adapten a franjas horarias más pequeñas:

Acupuntura
Bicicleta (no *spinning*)
Golf
Masajes
Natación
Reiki
Sanación energética
Senderismo
Terapia craneosacral
Tratamientos ayurvédicos: shriodhara, abhygangha
Yoga

Si quieres, agrega más cosas a la lista, pero elige algo que te encante hacer y déjate llevar; tus hormonas te lo agradecerán.

A continuación, te muestro un esquema del plan que puedes usar como referencia rápida para mantenerte en el buen camino durante todo el proceso:

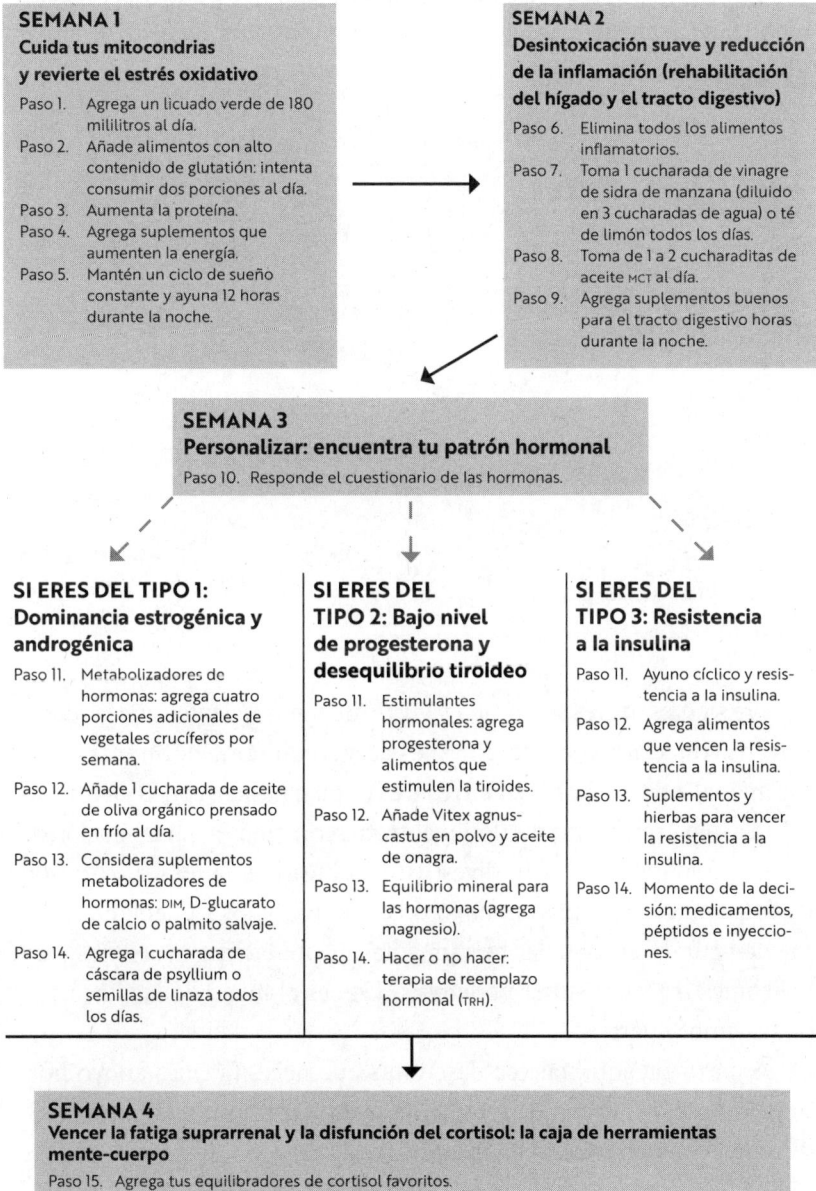

SEMANA 1
Cuida tus mitocondrias y revierte el estrés oxidativo

Paso 1.   Agrega un licuado verde de 180 mililitros al día.
Paso 2.   Añade alimentos con alto contenido de glutatión: intenta consumir dos porciones al día.
Paso 3.   Aumenta la proteína.
Paso 4.   Agrega suplementos que aumenten la energía.
Paso 5.   Mantén un ciclo de sueño constante y ayuna 12 horas durante la noche.

SEMANA 2
Desintoxicación suave y reducción de la inflamación (rehabilitación del hígado y el tracto digestivo)

Paso 6.   Elimina todos los alimentos inflamatorios.
Paso 7.   Toma 1 cucharada de vinagre de sidra de manzana (diluido en 3 cucharadas de agua) o té de limón todos los días.
Paso 8.   Toma de 1 a 2 cucharaditas de aceite MCT al día.
Paso 9.   Agrega suplementos buenos para el tracto digestivo horas durante la noche.

SEMANA 3
Personalizar: encuentra tu patrón hormonal

Paso 10.   Responde el cuestionario de las hormonas.

SI ERES DEL TIPO 1:
Dominancia estrogénica y androgénica

Paso 11.   Metabolizadores de hormonas: agrega cuatro porciones adicionales de vegetales crucíferos por semana.
Paso 12.   Añade 1 cucharada de aceite de oliva orgánico prensado en frío al día.
Paso 13.   Considera suplementos metabolizadores de hormonas: DIM, D-glucarato de calcio o palmito salvaje.
Paso 14.   Agrega 1 cucharada de cáscara de psyllium o semillas de linaza todos los días.

SI ERES DEL TIPO 2: Bajo nivel de progesterona y desequilibrio tiroideo

Paso 11.   Estimulantes hormonales: agrega progesterona y alimentos que estimulen la tiroides.
Paso 12.   Añade Vitex agnus-castus en polvo y aceite de onagra.
Paso 13.   Equilibrio mineral para las hormonas (agrega magnesio).
Paso 14.   Hacer o no hacer: terapia de reemplazo hormonal (TRH).

SI ERES DEL TIPO 3: Resistencia a la insulina

Paso 11.   Ayuno cíclico y resistencia a la insulina.
Paso 12.   Agrega alimentos que vencen la resistencia a la insulina.
Paso 13.   Suplementos y hierbas para vencer la resistencia a la insulina.
Paso 14.   Momento de la decisión: medicamentos, péptidos e inyecciones.

SEMANA 4
Vencer la fatiga suprarrenal y la disfunción del cortisol: la caja de herramientas mente-cuerpo

Paso 15.   Agrega tus equilibradores de cortisol favoritos.

Y así termina el Reinicio hormonal de 30 días. ¿Cómo estás? ¿Cómo te sientes? ¿Dónde están tus resultados ahora? ¿En qué punto del espectro emocional te encuentras? Tómate unos minutos para observar y anotar los siguientes números:

Mis signos vitales

Mis resultados

FCR:

VFC:

PA:

TCB:

Emoción dominante:
Lengua:
Cara:
Centro energético:

¿Te sientes más esperanzada y viva? Al menos, ¿sientes que las cosas van en la dirección correcta? El viaje hacia el equilibrio hormonal continúa más allá de los 30 días. Pero éste es tu plan básico, con la identificación de tu patrón hormonal dominante, tu biorritmo, la rehabilitación de tu conexión entre el tracto digestivo y el hígado y la reestructuración de tus hábitos. Este plan te mostró las hierbas y los suplementos que pueden curar, así como las herramientas mente-cuerpo necesarias para vivir nuestras vidas súper poderosas. Éste es el inicio de la alineación de tus cinco cuerpos.

A partir de aquí, tal vez descubras que necesitas más apoyo hormonal, quizá en forma de terapia de reemplazo hormonal, otros medicamentos, incluso más imágenes de diagnóstico. (Revisa mi guía de remedios salvadores en los recursos de la página 331). Con el equipo médico adecuado, puedes tomar esas decisiones desde la posición ventajosa de haber construido una base hormonal saludable y haber adquirido una comprensión más profunda de cómo funcionan tus hormonas, qué buscar y cuándo actuar.

Tu próximo paso es esperar: esperar para reclamar tu energía y poder con una sensación de abundancia y fortaleza. Esperas para darte esa ovación de pie que celebrará cómo por fin llegaste aquí, cómo viajaste a través de estas páginas, te miraste con mayor profundidad y alimentaste tus células mientras equilibrabas tus hormonas. Ahora estás lista para cualquier cosa, ya pasaste del miedo y la inestabilidad del primer y segundo chakra, a la sabiduría, la intuición y la expresión de tus deseos más profundos en el cuarto, quinto y sexto chakra.

Ya soltaste el equipaje, eliminaste los bloqueos y equilibraste tu química. Tus células y tu alma están alineadas, tus cinco cuerpos se fusionan. Ahora, ¡sigue adelante y conquista!

Epílogo

El Viaje hacia ARRIBA

Odio los finales, pero este final puede ser un nuevo comienzo para ti. Has leído las páginas y has completado los 30 días del Reinicio hormonal. Es muy probable que ya estés notando cambios hormonales; quizá son sutiles, un poco más de energía aquí, una sonrisa más brillante ahora, menos bochornos o sudores nocturnos y una sensación general de mayor tranquilidad y satisfacción. Has hecho el trabajo. Has comenzado tu Viaje hacia ARRIBA.

Como ya viste, equilibrar las hormonas conduce al equilibrio en los cinco cuerpos: mental, físico, emocional, energético y social. Tienes una mente más aguda, mejor libido, mayor fertilidad y más energía. La perimenopausia y la menopausia se transformaron en cambios hormonales manejables, en lugar de un final para la vida. El desequilibrio hormonal adolescente y el síndrome de ovario poliquístico tienen una explicación y un plan. Y a medida que te sientes mejor, te vuelves imparable. Así que sí, deberías empezar ese trabajo, iniciar ese negocio, adoptar ese niño, casarte o divorciarte, recorrer el Himalaya o nadar con delfines. Deberías estar haciendo aquello para lo que naciste: la misión de tu alma en acción.

Quiero que todas las mujeres atraviesen los cambios hormonales con gracia, evolucionando con cada uno y convirtiéndose en una versión mejor y más auténtica de sí mismas cuando eran más jóvenes. Si ése es tu caso, por fin estás dando un paso hacia tu poder, aprendiendo las lecciones de décadas anteriores; los éxitos, las derrotas, las victorias, todo te ha guiado con las velas firmes al viento. Pero tu química debe cooperar, así que debes seguir haciendo el trabajo. Tienes que tomarte el tiempo para comprender esa química y prepararte para los cambios y transformaciones. ¿Qué necesita tu cuerpo, ahora, para que tu cerebro y corazón puedan prosperar? ¿Dónde está tu energía? ¿Cuál es tu estado de ánimo? ¿Tienes dolor? Esos obstáculos bloquearán tu propósito y aplastarán tu pasión si no actúas. Todas las mujeres, desde los 13 hasta los 70 años, deberían hacerse esas preguntas. Así es como soltamos todo el equipaje.

Si empiezas a tener síntomas de un cambio hormonal, ésa es tu llamada a la acción: consigue la ayuda que mereces. Prepárate para esos cambios hormonales al igual que te preparas para otros cambios en la vida. El secreto del éxito es asegurarte de volver a ese compromiso contigo. Y si tropiezas, vuelve al principio del plan e identifica los bloqueos emocionales y energéticos que surgieron. Sé indulgente contigo y recuerda: *no eres tú, son tus hormonas.*

La vida tiene la costumbre de siempre interponerse, pero los altibajos están ahí para hacernos mejores, más fuertes y sabias, o para ponernos en un camino más congruente con la misión de nuestra alma. Por lo tanto, este plan básico para el equilibrio hormonal te servirá durante las transiciones y los viajes que todas emprendemos como mujeres, a través de lo bueno y lo malo, los altibajos, las victorias y las derrotas. En definitiva, nuestro propósito es estar en movimiento, ver que nuestra pasión es la acción y abrazar el Viaje hacia ARRIBA.

Apéndice

Lista para consulta médica

Mis síntomas:	Preguntas para mi doctor:
_____	_____
_____	_____
_____	_____
_____	_____
_____	_____
Hormonas para revisar:	_____
_____	_____
_____	_____
_____	_____
_____	_____
Análisis de sangre/estudios solicitados:	_____
_____	_____
_____	_____
_____	_____
_____	_____

Estudios que debo considerar:

Análisis de sangre

Examen pélvico

Papanicolau

Ultrasonido pélvico

Examen de mamas

Mastografía

Colonoscopia

Termografía

Gammagrama óseo

Análisis de sangre estándar

Hormona	Rango óptimo	Mis resultados	Notas
DHEA	100-200 μg/dl		
Estrógeno: estrona (E1)	Nunca más de 150 pg/ml		
Estrógeno: estradiol (E2)	Nunca más de 200 pg/ml (nunca menos de 50 pg/ml a menos que estés en la menopausia y ése sea el objetivo de la TRH)		
Insulina	3–5 μIU/ml		
HbA1c	5-5.5		
Progesterona	Nunca menos de 0.5 (también objetivo del reemplazo)		
Testosterona total	20-40 ng/dl (será baja en la menopausia, pero ésos son objetivos de reemplazo hormonal)		
Testosterona libre	1-2 ng/dl		
TSH	1-2 mIU/l		
T3 total	100-200 ng/dl		
T4 total	5-11.5 μg/dl		

Otras hormonas para posibles estudios

Hormona	Rango óptimo	Mis resultados	Notas
Cortisol (muestra a. m.)	5-25 μg/dl		
Melatonina (dosis nocturna)	40-100 pg/ml		
Andrógenos	15-70 ng/dl		
Hormona del crecimiento	Variable, pero el objetivo es 150-250 ng/ml		
ACTH	10-60 pg/ml		
Prolactina	<20 μg/ml en mujeres no embarazadas		

Para obtener referencias y más recursos, visita https://doctortaz.com.

Esta obra se terminó de imprimir
en el mes de febrero de 2025,
en los talleres de Diversidad Gráfica S.A. de C.V.
Ciudad de México